역자

- 가톨릭대학교 의과대학 진단검사의학교실

- 김용구 서울성모병원
  채효진 서울성모병원
  심양보 서울성모병원
  차경호 서울성모병원

- 이제훈 여의도성모병원
  제갈동욱 여의도성모병원
  박경실 여의도성모병원
  강금자 여의도성모병원

- 이혜경 의정부성모병원
  박해일 부천성모병원
  권희정 성바오로병원
  김영식 성빈센트병원
  이승옥 인천성모병원
  신소영 대전성모병원

제3판 서문

James O. Westgard, PhD

이 책을 1998년도에 처음 그리고 2002년에 2판을 출간하였다. 그 이후, QC 실무에 대한 책이 더 이상 불필요해질 정도로 기술의 진보가 전체검사과정(Total Testing Process)을 향상시켜왔다고 기대할은지도 모른다. 사실, 요즘 검사실에서는 분석적 질(analytical quality)은 더 이상 중요한 문제가 아니고, 환자의 안전, 즉 분석과정보다는 분석 전, 후의 단계에 신경을 더 써야한다는 믿음이 보편화 되어 있다. 그러나 다시 한 번 환기를 하자면, 검사결과가 잘못 되는 것 보다 더 환자에게 위험한 것이 없다는 것이다.

임상의나 환자는 검사가 옳은지 여부를 판단하기 위하여 검사과정을 모두 파악할 수 없다. 그들은 검사실에 의존하여 검사가 옳은지 판단하게 된다. 분석적 질은 최근에 더 중요해 지고 있는데, 이는 검사가 여러 방법으로, 다른 환경에서, 그리고 기술 숙련도가 다른 검사실 인력에 의해서 수행되기 때문이다.

질(quality)은 안전과 흡사하다. 문제가 발생하기 전에 방지해야 하고, 문제가 발생했다면 환자에게 위해를 끼치기 전에 문제를 발견해야 한다. 완벽한 세상의 분석적 검사에는 모든 문제가 미연에 방지될 수도 있지만, 불행히도 우리는 완벽한 세상에 살지 못한다. 오늘날 발전한 분석기술로도 분석적 문제는 발생하고 있고, 그런 문제가 발생할 경우 그것을 발견할 수 있는 능력이 있어야 한다.

오류를 발견하는 비용 대비 가장 효과적인 방법은 통계적 QC이다. 올바로 설계하고 운용할 때 강력한 도구로 사용될 수 있다. 그러나 올바르지 않게 설계되거나 운용될 때에는 QC 그 자체로 문제가 될 수 있다. 이것이 바로 이 책의 3판이 출간된 이유이다.

제 3판

웨스트가드가 알려주는 QC 실무 지침서

Basic QC Practices 3rd Edition

James O. Westgard, Ph.D.

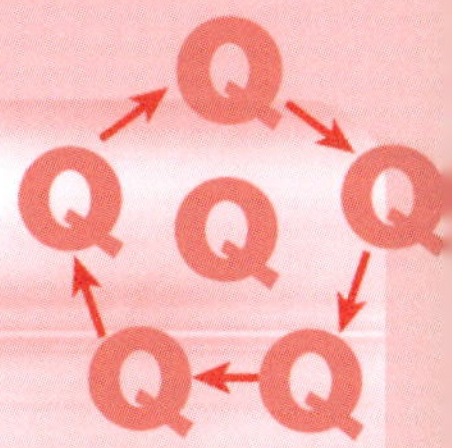

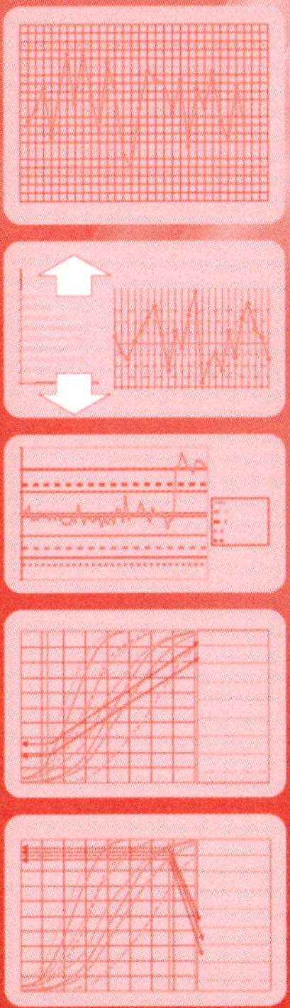

의료검사실을 위한 통계적 정도관리의 훈련

(Training in Statistical Quality Control for Medical Laboratories)

역 자

가톨릭대학교 의과대학 진단검사의학교실
서울성모병원 : 김용구, 채효진, 심양보, 차경호
여의도성모병원 : 이제훈, 제갈동욱, 박경실, 강금자
의정부성모병원 : 이혜경
부천성모병원 : 박해일
성바오로병원 : 권희정
성빈센트병원 : 김영식
인천성모병원 : 이승옥
대전성모병원 : 신소영

군자출판사

웨스트가드가 알려주는 QC 실무지침서 - 제3판

첫째판 1쇄 인쇄 | 2012년 3월 25일
첫째판 1쇄 발행 | 2012년 4월 5일

지 은 이 James O. Westgard, PhD
발 행 인 장주연
편집디자인 강미란
표지디자인 김명애
발 행 처 군자출판사
등 록 제 4-139호(1991. 6. 24)

본 사 (110-717)서울특별시 종로구 인의동 112-1 동원회관 B/D 6층
Tel. (02) 762-9194/5 Fax. (02) 764-0209

www.koonja.co.kr

*파본은 교환하여 드립니다.
*검인은 저자와의 합의 하에 생략합니다.

ISBN 978-89-6278-560-9

정가 70,000원

두말할 것도 없이 미국의 규정 지침만 보아도 QC에 많은 문제가 있음을 알 수 있다. CLIA 최종규칙(Final Rule)과 그와 연관된 "해설지침(Interpretative Guideline)"에 따르면, QC를 두 가지 물질로 하루에 한번 시행하던 것을 1주일에 한번, 심지어 1달에 한번으로 그 빈도를 줄일 수도 있다. 이러한 고안은 비과학적인 사실을 바탕으로 하지만 대부분은 바라고 있는 생각으로서, 관리범위 내(in control)로 될 필요가 없으면서 질을 확실하게 보장하지 않는 상황을 검사실이 따라도 된다고 인정한 "동등한 QC(Equivalent QC)"의 결과이다.

이 책은 올바른 QC를 올바르게 실천 할 수 있는(*do the right QC right*) 원리와 실무를 파악하는데 도움을 준다. 첫 번째의 올바름(right)은 임상적으로 중요한 오류를 검출하기 위해서 올바른 규칙과 올바른 관리물질의 수를 실행하는 것과 관련이 있다. 두 번째의 올바름(right)은 QC절차를 어떻게 올바르게 실행하는 지와 관련이 있으며, 이는 관리도를 만들고, 관리물질 데이터를 그래프화 하고, 관리물질 결과를 해석하고, 검사결과의 보고 시점을 정하고, 문제가 발생하였을 경우 문제를 해결하여 검사절차를 바꾸는 등의 구체적인 사항을 포함한다.

감사의 글

이 책은 다른 사람들의 도움 없이는 존재할 수 없었을 것입니다. 다수의 동료들이 집필을 도왔으며 저자들과 기고자 명단에 그들의 성함이 기재되어 있습니다. 그들의 지속적인 도움이 새로운 판을 출간하는데 필수적이었습니다.

우리가 이 새로운 판 출간을 위한 작업을 하는 동안, 제가 정도관리에 관한 개념들을 발전시키는데 매우 큰 영향을 끼치신 분들 중 일부는 더 이상 우리 곁에 계시지 않음을 알게 되었습니다. 덴마크에서 일 년을 보낸, 중서부에 사는 동료인 Bernie Statland는 저의 첫 안식 기간을 마련하도록 도움을 주셨는데 이 기간은 정도관리에 관한 모든 작업들의 기반이 되었습니다. 저는 덴마크로 가지 않고 스웨덴 행을 택했는데 이곳의 Uppsala 대학에서 Carl-Henrik de Verdier가 임상화학 교수로 재직하고 계셨습니다. Wisconsin Clinical Laboratory의 검사실 책임자였던 Frank Larson은 de Verdier 교수를 알고 있었고 제가 그 해를 스웨덴에서 보낼 수 있게 해주셨습니다. Uppsala에서 저는 또한 훌륭한 동료이며 제 가족의 친구인 Tosten Aronsson과 같이 일할 수 있는 행운을 얻었습니다. 고향에서는 Ron Laessig가 동료 대학 교수였고 제가 위스콘신 대학에 근무하던 전 기간에 걸쳐 영원한 자극제였습니다. 그들은 모두 검사실 질 관리에 관한 제 일생동안의 업적에 중요한 기여를 했습니다.

저는 특별히 제 아들 Sten의 기여를 언급하고 싶습니다. 제 아들은 집필에도 기여하였으나 이 단어들을 하드 카피와 온라인상의 텍스트로 전환하는 과정을 맡았습니다. 이번 판의 새로운 내용들의 많은 부분은 새롭게 향상되고 출현하는 실무(practice)들에 관한 내용을 포함시키기 위해 책에서 다루는 내용의 범위를 확대하고자 하는 Sten의 고집(거의 잔소리에 가까운)의 결과입니다.

저는 보통 새로운 책과 새로운 판들을 새로 태어난 손자들에게 헌정합니다만, 유감스럽게도 새로운 손자들의 탄생이 제 집필의 속도를 따라와 주지 못하고 있습니다. 그러므로 저는 제 영혼을 새롭게 해주고 미래에 대한 희망을 심어주는 Maren, Linnea, Henry, 그리고 Alex에게 두 번째 헌정을 하고자 합니다! 저는 다만 제가 그들과 보조를 맞출 수 있도록 후손들이 저의 기운을 새롭게 해주기를 바랄뿐입니다.

그리고 항상 그렇듯 제 아내 Joan은 제가 위스콘신 대학 퇴임 후에도 질에 관한 고집스럽고 완강한 집착을 지속적으로 추구할 수 있게 해준 점에 대해 칭찬을 받아 마땅하다고 생각합니다. 그녀는 요즘 저로 하여금 새로운 방향으로 제 정도관리에 관한 시도의 초점을 맞추도록 부추기고 있는데 바로 정도 요리(quality cooking)로서 그녀는 이를 통해 가정을 위한 또 하나의 Westgard 정도관리 절차를 개발할 수 있을 것으로 기대하고 있습니다. 이는 정말 새로운 생각꺼리를 제공해주고 어쩌면 모든 것을 쉽고 빠르게 해줄 정도관리 요리책이 나올지도 모르겠습니다. 다만 우리가 당신을 위해 그 일을 검사실에서 할 수 있다면 말이죠!

저희는 검사실 분야에 종사하는 여러분들의 충성스러운 지원에 감사를 드립니다. 이 정도관리 사업은 순전히 자기만족을 위해 하는 일로 이것의 가치는 저희가 제시하는 개념들에 대한 여러분들의 관심과 저희가 권장하는 방식을 여러분들께서 실제로 적용해주시기 때문에 생겨나는 것입니다. 전 세계 많은 분들의 따뜻한 환영이 이런 교육과 훈련을 위한 내용들을 제공하고자하는 저희의 노력을 지속시켜주는 영감이 됩니다.

저자와 기고자에 대하여

James O. Westgard, PhD 위스콘신 대학교의 의학부에 있는 Department of Pathology and Laboratory Medicine의 명예교수이다. 그는 또한 Westgard QC 회사의 회장이기도 하다. 그의 전체 약력은 http://www.westgard.com/jimbio.htm 에서 볼 수 있다.

Patrocia L. Barry, BS, MT(ASCP) 위스콘신 대학교의 Hospital and Clinics에 있는 임상 실험실의 질 전문가(Quality Specialist)이다.

Jeanne Carr, PhD, BCLD, MT(ASCP) 테네시 주 멤피스의 St Jude Children's Research Hospital에 있는 Molecular Microbiology and Virology의 기술책임자(Technical Director)이다.

Sharon S. Ehrmeyer, PhD, MT(ASCP) 위스콘신 대학교의 의학부에 있는 Department of Pathology and Laboratory Medicine의 교수이자 Clinical Laboratory Sciences Program의 책임자이다.

Joan H. Gordon, MT(ASCP) Maine Molecular Quality Controls 회사의 회장 겸 CEO 이다.

Todd W. Kelley, MD ARUP Institute의 Clinical and Experimental Pathology의 병리학 부교수이다.

David S. Plaut, BA 임상화학 분야에 30년 이상의 경험이 있는 Scientific Specialist이다. 그는 국내, 지역별, 그리고 지방의 모임에서 고정적인 발표로 보통 입석 외 만원인 청중들을 끌고 있다.

Elsa F. Quam, BS, MT(ASCP) 위스콘신 대학교의 Hospital and Clinics에 있는 임상 실험실의 질 전문가(Quality Specialist)이다.

Clark A. Rundell, PhD, DABCC Maine Molecular Quality Controls 회사의 연구 부회장이다.

Bernard E. Statland, MD, PhD 미국 식약청의 Center for Devices and Radiological Heath의 장비 평가부 책임자였다.

Sten Westgard, MS Westgard QC 회사의 고객서비스와 기술 책임자이고 다른 일들 중에 하나는 웹사이트와 온라인 교육을 관리한다. 그리고 그의 아버지한테 책을 더 쓰라고 잔소리한다.

Westgard 웹에 더 많은 온라인 자료가 있다

이번 판의 업데이트, 개정, 전체적으로 새로운 장을 모두 수용하려 했지만 적절한 분량을 유지해야 하므로 약간의 삭제를 해야 했다. 자가평가의 답, 용어풀이집, 참고문헌 목록들을 옮겼다.

그러나 걱정하지 말길 바란다. 그것들을 필요로 할 경우에는 언제든지 그 자료를 볼 수 있다.

http://www.westgard.com/bqcextras.html 로 가서 다음의 온라인 프로그램에 링크하면 된다.

- 각 장의 시작부에 나열된 자가평가 질문에 대한 해답
- 용어 풀이집
- 이 책의 전체 참고문헌 목록
- 스프레드시트, 워크시트, 그 외 다운로드에 링크
- 일반 대중에 공개하지 않은 계산기와 플로터를 포함한 온라인 QC 계산기에 접근

목 차

01

Basic QC Practice

질관리(Quality Management)란 무엇인가?

What is Quality Management?

보건의료기관과 의료검사실에서 질(quality)은 복잡한 문제이다. 모든 사람들이 질에 대해 이야기하지만, 정량적 관점에서 질을 이해하는 사람은 드물다. 이번 장에서는 질의 거시적 관점부터 시작하도록 한다. 질관리시스템의 기본 요소를 확인하고 중요한 용어들을 정의하는 국가적 그리고 국제적 실무지침에 대하여 논의하도록 한다. 또한 객관적 관리의 기초로써 과학적 방법을 통합하는 질관리 절차에 대해서도 서술한다. 이러한 종합적 질관리(Total Quality Management) 과정은 실행의 필요성이 있는 중요한 구성요소들에 대한 시각을 제공하고, 정도관리(Quality Control)가 거시적 관점에 적합한지를 확인시켜 준다.

목표

- ✓ 검사실 질관리에 골격이 되는 중요한 실무 지침에 대해 살펴본다.
- ✓ 질관리시스템의 필요조건들을 서술한다.
- ✓ 검사실 질관리시스템에 있어 정도관리의 역할에 대해 알아본다.
- ✓ 정도관리를 위한 구체적인 지침을 알아본다.

학습 준비물

- ✓ **질과 질관리 개론(Introduction to Quality and Quality Management)** (James O. Westgard, PhD 저)
- ✓ ISO 15189 의료검사실- 질과 자격을 위한 특정 필요조건(Medical laboratories – Particular requirements for quality and competence)(가능할 경우)
- ✓ CLSI HS1 보건의료를 위한 질관리시스템 모델(Quality Management System Model for Health Care)(가능할 경우)
- ✓ CLSI GP26 검사 서비스를 위한 질관리시스템 모델의 적용(Application of a Quality Management System Model for Laboratory Services)(가능할 경우)

할 것

- ✓ 교육 준비물들을 학습한다.
- ✓ 가능하면, ISO 15189 또는 CLSI HS1 그리고 GP26에 대해 살펴본다.
- ✓ 본 검사실이 따르는 신임인증과 현장심사 지침을 확인한다.
- ✓ 본 검사실의 질관리 방침들을 살펴본다.

자가평가 질문

- ✓ 질(quality)은 무엇을 의미하는가?
- ✓ 질을 측정할 수 있게 하려면 무엇이 필수적인가?
- ✓ "질관리시스템 필수안(quality system essentials)"은 무엇인가?
- ✓ 질관리 과정의 구성요소들은 무엇인가?
- ✓ 검사실에서 질관리 과정을 수립하는데 우선순위는 무엇인가?
- ✓ 본 검사실에서 질관리 실무를 수립하는데, 어떠한 국제 또는 국가의 표준, 지침, 또는 규정이 중요한가?

질과 질관리 개론

Introduction to Quality and Quality Management

James O. Westgard, PhD

현재 의료검사실에서 질에 대한 관리는 일반적으로 우수검사실 실무를 위한 국가 또는 국제 지침에 의존되고 있다. 예를 들어 많은 국가들이 ISO 15189 [1]에 기술된 것과 같이 질과 수행능력에 대해서 국제표준기구(International Organization for Standards, ISO)의 일부 버전을 채택하고 있다. CLSI의 문서 HS1 [2]과 GP26 [3]에서 볼 수 있듯이, "질관리 시스템(Quality Management System)"의 실행을 위한 유사한 지침을 임상검사실 표준기구(Clinical Laboratory Standards Institute, CLSI)에 의해 개발된 합의지침에서 볼 수 있다. 게다가 미국의 CAP(College of American Pathologists), JC(Joint Commission) 또는 COLA와 같은 신임인증과 현장심사를 위한 전문적인 지침뿐만 아니라, 어떤 국가에서는 US CLIA 규칙[4]과 같은 규정적 필요조건이 있기도 하다.

책임자, 관리자, 감독자는 검사실에서의 실무를 관할하는 적절한 지침서에 익숙해질 필요가 있다. 검사자들은 검사과정의 작업을 위한 특정 기술적 필요조건들, 특히 검사법의 검증과 통계적 정도관리(Statistical QC)를 이해할 필요가 있다. 본 개론의 목적은 질관리의 중요한 상황을 서술한 다음, 검사의 질관리를 위해서 현장에서 실행해야 할 기본 실무에 초점을 맞추는 것이다.

질(Quality)은 무엇인가?

모든 사람들이 질에 대해 이야기하지만, 정확하게 무엇을 의미하는 것인가? 문헌에서 많은 정의를 찾을 수 있지만, 실제적인 방법으로 질을 이해하도록 하는데 도움을 줄 만한 것이 필요하다. 훌륭한 출발점을 제공하는 몇 가지 정의들이 있다:

- ANSI/ASQC A3-1978. *질 - 주어진 요구를 만족시키는 능력과 관련된 재화나 용역의 특징과 특성의 총체*[5].
- Juran - *질은 사용을 위한 적합성이다*[6].

- Croby - *질은 필요조건에 대한 일치성이다*[7].
- Deming - *질은 고객의 요구에 맞추어야 한다*[8].

이러한 정의들은 산업으로부터, 그리고 20세기 후반에 산업분야 질관리의 지도자였던 몇몇 전문가로부터 유래한다. 이런 모든 정의들은 우리의 경우 환자를 위해서 일하는 의사(사용자), 그리고 환자(고객)라는 고객의 요구나 필요에 집중된다는 것에 주목하자. 또한 중요한 특징이나 특성과 같은 많은 일면들이 질에 존재할 수 있다는 것도 유념하도록 한다. 다음은 이와 같은 정의들의 효과적인 조합이고 정량적 방식으로 질을 이해하는 출발점을 제공한다.

- CDC 1986. *검사실 검사 서비스의 질은 고객 또는 사용자가 제시하거나 암시한 요구에 적합한 특징과 특성의 총체를 제공하는 것에 달려있다*[9].

이 정의는 20년이 넘은 것임을 유념해야 한다. 의료검사실에서의 질관리는 오랜 역사를 가지고 있으며, ISO, CLSI, CLIA에 의해 고안되지는 않았다. 이들 지침들은 검사실에서 이미 개발해 온 실무들을 요약하거나 문서화한 다음 “우수검사실 실무(good laboratory practices)”를 검사실 전체에 더 널리 전하려고 한데서 비롯된다.

이러한 질에 대한 정의는 질을 다차원으로 만드는 “특징과 특성의 총체(totality of features and characteristics)”를 나타낸다. 가끔 질에 대해 논할 때, 의사가 부실한 검사의 질에 속상해하는 것과 같이 우리는 실제로 서로 상이한 특성들에 대해서 주장하게 된다. 우리는 검사가 관리범위-안에 있었고, 허용오차의 필요조건에 일치한다고 주장한다. 그러나 의사는 실제로 질의 매우 상이한 특성인 검사소요시간(TAT)에 대해 걱정하는 것이다. 검사소요시간에 대한 검사실 필요조건이 1시간으로 맞추어져 있는데, 결과보고가 2시간까지도 제공되지 않았다면, 의사는 기대했던 서비스의 질을 검사실이 제공하지 못했던 것에 대해 불평을 할 권리가 있다. 그것은 또한 검사나 서비스가 얼마나 우수해야 하는 지를 규정하는 것에 대한 중요성을 시사한다.

목표, 목적, 또는 필요조건 같이 정해졌거나 암시하는 요구들에 대한 일치도는 질을 정량적이고 측량할 수 있는 특성으로 만드는 열쇠이다. 검사실은 검사소요시간에 대하여 일반, 우선순위, 그리고 응급으로 검사결과를 보고하기 위한 필요조건을 설정할 필요가 있다. 여기서 사용자인 의사, 간호사와의 협의는 임상적 요구들을 확인하는데 도움을 준다. 그 측량은 고객과 검사실 양측 모두가 이해하는 몇 분 또는 몇 시간 등 시간의 단위로 이루어지기 때문에, 검사소요시간에 의하여 질과 소통을 하고 그것을 규정하고 측량할 수 있다.

분석적 질(analytical quality)은 이해하기 쉽지 않다. 필요조건을 어떻게 제시해야 하는가? 허용 바이어스(bias), 허용 비정밀도 또는 허용 총오차의 형태이여야 하는가? 그리고 그 값을 어떻게 구할 수 있을까? 이 경우 의사(사용자)와 환자(고객)는 측정과정의 성능특성을 논할 만한 기술적 이해력을 가지고 있지 않으므로, 검사실의 연구자들은 임상적 요구를 이해하고 분석적 실행목표에 의하여 그런 요구를 해석하는 할 수 있어야 한다. 그것이 바로 질에 대한 정의에서 본 "암시된 요구(implied needs)"에 대한 책임인 것이다. 의사와 환자는 검사실에서 사용되는 기술적 용어로 질을 정의할 수 없기 때문에 검사실에서 그 의무를 다해야만 한다.

질관리(Quality Management)는 무엇인가?

다시 되돌아와서, 이번에는 질관리에 대한 모델을 기술하고 있는 CLSI HS1 문서에서 온 몇 가지 정의로 시작하고자 한다[2].

- **질(Quality)** - *한 집합으로 된 고유의 특성들이 필요조건에 적합한 정도(ISO 9000).*
- **질보증(Quality assurance)** - *질의 필요조건에 적합할 것이라는 확신을 주는 것에 초점을 맞춘 질관리의 부분*
- **정도관리(Quality control)** - *질의 필요조건에 적합하다는 것에 초점을 맞춘 질관리의 부분*
- **질향상지표(Quality indicators)** - *조직이나 기관에 의해서 정의된 관찰 값, 통계치, 또는 데이터로서, 주어진 업무과정의 수행을 유형화하고 조직이나 기관이 자체의 질의 목적을 충족시키고 있다는 증거를 제공(AABB).*
- **질관리(Quality management)** - *질과 관련하여 조직을 지휘하고 감독하는 통합된 활동 (ISO 9000).*
- **질관리시스템(Quality management system)** - *질과 관련하여 조직을 지휘하고 감독하는 관리 시스템 (ISO 9000). 주: 체계적이고 과정 중심의 노력들이 질의 목표를*

충족시키기 위해서 필수적임

- **질관리방침**(Quality policy) - *최고 경영자가 공식적으로 표명한 질에 관련된 조직의 종합적인 의지와 방향 (ISO 9000).*
- **질관리시스템 필수안**(Quality system essentials, QSE) - *질관리에 필요한 조화로운 집짓기 블록의 집합.* HS1은 "질관리시스템 필수안(QSE)"를 다음과 같이 기술한다.

  - 문서와 기록
  - 인력
  - 구매와 재고
  - 정보 관리
  - 과정 개선
  - 시설과 안전
  - 조직
  - 장비
  - 과정 관리
  - 외부와 내부 평가
  - 고객 지원과 만족

이런 정의들이 ISO와 CLSI 문서에 공식적으로 널리 사용되었지만, 그들 자체만으로는 질관리를 위해 무엇을 할지 또는 어떻게 하는지에 대한 이해를 이끌어낼 수 없다. 질관리는 분명히 많은 요소들, 구성들, 그리고 필수안을 포함하고, 신중한 조직과 실행을 필요로 하는 복잡한 과정이다. 그리고 "체계적이고 공정(프로세스, 과정) 중심적인 노력들이 질관리목표를 충족시키는데 필수적이다"라는 것을 기억해야 한다.

질관리를 위한 체계적인 과정(systematic process)은 무엇인가?

검사실 연구자들(laboratory scientists)에게는 훈련의 일부로써 배웠던 과학적 방법에 의한 질관리를 이해하는 것이 더 쉬울 지도 모른다. 과학적 실험의 근본적인 접근은 Plan-Do-Check-Act (계획-실행-검토-실천) 또는 PDCA 순환(cycle)으로써 기술할 수 있다. 우리는 문제와 질문을 확인하고, 문제점을 다루기 위한 실험을 계획하고, 실험을 실행하고, 실험 데이터를 검토하고, 그리고는 그 데이터에 근거하여 행동하도록 배웠다. 대개 행동은 관심 있는 문제에 대한 궁극적인 해답이 가능할 때까지 더 좋은 실험을 계획하고 과정을 반복하도록 이끌게 된다. 〈그림 1-1〉에서 볼 수 있듯이 질관리를 위한 모델을 제공할 수 있도록 이러한 과학적 접근법을 적용시킬 수 있다.

이 모델에서는 "계획(plan)"이 맨 위에 있고, "실행(do)"은 업무를 완수하기 위한 검사실의 과정들을 기술하고, "검토(check)"는 정도관리와 질관리평가를 모두 포함하고, "실천(act)"은 문제를 바로잡고 과정을 개선하는 데 필요한 행동들을 반영하는 PDCA 순환을 명확히 보여준다. 이런 과정을 설명하는데 있어서, 일반적으로 업무가 어떻게 이루어지에 대한 업무과정의 규정과 표준화가 질관리의 첫 단계이기 때문에 "실행(do)"으로 시작하게 된다.

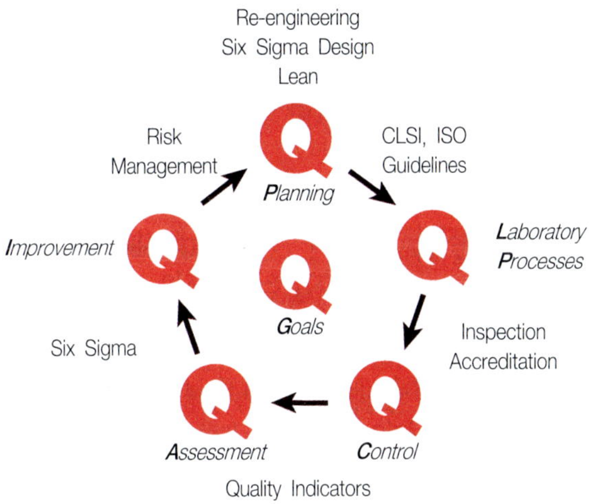

그림 1-1: 종합적 질관리(TQM) 과정의 구조와 질향상을 위한 관련 진행순서

- **검사실 질공정**(Quality Laboratory Processes, QLP)은 검사실에서 업무가 어떻게 이루어지는지를 결정하는 정책, 절차, 인력 기준, 물적 자원 등을 일컫는다. 검사실 지침서에는 검사결과를 산출하기 위한 표준작업절차(standard operating procedures, SOP)와 공정을 기술한다.
- **정도관리**(Quality Control, QC)는 재화와 용역을 전달하기 전에 업무과정을 감시하고 문제를 발견하고 교정하는 과정을 말한다. 통계적 QC는 검사실의 검사과정에 대한 분석능력을 감시하는 주요 과정이다.
- **질관리평가**(Quality Assessment, QA)는 광범위한 QA 활동들을 통하여 감시되는 검사소요시간, 환자 준비, 검체 채취, 그리고 결과보고와 같이 다른 일면이나 특성들에 대한 좀 더 광범위한 감시를 일컫는다. 신빙도조사(proficiency testing, PT)나 외부정도관리(External Quality Assessment, EQA)는 성능에 대한 외부 또는 검사실 밖에

서의 측정을 제공한다. 질을 측정하는 데에 주안점을 두었기 때문에 여기서는 보증(assurance) 대신에 평가(assessment)라는 용어를 사용한다는 것에 주목하자. 질보증은 단순히 공정 중 하나의 구성원이 아니라 전체 공정의 결과물이다.

- **질향상(Quality Improvement, QI)**은 QC나 QA에 의해 확인되는 문제들의 근본적인 원인과 근원을 판정하는 것을 목표로 한다. 어떤 문제들의 원인은 각 분석자들에 의해 결정될 수 있지만, 상당수의 가장 어려운 문제들은 특별한 QI 도구들[예를 들면 순서도, Pareto 도해, 원인과 효과 또는 "어골(fishbone)" 도해, 역장 분석(force field analysis) 등]을 이용하는 팀 방식의 문제해결 과정을 필요로 한다.
- **질관리계획(Quality Planning, QP)(또는 질관리설계(Quality Design))**은 고객의 요구에 맞는 공정을 정립하고 확인하는 것과 관련이 있다. 통계적 QC 방법과 분석적 질관리시스템의 선정과 기획뿐만 아니라, 새로운 방법과 장비의 선정과 검증도 여기에 해당된다.
- **질관리목표(Quality Goals, QG)**는 고객의 요구를 충족시키기 위해 달성해야 하는 목표 또는 필요조건을 의미한다. 분석적 질을 위해서, 필요조건은 지정된 한계 안에서 올바른 검사결과를 제공하는 것이어야 한다. ISO는 임상적 요구나 필요조건의 일반적 표현으로써 "의도한 목적(intended use)"이라는 문구를 자주 사용하지만, 우리는 여기서 좀 더 구체적인 것을 원하고 "의도한 목적"을 위한 요구들을 충족시키기 위해 달성되어야 하는 목표와 필요조건을 규정하는 중요성을 명확히 하고자 한다.

이런 구성 요소들은 함께 작용하여 피드백 고리를 제공한다. QLP는 업무가 이루어지는데 필요한 방침, 방법, 그리고 공정을 규정한다. QC와 QA는 업무가 얼마나 잘되고 있는지를 측정한다. 문제들이 발견되었을 때, QI는 근본 원인들에 초점을 맞추게 되고 그것들은 QP를 통해서 제거될 수 있는데, 이 경우에 실제적으로 검사과정을 재계획하고 업무를 위한 새롭고 더 좋은 방법들을 실행하여 QLP에 변화를 가져온다. 따라서 이러한 관리공정은 계속적인 질 향상을 위한 하나의 순환(cycle)을 제공한다.

질관리목표의 규정과 질관리계획 과정의 실행이 질보증에 필수적이라는 것은 중요하게 알아야 할 사항이다. 오늘날 많은 검사실에서 이러한 두 가지 구성 요소들을 아직도 자주 간과하거나 제대로 개발하지 못하고 있다. 잘 규정된 재정 예산에 의해서 재원의 관리가 좌우되는 것처럼, 질관리를 이끌 수 있는 오차예산(error-budget)도 필요하다[10]. 이러한 오차예산은 분석방법의 선택과 검증에 매우 중요하며, 또한 우리가 낭비하지 않음을 보증하고 질에 대한 필요조건을 능가하는 검사결과를 낼 수 있는 QC 시스템의 개발을 위해서도 중요하다. "허용범위(tolerance limits)" 또는 허용오차를 정의할 필요성은 Six Sigma QM의 필수적인 부분이므로[11], Six Sigma 개념과 측정기준으로 TQM을 확장하는 것은 질관리를 훨씬 더 정량적인 과정으로 만든다.

이 질관리 과정은 검사실의 종합적 검사과정 중 어느 부분에도 적용될 수 있으며, 이러한 중심적인 과정을 강화하는 많은 부가적인 도구와 기법들이 있다.

- CLSI와 ISO의 지침과 표준들은 검사실에서 실행되어야 하는 최상의 검사실 실무에 대한 길잡이를 제공한다.
- 인증심사(inspection)와 신임인증(accreditation)은 개선이 필요한 결점을 평가하는 검사실 질관리시스템의 외부 심사를 제공한다.
- 질향상지표(quality indicators)는 검사실 서비스의 평가와 비교를 제공하는 정량적 감시자이다; 신빙도조사(PT)와 외부정도관리(EQA)는 일반적으로 분석적 성능의 외부 감시자로써 사용된다.
- Six Sigma는 일반 생산 공정에서 좋은 질은 어느 정도이어야 하는지(6-Sigma)와 적합하지 않은 것은 어느 정도(3-Sigma 미만)인지에 관한 산업적 기준들과 함께 필요조건에 대해서 절대적 혹은 Sigma 척도로 질을 측정하는 정량적 도구들을 제공한다.
- 위험도 관리(risk management)는 원인과 오류를 확인하고 위험도의 완화(예방, 검출, 제거, 회복)를 위한 안내를 제공하도록 고장모드 영향분석법(Failure Mode Effect Analysis; FMEA)과 같은 도구를 제공한다; 환자 안전은 분석 전, 분석, 분석 후 과정들(또는 ISO 용어로는 시험 전, 시험, 시험 후 과정)을 포함하는 전체검사과정(Total Testing Process)에서 문제점들을 확인하고 교정하는 데에 중점을 둔다.
- Six Sigma의 설계는 질관리목표의 달성과 공정 성능의 개선을 위한 구체적인 계획상의 방법을 제공한다. 리엔지니어링(업무재구축, Re-engineering)은 공정의 주요 재설계를 위한 안내를 제공한다. 린(Lean)은 효율을 최적으로 하며 비용을 절감하도록 순환 시간을 줄이는데 초점을 맞춘 기법을 제공한다. 오늘날 검사실에서 린의 적용은 산업공정의 리엔지니어링의 발전을 나타내며, 계획의 중요성이 증가하고 있음을 입증한다! Six Sigma와 합쳐지면(대개 Lean Six Sigma라 함), 검사실은 효율과 질 모두를 포함하게 되어 계획세우기에 필요한 기법을 갖게 된다.

모든 이런 접근들은 중앙의 질관리 과정을 보완해주고, 예방적 활동, 교정적 활동, 성능의 지표, 질의 측정, 근본적 원인의 파악, 질의 최적화, 비용의 절감, 효율의 극대화

등을 위한 새로운 기술, 도구, 그리고 기법을 제공함으로써 더 향상된 질관리에 기여하게 된다. 그들은 종합적 질관리 과정의 대체로써가 아니라 그 부분으로써 이해해야 한다.

상이한 도구들은 개선의 수준을 지원하는데 필요한 자원뿐만 아니라 원하는 개선의 수준, 그리고 필요로 하는 변화의 양과 어느 정도 관련이 있다. 각각의 분석시스템을 책임지고 있는 분석자들은 그런 시스템에 있는 문제점을 확인하고 그런 문제점을 예방 또는 검출할 수 있도록 개선할 수 있다. 부서나 과의 팀들은 검사실 내 분석과정에서 더 폭넓은 공정과 주요 개선을 위해서 필수적인데, 예를 들면 효과적인 분석적 질관리시스템을 개발하는 것이다. 다기능 팀(cross-functional teams)은 전체검사과정의 분석 전과 분석 후 부분들을 검토하고, 의사와 환자 고객의 요구에 대응하는 광범위 질관리시스템을 개발하는데 필수적이다.

어떤 활동들이 질관리를 실행하는 데 있어서 우선순위인가?

CLSI HS1 지침들은 질관리시스템 필수안(QSE)의 실행을 위해 다음의 우선순위를 추천한다.

"리더십 실행의 확립은 질관리시스템 실행의 성공에 으뜸이다. QSE 조직은 처음 실행할 질관리시스템 필수안(QSEs) 중 하나이다."

"다음의 활동들은 질관리시스템을 실행하기 위한 기초와 방향을 설정하고…(중략) 조직이나 서비스의 특정한 필요조건에 가장 적합한 순서로 실행될 수 있다."

- *"질 지침서의 개발* (QSE: 문서와 기록)
- *사건 관리를 위한 프로그램 개발* (QSE: 사건 관리)
- *문서와 기록의 통제를 위한 공정 개발* (QSE: 문서와 기록)
- *절차와 입문서의 개발과 함께 업무공정의 분석과 검증 또는 확인* (QSE: 공정관리)
- *공정관리의 실행* (QSE: 공정관리)"

경영의 실행과 리더십은 분명히 검사법 검증, 공정관리 그리고 사건 감시뿐만 아니라 관리업무 공정의 개발과 문서화를 지원하는 조직 구조의 확립과 함께 질관리를 위한 출발점이다. 〈그림 1-1〉에 있는 질관리 과정과 관련하여, 업무공정의 개발과 문서화는 검사실 질공정(Quality Laboratory Processes)을 위한 구성 요소에 해당한다. 공정관리와 사건감시를 통한 성능의 모니터링은 정도관리(Quality Control)와 질관리평가(Quality Assessment)의 구성 요소에 해당된다. 따라서 일단 업무공정이 확립되면 다음 우선순위는 이 책의 중심인 공정관리(process control)이다.

핵심은 무엇인가?

정도관리(Quality Contorl)는 전체적인 질관리 공정 또는 시스템의 한 부분이지만, 이것은 필수적인 요소이고 검사실의 모든 분석자들에게 해당된다는 것을 이해하는 것이 중요하다. 다른 요소들은 주로 검사실 책임자, 관리자, 감독자에게 주로 관련될 수도 있지만, QC는 모든 사람들과 관련되어 있고 모든 이들은 자신의 의무를 수행하기 위하여 어느 정도의 교육과 훈련을 받아야만 한다. 그런 점에서 QC는 모든 검사실 분석자들의 필수적인 능력이고 전문교육과 실무연수(in-service training)를 통하여 확실히 해야 할 기본적인 기술이다. 이러한 교육으로부터 흥미와 책임이 다른 검사자에게 적합한 학습을 위하여 학습자료를 네 가지 영역으로 나누었다.

기본 훈련 101 - QC 하기. 모든 사람들이 이 수업의 *모든 것*을 이해할 필요는 없지만, 이 첫 번째 그룹의 수업은 모든 사람들이 학습해야만 한다. 이런 수업은 통계적 QC(Statistical QC)를 수행하고 그 중요성을 이해하고 전체의 QC 계획 또는 질관리시스템에 얼마나 적합한지를 인식하는 것과 관련이 있다. 이 수업은 QC의 확립과 실행의 기술적 세부사항을 맡은 누군가가 검사의 적용을 감독하고 있음을 가정하는데, 이것은 뒤에 있는 학습에서 기술된다.

기본 훈련 102 - QC 결과를 이해하기. 결과를 산출하는 검사실에서 일하고 있는 분석자들은 내부정도관리와 외부정도관리(EQA)로부터 QC 데이터를 해석하는데 더 좋은 기술을 요구한다. QC를 바탕으로 하여 검사결과를 허용 또는 거부할 것에 대한 결정은 명확하고 논리적이어야 한다. 그러나 문제가 있을 때 무엇을 할지 아는 것은 여전히 어려운 일이다. 문제해결에는 QC 자료, QC 기록, 그리고 EQA 결과들을 더욱 깊게 이해하고 해석하는 것이 필요하다.

기본 훈련 103 - QC를 올바르게 실행하기. 특정 방법과 시스템에 책임이 있는 분석자, 또는 감독 없이 독립적으로 일을 하는 분석자들은 QC의 많은 세부사항을 이해할 필요가 있다. QC는 모든 것이 적절하게 갖추어져 있고 유지될 때는 실제로 쉬워 보인다. 그러나 몇몇 검사실에서는 그런 상황이 아니다. 관리한계를 알맞게 계산하고, 적합한 관리규칙과 관리물질의 측정 수를 실행하고, 관리물질을 언제 분석할지를 규정할 필요가 있다. 이것은 과학적 원리뿐만 아니라 규제 및 인증을 위한 필요조건에 따라 영향을 받는 복잡한 문제이다.

기본 훈련 104 - 올바른 QC를 실행하기. 검사실에서 아마 당신처럼 QC에 대해서 더 많은 것을 배우고자 관심이 있는 누군가는 검사를 위해 사용되는 QC 절차를 규정할 필요가 있다. 이런 책임은 대개 검사실의 의료 책임자에게 있지만, 관리자나 감독자 또는 질관리 전문가(quality technical specialists)에게 위임될 수도 있다. 누구라도 올바른 관리규칙과 관리물질 측정의 올바른 수를 어떻게 선택하는지 알 필요가 있다. 이 문제는 오래된 방법이나 시스템을 보다 나은 안정성과 성능을 가진 더 새로운 것으로 대체할 때 자주 발생하지만, 이러한 활동은 또한 검사실의 절차에 대한 연간 검토사항 중 중요한 요소이어야 한다. 검사에 필요한 질과 검사법의 성능을 다루는 QC 절차를 어떻게 계획하고 설계하고 선택하는지를 모르기 때문에 많은 검사실에서 동일하고 오래된 QC를 계속 하고 있다.

참고문헌

1. ISO 15189. Medical laboratories - Particular requirements for quality and competence. ISO, Geneva, 2007.
2. CLSI HS1-A2. A Quality Management System Model for Health Care. Clinical and Laboratory Standards Institute, Wayne, PA. 2004
3. CLSI GP26-A3. Application of a Quality Management System Model for Laboratory Services. Clinical and Laboratory Standards Institute. Wayne, PA 2004.
4. US Centers for Medicare & Medicaid Services (CMS). Medicare, Medicaid, and CLIA Programs: Laboratory Requirements Relating to Quality Systems and Certain Personnel

Qualifications. Final Rule. Fed Regist Jan 24 2003;16:3640-3714.

5. ANSI/ASQC A3 Quality Systems Terminology. Milwaukee, WI:ASQC Press, 1978.
6. Juran JM. The quality triology. Quality Progress. 1986;August:19-24.
7. Crosby PB. *Quality is Free*. New York:New American Press, 1979.
8. Deming WE. *Out of the Crisis*. Cambridge MA;MIT Center for Advanced Engineering Study, 1986.
9. Centers for Disease Control. Proceedings of the 1986 Institute- Managing the quality of laboratory test results in a changing health care environment. DuPont Company, 1987.
10. Westgard JO. Error budgets for quality management: Practical tools for planning and assuring the analytical quality of laboratory testing processes. Clin Lab Manag Review 1996;10:377-403.
11. Westgard JO. *Six Sigma Quality Design and Control: Desirable precision and requisite QC for laboratory measurement processes*, 2nd ed. Madison WI:Westgard QC, 2006.

02

Basic QC Practice

통계적 정도관리의 숨어있는 의미는 무엇인가?

What's the idea behind Statistical Quality Control?

이번 장에서는 어떻게 통계적 정도관리(SQC)가 작용하는지를 설명한다. 측정절차의 알려져 있는 변이가 일상적인 작업에서 시행되고 있는 질을 모니터하는데 이용될 수 있다는 개념과 기본적 의미를 소개한다. SQC를 논하는데 사용되는 용어의 정의를 알려준다.

목표

- ✓ 통계적 정도관리의 기본적인 원칙을 배운다.
- ✓ 흔히 사용되는 QC 용어를 살펴본다.
- ✓ 검사실 검사에 대한 QC 적용을 소개한다.

학습 준비물

- ✓ **QC – 의미(QC – The Idea)**(James O. Westgard, PhD 저)

할 것

- ✓ 준비물들을 학습한다.
- ✓ 검사실에서 본보기로 사용할 검사를 선택한다.
- ✓ 검사실의 정책과 그 검사의 QC 절차를 살펴본다.

자가평가 질문

- ✓ 통계적 QC의 기본적인 원칙은 무엇인가?
- ✓ 관리규칙(control rules)은 무엇인가?
- ✓ 1_{2s} 와 1_{3s} 의 뜻은 무엇인가?
- ✓ 분석수행(analytical run)은 무엇인가?
- ✓ 관리한계(control limits)를 계산하려면 어떤 정보가 필요한가?

QC - 의미

QC - The Idea

James O. Westgard, PhD

의료검사실에서 검사를 한 후 얻어지는 결과는 숫자이다. 육안으로 관찰하여 건강한지 아닌지를 평가하는 신체검사와 달리, 검사결과를 보고 이것이 타당한지 아닌지 말할 수는 없다. '247'을 보고 무엇을 생각하는가? 만일 이것이 환자의 검체라면 검사결과가 양질인지 아닌지(정확한 수치인지) 생각할 수 있는가?

247이라는 값이 안정된 검체로부터 얻어진 것이고 이전 분석에서 〈그림 2-1〉의 히스토그램과 같은 측정범위를 갖고 있다는 가정을 해보자. 검사결과는 양질의 것이라고 생각하는가? 이전 검사에서 대체로 240~260 사이의 결과를 보였고, 모든 상황이 잘 유지되고 있다. 새로운 결과 값은 그 범위 안에 들어갈 것으로 기대할 수 있다. 그러므로 이 검사수행(run)에 포함된 다른 환자의 검사들도 정확할 것이다.

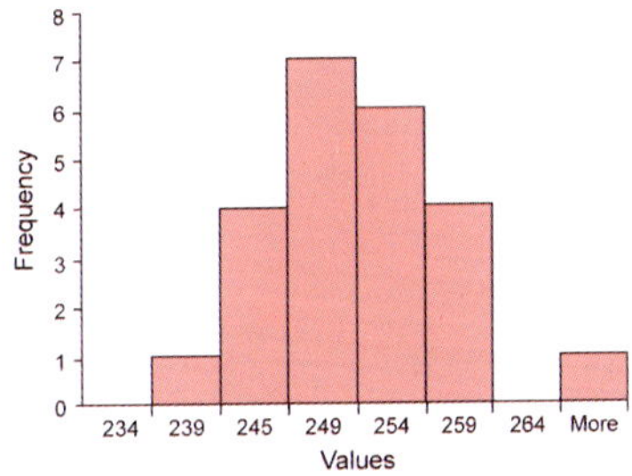

그림 2-1: 히스토그램의 한 예

간단한 그래픽 도구 - 관리도(QC chart)

의료검사실에서 관리도(control chart)는 안정된 관리물질의 값을 이용하여 과거의 자료에 근거해서 기대되는 결과와 오늘 측정한 결과를 간단하게 비교할 수 있게 해준다. 〈그림 2-2〉에서와 같이 히스토그램을 옆으로 뉘여 놓고 결과 값들을 측정된 시간 순으로 나열하면, 각각의 결과를 이전 관리물질 데이터의 평균과 표준편차(SD)로 계산된 중앙선(기대되는 평균값)과 한계들로 이루어져서 기대되는 분포나 범위와 비교하기가 쉬워진다. 이 그림에서 한계선들은 평균±1SD, 평균±2SD, 평균±3SD에 해당된다.

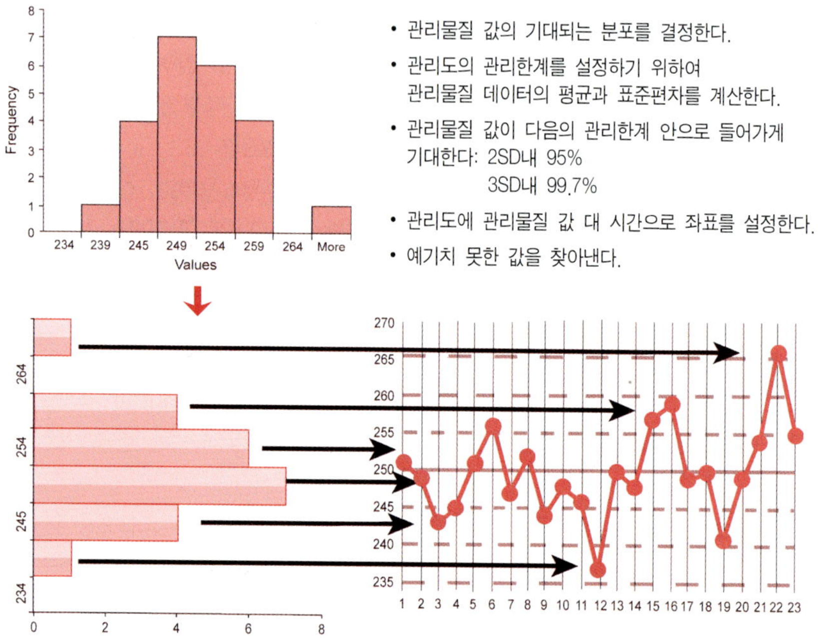

그림 2-2: QC 관리도의 의미

가우스(Gauss) 분포 혹은 정규분포라고 가정하면, 측정값 점들의 약 68%는 평균±1SD에 들어가고, 95%는 평균±2SD, 99.7%는 평균±3SD에 들어간다고 기대된다. 그러므로 관리물질 값이 평균으로부터 3SD를 벗어나기는 매우 드물고(0.3%의 가능성), 이러한 경우는 그 측정기법에 문제가 있다는 것을 나타낸다. 관리물질 값이 평균으로부터 2SD 이상 벗어나는 것도 잘 기대되지 않는 경우이지만, 각 검사수행 당 하나의 관리물질을 분석할 때, 적어도 5% 정도는 나타날 수 있으므로 실제 문제라기보다는 거짓경보(false alarm)를 나타내는 것일 수 있다. 평균으로부터 1SD를 벗어나는 개별 값을 관찰하는 경우는 매우 흔하므로(32%의 가능성), 이것을 단독으로 이용하여 검사법의 성능을 평가하는 것은 무의미하다.

이것이 통계적 정도관리(SQC)의 숨어있는 의미이다. 알려진 값을 갖는 검체에 대하여 옳은 답을 얻을 수 있는지 알아보자. 실제로 옳은 답이라는 것은 과거 결과들의 평균과 표준편차로부터 계산된 값의 범위를 의미한다. 그 평균과 표준편차의 배수들은 관리도에 작성되는데, 새로운 관리물질의 측정값을 간단하게 도면에 넣고 어떻게 기댓값의 범위와 비교하는지를 보여준다.

맨 처음에 Shewhart가 있었다

Walter A. Shewhart는 벨전화연구소(Bell Telephone Laboratories)의 통계전문가였는데 통계적 공정관리(statistical process control)에 대한 과학적 기초를 개발하였다.

Shewhart는 다음과 같이 말하였다:

"산업의 목표는 인간의 욕구를 만족시키면서 이에 들어가는 일상적인 인간의 수고를 최소화하도록 경제적인 방식을 수립하는 것이다. 현대통계학적 개념을 포함한 과학적인 기법을 사용함으로써 일상적 노력의 결과가 경제적이려면 반드시 들어가야 할 한계를 정하는 것이 가능하여졌다. 일상적인 공정의 결과에서 이러한 한계를 벗어나는 것은 반복적인 공정이 더 이상 맞지 않으며, 문제의 원인을 제거하지 않는 한 더 이상 경제적이지 않다는 것을 의미한다."

Shewhart는 1931년에 발간된 저서 *제품 질의 경제적 관리(Economic Control of Quality of Manufactured Product)* 에서 이렇게 서술하였다[1].

통계적 공정관리(statistical process control)는 초기부터 최소한의 비용(경제적인 관리)으로 원하는 질(인간 욕구의 만족)을 얻도록 고려되어 왔다. Shewhart는 일상적인 작업 공정에서 기대되는 변이, 일상적인 것의 문제가 언제 생겼는지를 찾아내는 한계의 설정 방식, 이 한계를 벗어났을 때 문제의 원인을 제거할 필요성과 같은 중요한 요소들을 알아내었다.

Levey와 Jennings가 1950년대에 의료검사실에 통계적 공정관리를 소개하기까지 거의 20년이 흘렀다[2]. Shewart가 처음에 했던 제안은 한 그룹의 측정값들을 얻고, 평균과 범위(최대차이)를 계산하고, 평균과 범위를 두 개의 다른 관리도에 기록하여야 하였다. Levey와 Jennings는 환자검체를 중복 측정할 것을 제안하였다. 실제로 측정하는 검사치가 검체마다 변동이 있었기 때문에 이것을 적용시키기가 더 어려웠다. Henry와 Segalove [3]는 안정된 참고 검체를 반복적으로 측정하여 각각의 측정치를 관리도에 직접 그려 넣는 대안을 개발하였다. 오늘날 각각의 결과 값을 직접 그려 넣는 이러한 유형의 관리도를 일반적으로 'Levey-Jennings 관리도' 라고 한다.

그 이후로, 환자의 검체와 유사한 안정된 관리물질들을 개발하는 산업이 이루어졌고, 오늘날 대부분의 기존검사를 위한 안전한 QC 물질들을 쉽게 구할 수 있다. 오차검출률(P_{ed})과 거짓거부율(P_{fr})을 설명하기 위하여 QC 절차의 실행특성에 대한 심도있는 이해가 이루어졌고[4], 관리 데이터를 평가하고 해석하기 위한 다중규칙 절차("Westgard Rules")로 개선되었다[5]. 비용 대비 효율이 높은 작업을 위한 전략은 분석검사 공정의 질과 생산성을 기반으로 더욱 개선되었다[6]. 1990년에 통계적 QC 실무에 대한 합의 기준이 정해졌고, 오늘날 이에 대한 CLSI 문서는 3판까지 나왔다[7].

컴퓨터 프로그램은 필요한 계산을 하고, 그래프로 보여주고, 선택된 관리규칙을 적용하고, 문제의 상황을 알려줌으로써 통계적 QC 절차를 시행하도록 발전되었다. 오늘날 대부분의 자동분석기, 검사정보시스템, 병원정보시스템, 심지어 현장검사 기기에서도 관리결과를 다룰 수 있도록 지원된다.

QC 용어 배우기

흔히 사용되는 용어로 시작해서 ISO와 CLSI 공식적인 정의까지 배운다.

통계적 공정관리(Statistical process control) 관측된 실행결과가 그 공정의 기대되는 변이 내에 있는지를 결정하는데 통계가 사용되는 관리시스템을 칭하는 일반적인 용어이며, 광의의 정도관리의 일부분인 예방정비, 기기성능 점검, 작동 훈련 등과 같은 QC 플랜의 다른 요소들과는 대조된다.

정도관리 절차(Quality control procedure) 의료검사실에서 쓰이는 일반적인 용어이며, 흔히 통계적 QC절차와 동의어로도 사용되는데, 특정한 수의 관리물질과 특정 횟수의 관리물질 측정이 이루어지고, 이 결과가 규정된 관리규칙이나 관리규칙들의 세트에 의해 해석된다.

관리도(Control chart) 관리규칙을 보여주고, 측정 절차가 관리범위-안에 있는지 관리범위-밖에 있는지를 평가하는 도표화 기법이다. 관리물질 결과는 시간이나 순차적인 검사수행 번호에 따라 좌표 위에 점으로 기록되고, 선들은 일반적으로 어떤 추세(trends), 계통이동(systematic shifts), 무작위 일탈(random excursions) 등을 강조하도록 점에서 점으로 그려진다.

관리한계 (Control limits) 측정 절차가 관리범위-안에 있는지 관리범위-밖에 있는지를 평가하는 도표 기준을 제공하는 관리도에 그려진 선들이다. 이 관리한계들은 대개 주어진 관리물질들의 평균과 표준편차(SD 혹은 s)로 계산된다. 일반적으로 해석은 특정 관리한계를 벗어나는 관리물질 결과 혹은 점들의 명시된 수를 기준으로 한다. 관리범위-안에 들어가면 환자의 검사결과를 보고한다. 관리범위를 벗어나면 그 검사수행은 거부되고 검사결과를 보고하면 안 된다.

관리규칙 (Control rule) 분석수행이 관리범위-안에 있는지 관리범위-밖에 있는지를 판단하는 결정 기준이다. 흔히 A_L 이라는 부호로 나타내는데, 이 A는 통계량의 약어 혹은 관리물질 측정의 수를 나타낸다. L은 보통 표준편차의 배수로 명시되는 관리한계를 나타낸다.

흔히 사용되는 관리규칙의 예

1_{3s} 관리한계가 (평균+3s)와 (평균−3s)로 설정되는 Levey-Jennings 관리도에 일반적으로 쓰이는 관리규칙을 말한다. 하나의 관리물질 측정값이 (평균+3s)나 (평균−3s) 관리한계를 벗어나면 그 검사수행은 거부된다.

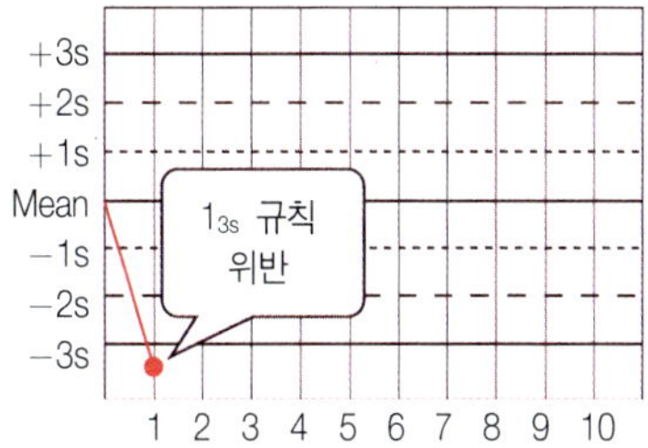

1_{2s} 관리한계가 (평균±2s)로 설정되는 Levey-Jennings 관리도에 일반적으로 쓰이는 관리규칙을 말한다. 원래 Westgard 다중규칙 QC 절차에서, 다른 거부규칙으로 관리 데이터를 주의 깊게 점검하도록 하는 *경고규칙*으로 사용된다.

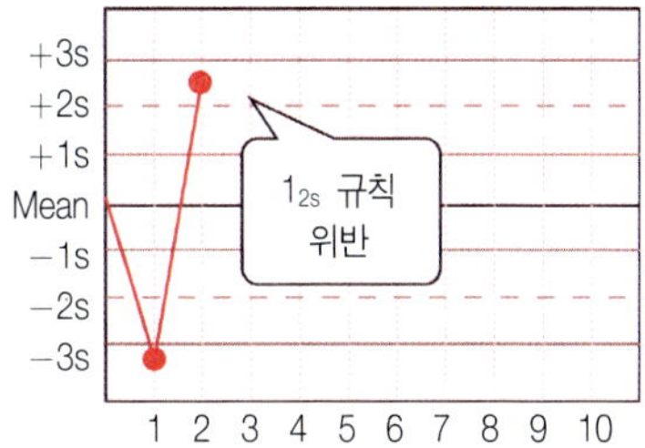

2_{2s} 관리한계가 (평균±2s)로 설정되는 Levey-Jennings 관리도에 쓰이는 관리규칙을 말한다. 이 경우에는 2개의 연속된 관리물질 측정값이 *모두* (평균+2s)를 벗어나거나 *모두* (평균−2s)를 벗어날 때 그 검사수행은 거부된다.

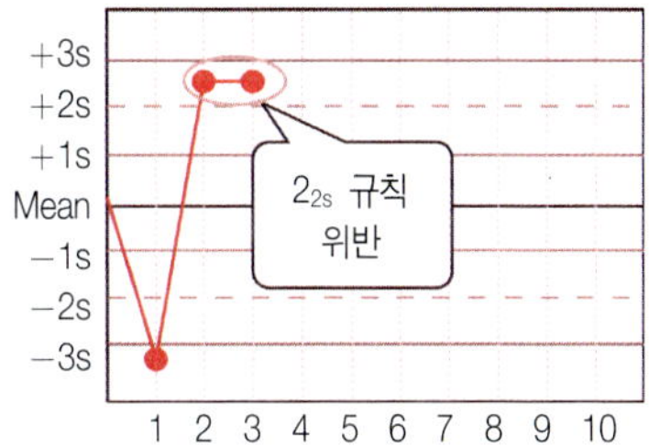

R_{4s} 두 개의 관리물질 측정값 중 하나는 (평균+2s)를 벗어나고 다른 하나는 (평균−2s)를 벗어날 때 거부되는 관리규칙을 말한다.

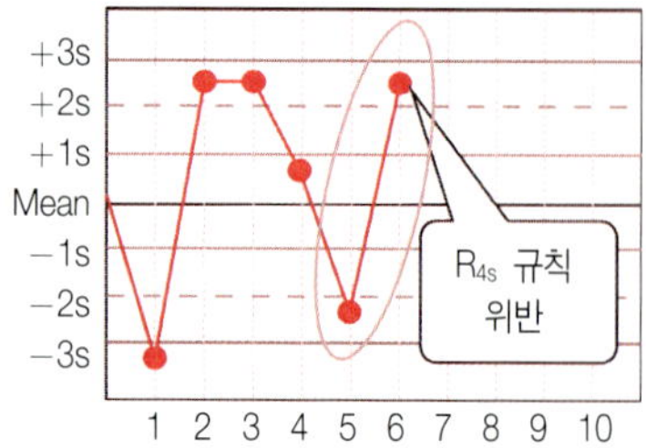

검사수행(run), **분석수행**(analytical run), **검사수행 기간**(run length)은 구간을 말하는데, 관리 상태에 대한 결정을 하는 기간일 수도 있고 검체 집단일 수도 있다. US CLIA 필요조건 같은 규정에서는 많은 화학검사의 최대 검사수행 기간을 24시간으로, 혈액학 및 혈액가스 검사는 8시간으로 정하는데, 이보다 덜 자주하는 "동등한 QC" 분석시스템도 있을 수 있다. 많은 검사실에서 검사자의 교체, 시약, 재보정, 그리고 검사과정에 문제를 일으키기 쉬운 요인들과 같이 검사과정의 실행에 영향을 줄 수 있는 변화나 사건들을 근거로 더 짧은 기간으로 이를 규정한다. 검사수행 기간은 시스템마다 그리고 검사실마다 다르다. 무작위 접근식(random access) 자동화시스템에서 1회 검사수행은 대개 관리물질이 다시 분석되는 기간으로 정의된다. 묶음처리(batch) 장비나 수작업 시스템에서 1회 검사수행은 흔히 동시에 분석되는 검체의 집단(또는 묶음)으로 정의된다.

ISO와 CLSI의 공식적인 정의는 다음과 같다.

- **분석수행 (Analytical run)** - 분석시스템의 정확도와 정밀도가 안정하다고 기대되는 구간(즉, 시간이나 일련의 분석기간)을 말하는데 그 구간들 사이에는 분석과정에 문제를 일으키기 쉬운 사건들이 더 생기기 쉽다(즉, 더 큰 위험)(CLSI C24-A3 section 7.1)
- **정도관리 (Quality control)** - 질의 필요조건을 이행하는 데 초점을 둔 질관리의 일부(ISO 9000)
- **정도관리 계획 (Quality control plan)** - 의도한 목적에 부응하는 필요조건을 보증하도록 특정한 검사시스템이나 검사과정의 질을 관리하는 실무, 자원, 명시된 활동의 순서를 기술한 문서(CLSI EP 23P)
- **정도관리규칙 (Quality control rule)** - 주어진 정도관리 관측 값을 채택할 것인가 거부할 것인가를 결정하는데 이용되는 결정기준(CLSI C24-A3)
- **정도관리전략 (Quality control strategy)** - 관리물질의 수, 이 물질들에 대한 분석횟

수, 분석수행에서 이 관리물질들이 놓이는 위치, 적용된 통계적 관리규칙(CLSI C24-A3)

- **통계적 정도관리** (Statistical quality control) - 측정방법이 적절하게 작동할 때 안정된 검체들을 분석하고 관찰된 결과들을 기대되는 변이를 나타내는 한계들과 비교하는 절차(CLSI C24-A3)

이러한 공식적인 용어를 이해하고, 참고문서와 검사실의 정책이나 작업절차를 이해하기 위한 필수용어 목록을 갖추는 것이 바람직하다.

요점은 무엇인가?

의미는 간단하다. 안정된 관리물질을 분석할 때 기대되는 변이의 특성을 알아내고, 현재의 검사결과가 기대되는 변이범위에 들어가는지를 점검하라. 통계적 정도관리(SQC)는 관리물질의 정상범위 혹은 참고범위를 설정하고, 관리물질이 기대범위 안에 들어가게 되면 현재의 결과를 검증해 주는 것이라고 생각할 수 있다. 이것은 환자의 검사결과를 평가하고 주의를 요하는 비정상적인 상태를 알아내는 데에 정상범위 혹은 참고범위를 이용하는 것과 유사하다.

문제는 기대범위를 결정짓는데 통계가 이용되는 것이다. 검사실에서 일하는 사람들은 통계학을 두려워하고 통계적 QC에 겁을 먹는다. 모든 규정과 국내 및 국제 지침, 검사실 정도관리 방침과 작업절차 또한 골치 아프게 한다. 우리는 기본 원칙과 용어를 이해하는 것이 의료검사실에서 필요한 적절한 학습 환경과 기량을 만드는데 필수적이라고 생각한다. 통계적 QC는 의료검사실에서 시행되는 많은 검사와 분석시스템에 광범위하게 적용할 수 있는 도구이지만, 정도관리 실무의 질적 수준은 아직도 검사결과의 질을 보증하는데 이러한 도구를 이용할 수 있도록 숙련된 분석자가 있는가에 달려있다.

참고문헌

1. Shewhart WA. *Economic Control of Quality of Manufactured Product.* New York; D. Van Hostrand Company, Inc., 1931.
2. Levey S, Jennings ER. The use of control charts in the clinical laboratory. Am J Clin Pathol 1950;20:1059-66.
3. Henry RJ, Segalove M. The running of standards in clinical chemistry and the use of the control chart. J Clin Pathol 1952;5:305-11.
4. Westgard JO, Groth T, Aronsson T, Falk H, deVerdier C-H. Performance characteristics of rules for internal quality control: probability for false rejection and error detection. Clin Chem 1977;23:1857-67.
5. Westgard JO, Barry PL, Hunt MR, Groth T. A multi-rule Shewhart chart for quality control in clinical chemistry. Clin Chem 1981;27:493-501.
6. Westgard JO, Barry PL. *Cost-Effective Quality Control: Managing the quality and productivity of analytical processes.* Washington DC:AACC Press, 1986.
7. CLSI C24-A3. Statistical Quality Control for Quantitative Measurement Procedures. Clinical and Laboratory Standards Institute, Wayne, PA 2006.

03
Basic QC Practice

Levey-Jennings 관리도에 정도관리 결과를 어떻게 도표로 작성하고 해석해야 하는가?

How do you plot and interpret control results on a Levey-Jennings chart?

통계적 QC를 이해하는 가장 좋은 방법은 출발점에서부터 시작하고 수작업으로 진행하는 것이다. 첫 번째 단계는 관리물질로부터 결정된 평균과 표준편차로 관리물질 한계를 계산하여 Levey-Jennings 관리도를 준비하는 것이다. 그 다음 관리물질 데이터를 도표로 작성하고 관리도에서 어떻게 보이는 지를 확인하고 관리한계나 관리규칙을 사용하여 방법의 적절성을 판단한다.

목표

- ✓ Levey-Jennings 관리도를 제작한다.
- ✓ Levey-Jennings 관리도 상에 관리물질 값을 도표로 작성한다.
- ✓ 단일 법칙 기준을 사용하여 관리물질 결과를 해석한다.
- ✓ 다른 관리법칙에서 거부되는 수를 비교한다.

학습 준비물

- ✓ **QC - Levey-Jennings 관리도**(Patricia L. Barry, BS, MT(ASCP) 저)
- ✓ Levey-Jennings 연습에 대한 해답

할 것

- ✓ 준비물들을 학습한다.
- ✓ Levey-Jennings 예제를 실행한다.
- ✓ 자신의 해석과 답안지를 체크한다.
- ✓ 검사실에서 어떤 관리규칙들이 사용되고 있는지 알아본다.

자가평가 질문

- ✓ Glucose 관리물질의 평균이 120 mg/dL이고 표준편차가 3.0 mg/dL일 때, 관리도를 어떻게 준비하겠는가?
- ✓ 1_{2s} 와 1_{3s}의 관리규칙의 차이는 무엇인가?
- ✓ 검사실에서 2s 관리한계를 사용하고 있는가?
- ✓ 다른 관리규칙을 사용할 경우 연습에서 몇 개의 거부(rejection)를 관찰했는가?
- ✓ 거부 수의 차이를 어떻게 설명하는가?
- ✓ 1_{3s} / 2_{2s} / R_{4s}의 의미는 무엇인가?

QC - Levey-Jennings 관리도

QC - Levey-Jennings Control Chart

Patricia L. Barry, BS, MT(ASCP)

이번 장은 관리도를 준비하여 Levey-Jennings 관리도를 설계하고, 관리물질 값을 도표로 작성하고 결과를 해석하기 위한 초기의 계산을 어떻게 실행하는지를 보여준다. 이번 학습에서는 적어도 10일 이상 최소 20개의 측정값을 얻기 위해서 당신의 검사실에서 관리물질을 이미 선택하여 분석한 것으로 가정하자.

예제 응용

예제는 cholesterol 검사이다. 중요한 의학적 결정기준인 200 mg/dL와 240 mg/dL에 가까운 농도를 갖는 두 개의 다른 상업적인 관리물질을 선택했다. 이것은 결과해석에 중요한 National Cholesterol Education Program(NCEP)에 의해 확인된 수준이다. 두 가지 관리물질을 20일 동안 하루에 한번 분석하였다. 이 데이터로부터 관리도를 만들기 위하여 평균과 표준편차를 계산하는 것이 필요하다.

관리물질 1의 관찰 값

(1) 205 mg/dL;
(2) 203;
(3) 204;
(4) 201;
(5) 197;
(6) 200;
(7) 198;
(8) 196;
(9) 205;
(10) 198;
(11) 197 mg/dL;
(12) 195;
(13) 205;
(14) 195;
(15) 207;
(16) 198;
(17) 202;
(18) 195;
(19) 203;
(20) 195.

관리물질 2의 관찰 값

(1) 255 mg/dL;
(2) 254;
(3) 252;
(4) 251;
(5) 247;
(6) 250;
(7) 248;
(8) 246;
(9) 257;
(10) 248;
(11) 247 mg/dL;
(12) 245;
(13) 255;
(14) 243;
(15) 260;
(16) 249;
(17) 253;
(18) 240;
(19) 253;
(20) 246.

두 가지 관리물질로부터 평균과 표준편차(SD)를 계산한다.

표준편차 계산이 가능한 포켓용의 계산기, Excel®과 같은 스프레드시트, 또는 **http://www.westguard.com/bqctools.html** 에 있는 QC Calculator를 사용할 수 있다.

평균과 표준편차에 대한 계산은 다음과 같아야 한다:

- **관리물질** 1 : **평균** 199.95 mg/dL, **SD** 4.03 mg/dL
- **관리물질** 2 : **평균** 249.95 mg/dL, **SD** 4.98 mg/dL

실질적인 목적으로 이 값들은 관리물질 1에 대해서 평균 200 mg/dL, **표준편차** 4.0, **관리물질 2에 대해서 평균** 250 mg/dL, **표준편차** 5.0 mg/dL**으로 우수리를 뺄 것이다.**

실행할 QC 절차

두 가지의 관리물질을 각각 매 검사수행(run)마다 한 번씩 분석하여 총 두 번의 관리물질 측정이 이루어진다. 관리 상태는 1_{2s} 혹은 1_{3s} 법칙에 의하여 판단한다. 이러한 법칙은 다음과 같이 정의된다:

1_{2s} : Levey-Jennings 관리도에서 관리한계가 평균 ±2s로 적용될 때 많이 사용되는 관

리규칙이다. 많은 검사실에서 이러한 규칙은 한 가지의 관리물질 측정이 관리한계 2s를 벗어날 때 검사수행을 거부하는 규칙이다.

1_{3s} : Levey-Jennings 관리도에서 관리한계가 평균 ±3s로 적용될 때 사용된다. 한 가지의 관리물질 측정이 정도관리한계 3s를 벗어날 때 분석실행을 거부하는 법칙이다.

1_{2s} 법칙은 현재 널리 사용되고 있으며, 높은 오류 검출을 제공하는 반면에, 2s 관리한계는 거짓거부(false rejection)가 매우 높다. 1_{3s} 법칙은 대체할 수 있는 QC 절차로서 거짓거부가 더 낮지만 오류 검출도 더 낮다. 이번 연습에서 QC 절차들을 어떻게 적용하는지 알아보면 그들의 성능의 차이점을 깨닫게 될 것이다.

관리한계(control limit)의 계산

두 조의 관리한계가 위에서 기술한 규칙을 실행하는데 필요하다. 첫 번째 조는 1_{2s} 규칙을 실행하기 위하여 평균±2배의 표준편차로써 계산되는 2s 관리한계를 사용한다. 두 번째 조는 1_{3s} 규칙을 실행하기 위하여 평균±3배의 표준편차로써 계산되는 3s 관리한계를 사용한다.

예를 들어, 관리물질 1이 평균 200, 표준편차 4 mg/dL 값을 갖는다.
관리한계의 상한치는 200 + (2 * 4) = 208 mg/dL이 될 것이다.
관리한계의 하한치는 200 − (2 * 4) = 192 mg/dL이 될 것이다.

- 관리물질 1의 3s 관리한계는 무엇인가?
  200 + (3 * 4) = 212 mg/dL
  200 − (3 * 4) = 188 mg/dL

- 관리물질 2의 2s 관리한계는 무엇인가?
  250 + (2 * 5) = 260 mg/dL
  250 − (2 * 5) = 240 mg/dL

- 관리물질 2의 3s 관리한계는 무엇인가?

  250 + (3 * 5) = 265 mg/dL

  250 − (3 * 5) = 235 mg/dL

관리도(control chart)의 준비

이번 연습은 표준 모눈종이를 사용하여 수작업으로 어떻게 관리도를 작성 하는지 보여준다. 10×10, 또는 20×20 선을 가진 모눈종이가 좋다. 두 개의 관리물질 각각에 대해 두 장이 필요하다. 두 개의 관리도를 한 장에 할 수도 있지만 관리도의 가독성이 떨어진다. 지금 당장 모눈종이를 이용할 수 없다면 다음 페이지에 있는 모눈을 사용하든가 복사한다.

http://www.westguard.com/bqctool.html에 있는 QC Plotter를 사용하여 관리도를 만들 수도 있다.

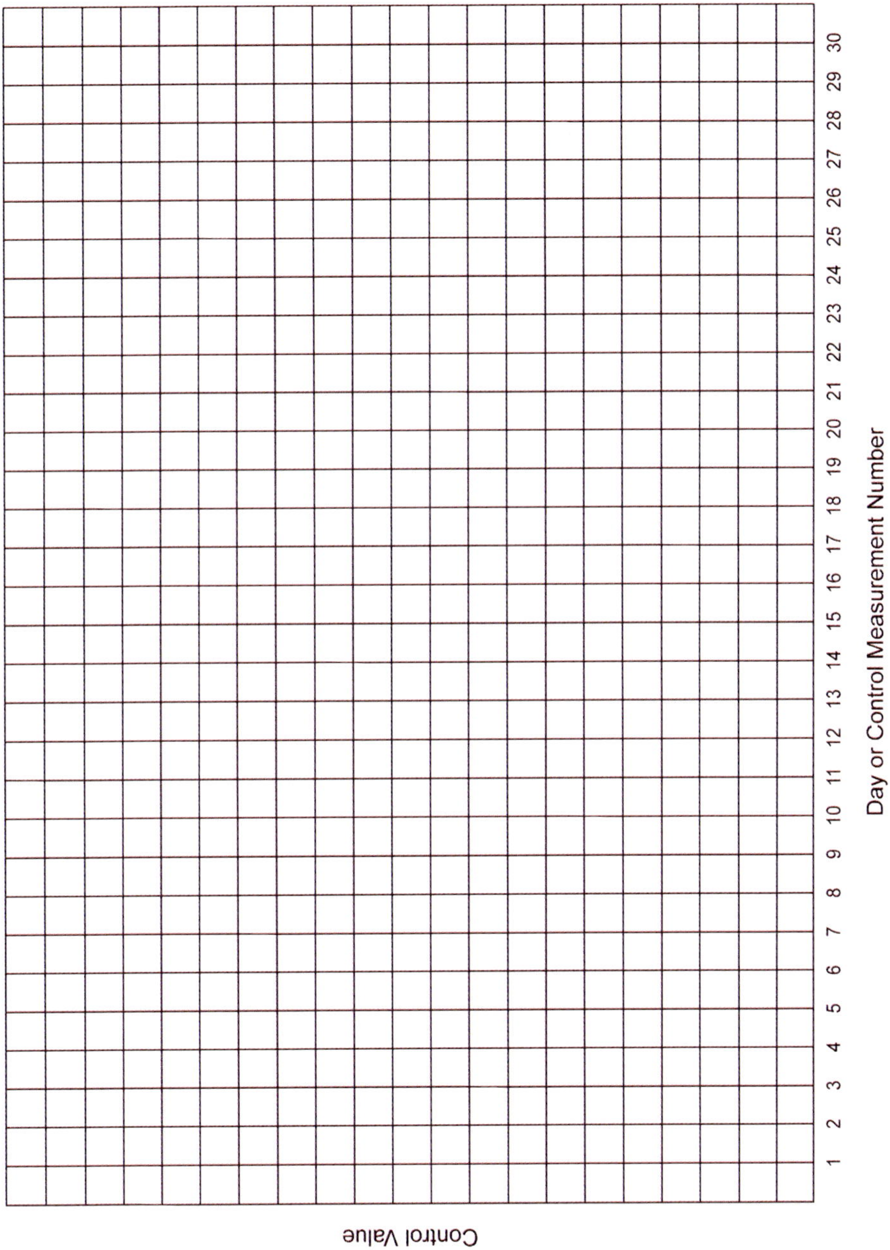

그림 3-1: 공백의 Levey-Jennings 관리도

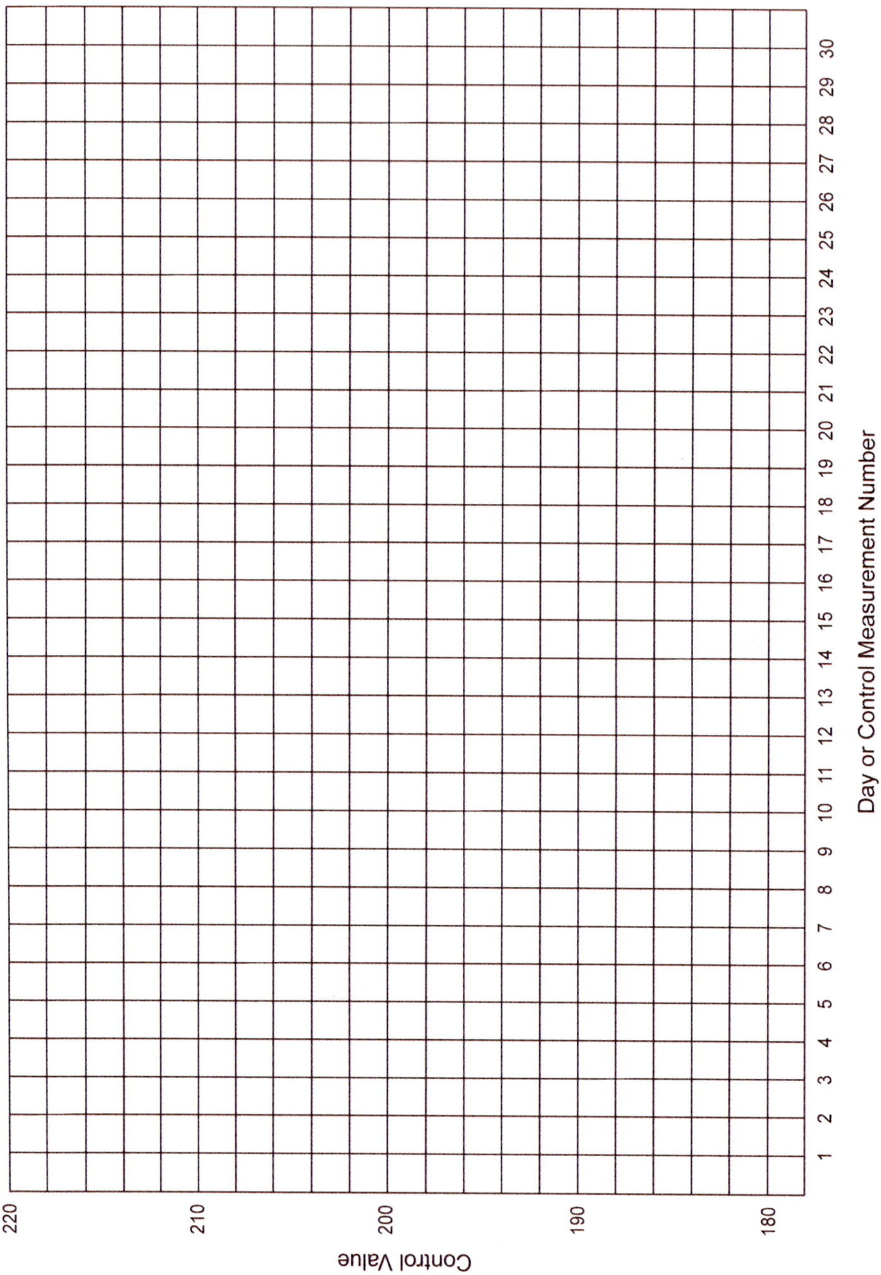

그림 3-2: 관리물질 1: Cholesterol (mg/dL)

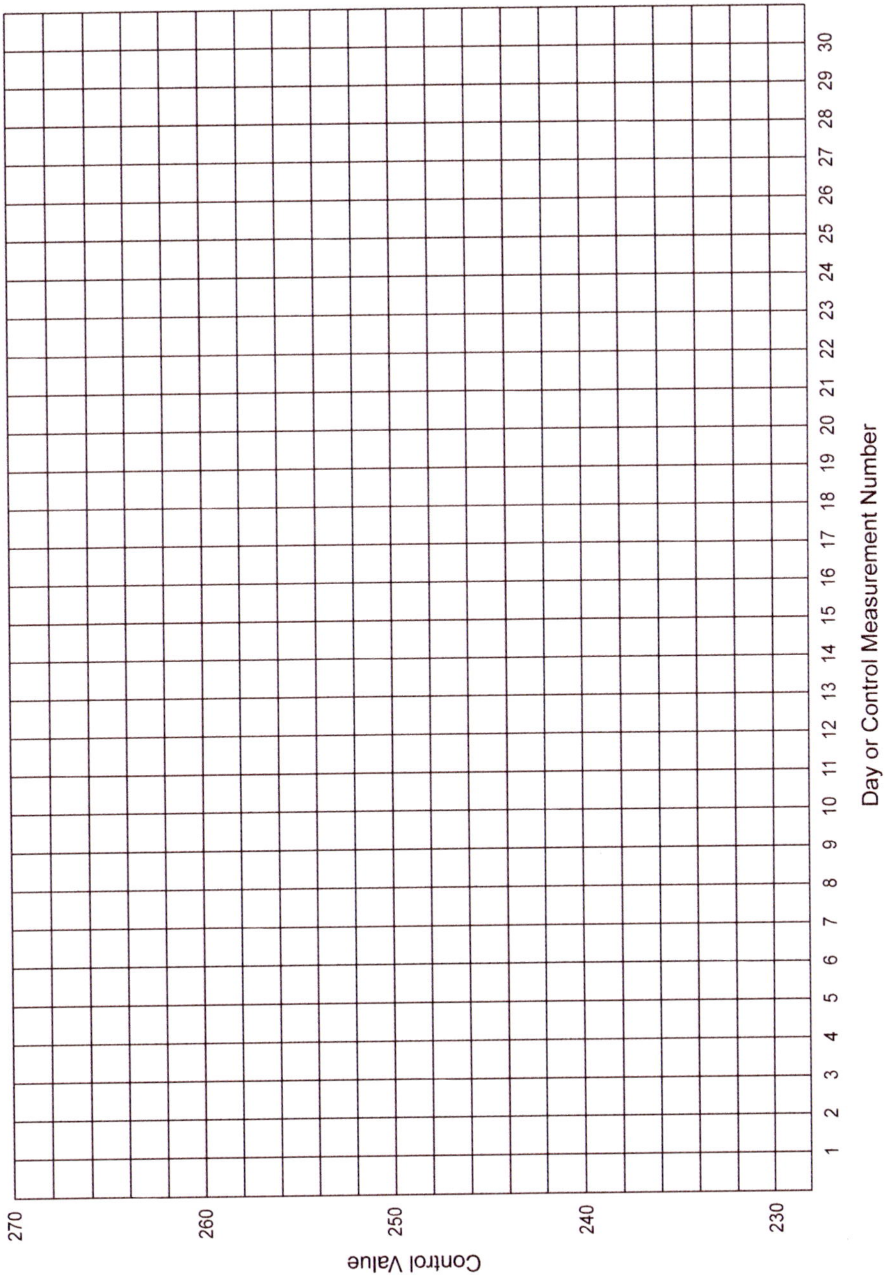

그림 3-3: 관리물질 2: Cholesterol (mg/dL)

- **관리도에 이름 붙이기.** 검사명과 관리물질의 이름이 중요한 위치에 있어서 관리도를 볼 때 빠르고 쉽게 알 수 있도록 한다. 이번 경우의 mg/dL 측정단위는 이름표에 포함될 수도 있고 y축에 대한 이름표에 포함될 수 있다. 관리도는 전형적으로 분석시스템의 이름, 관리물질의 로트번호(lot number), 현재의 평균과 표준편차, 관리도에 나타난 기간 등을 포함한다.

- **x축의 눈금 만들고 이름 붙이기.** 수평선 또는 x축은 시간을 나타내며 전형적으로 한 달에 30일 또는 한 달에 30번 검사수행을 포함하는 눈금을 정한다. 이러한 예로써 x축을 같은 크기의 증가분으로 나누고 1부터 30까지 연속적으로 번호를 매긴다. x축에 "날짜(day)"라고 이름을 붙인다.

- **y축의 눈금 만들고 이름 붙이기.** 수직선 또는 y축은 관찰된 관리물질 값을 나타내며 기대되는 가장 낮은 값과 높은 값을 포함하는 눈금을 정한다. 일반적으로 유용한 눈금은 낮은 값으로 평균−4배 표준편차, 높은 값으로 평균+4배 표준편차를 갖는 것이다. 예를 들어 관리물질 1의 경우 200 − (4 * 4)으로 184, 200 + (4 * 4)으로 216으로 범위를 포함하는 눈금을 만든다. 이것은 모눈종이 위에 10×10 또는 20×20 눈금으로 맞추기 위해 180에서 220으로 우수리를 뺄 수 있다. y축을 구획하고 적당한 농도로 나타낸다. y축에 "관리물질 값(control value)"이라고 이름을 붙인다. 관리물질 2의 도표에 대한 눈금 범위는 무엇인가?

- **평균과 관리한계에 대한 선 그리기.** y축 위에 평균에 해당하는 값을 찾아서 평행 실선을 그린다(관리물질 1에서 200 mg/dL). 평균+2s와 평균−2s에 해당하는 값을 찾아서 점선을 그린다(관리물질 1에서 192와 208 mg/dL). 평균+3s와 평균−3s에 해당하는 값을 찾아서 평행 쇄선을 그린다(관리물질 1에서 188와 212 mg/dL). 관리물질 2의 평균과 관리한계는 무엇인가?

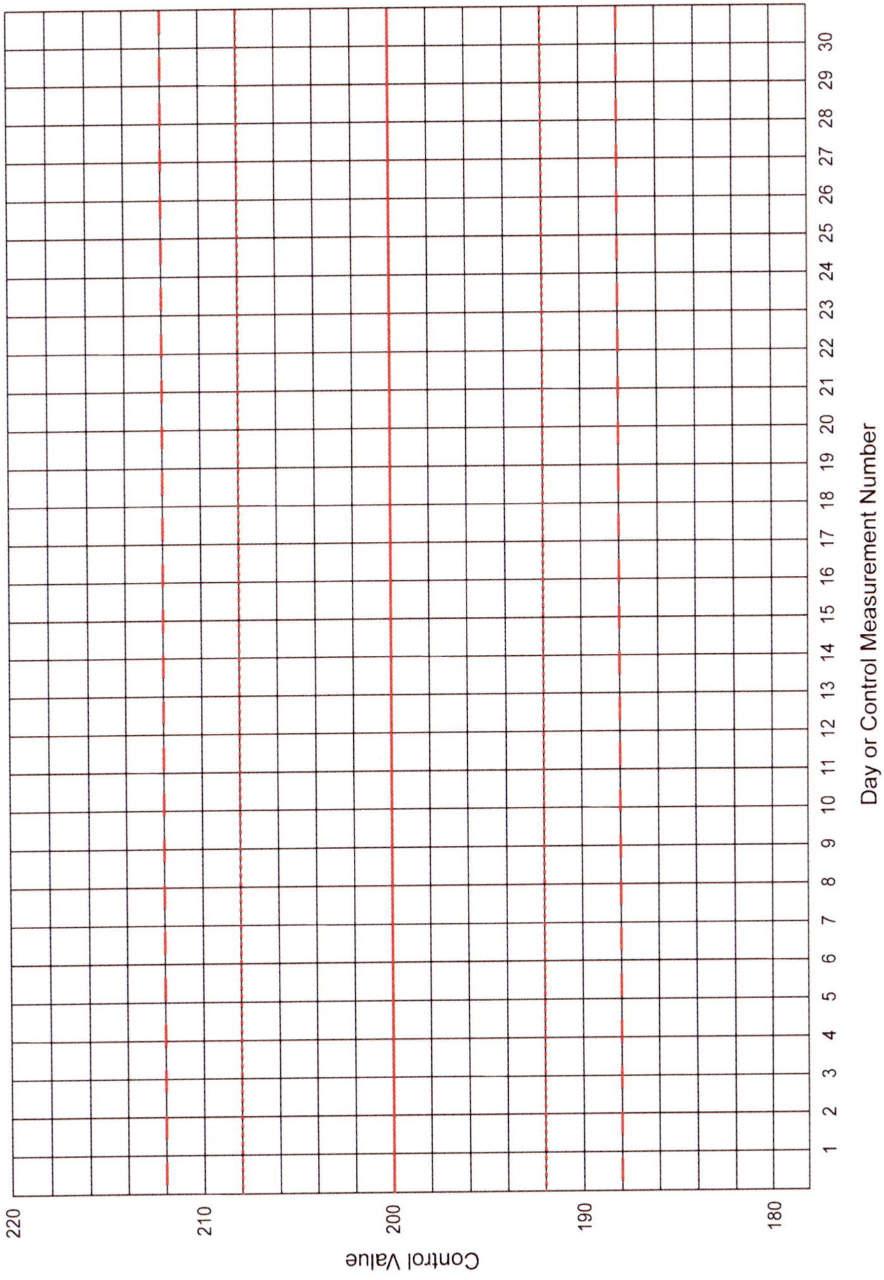

그림 3-4: 관리물질 1: Cholesterol (mg/dL)

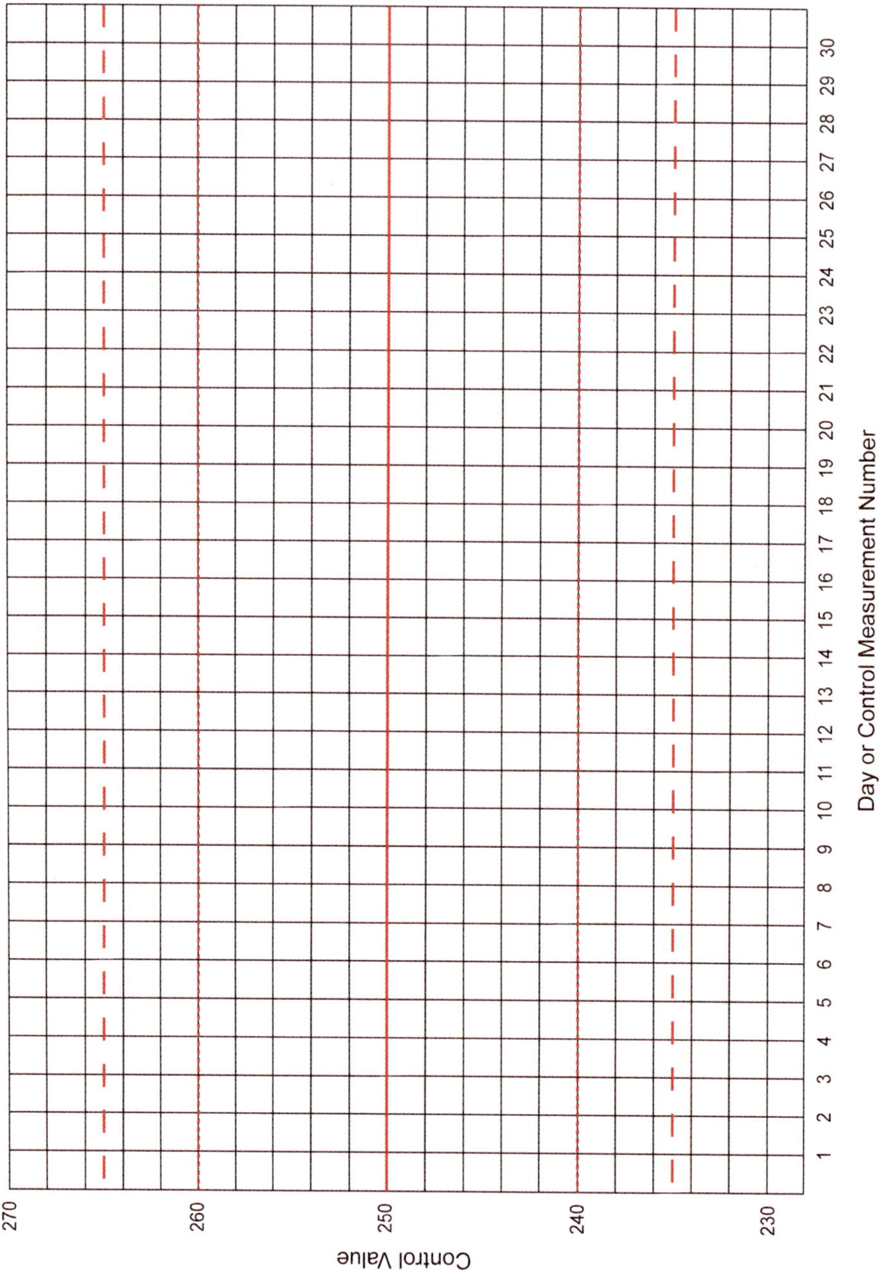

그림 3-5: 관리물질 2: Cholesterol (mg/dL)

관리도의 이용

관리도가 만들어지면, 일상 업무의 일부분으로써 수집되는 새로운 관리물질 값을 도표에 작성하기 시작한다. 안정된 검사과정에서는 새로운 관리물질 측정값이 이전의 관리물질 측정값의 분포와 같게 나와야 한다는 개념이다. 이것은 2s 관리한계를 넘는 것은 약간 이상한 것이고, 3s 관리한계를 넘는 것은 매우 드물다는 것을 뜻한다. 검사방법이 불안정하고 어떤 문제가 있을 때에는 관리한계를 넘는 관리물질 값을 보는 경우가 많다. 그러므로 *정도관리 수치가 기대되는 분포 안에 있을 때는 검사수행이 "**관리범위-안**(in-control)"에 있다고 분류하고, 결과를 채택하고 환자 검사결과를 보고한다. 관리물질 수치가 기대되는 분포 밖에 있을 때에는 검사수행이 "**관리범위-밖**(out-of-control)"에 있다고 분류하고, 결과를 거부하고 환자 검사결과를 보고하지 않는다.*

- 관리물질 **결과를 도표에 작성하기.** 실무에 필요한 다음 표는 예제의 콜레스테롤 방식의 관리물질 결과를 보여준다. 매일 관리물질 1과 관리물질 2에 대해서 각각 한번 그 결과를 도표에 작성한다. 모든 정도관리 결과를 볼 수 있는 Levey-Jennings QC 실무 연습 워크시트(Practice Exercise worksheet)를 사용할 수 있다. 첫째 날에 관리물질 1의 값이 200이고 관리물질 2의 값이 247이다. 관리물질 1에 대한 도표에서 x축의 값 1과 y축의 값 200을 찾아서 그들이 교차하는 격자 선을 따라가서 표시를 하며, 그것은 평균 선에 있게 된다. 관리물질 2에 대한 도표에서 x축의 값 1과 y축의 값 247을 찾아서 그 점에 표시를 하며, 그것은 평균 선의 조금 아래에 있게 된다. 관리물질 값을 도표로 작성할 때 시각적 인상을 강하게 하고 형태와 이동을 쉽게 관찰하기 위해서 관리도 상의 데이터 점을 연결하는 선을 그리는 것이 일반적인 실무이다. 이러한 방식으로 모든 결과가 도표로 작성될 때까지 계속한다. **http://www. westgard.com/bqctool.html** 의 QC Plotter에 직접 실무 데이터를 넣을 수도 있다.

Levey-Jennings QC 실무 연습

다음은 cholesterol의 예제이다.

관리물질 1은 평균이 200 mg/dL이고, 표준편차는 4.0 mg/dL이다.
관리물질 2는 평균이 250 mg/dL이고, 표준편차는 5.0 mg/dL이다.
적절한 관리도를 준비하여 결과를 해석한다.

- **관리물질 결과를 해석하기.** 1_{2s}, 1_{3s} 관리규칙을 적용하고 매일 검사수행을 허용할지 거부할지를 결정해야 한다. 첫 번째 날 관리물질 값이 관리범위-안에 있으면 환자 결과는 보고될 수 있다. 매일 2개의 관리물질 값을 도표로 작성하고 그 결과를 해석한다. 거부해야 하는 검사수행에 해당하는 점에 동그라미 표시를 한다. 위반되는 관리규칙을 Levey-Jennings 관리도 실무 연습 워크시트 상에서 추적해간다. 1_{3s} 규칙에 위반되는 검사수행에서 얻어지는 환자 결과는 대부분 부정확하다. 1_{2s} 규칙을 위반하는 검사수행에서 얻어지는 결과는 정확할 수도 있고 그렇지 않을 수도 있는데, 방법이 완벽할 때에도 약 10%의 확률로 그런 결과가 일어날 수 있기 때문이다. 이것은 N=2인 2s 관리한계를 사용할 때 생기는 본래의 "거짓경보(false alarm)"이다. 이러한 심각한 한계점에도 불구하고 많은 검사실은 2s 관리한계를 계속 사용하고 일상적으로 검사수행(run)과 관리물질을 반복하며, 때로는 관리물질 자체만을 반복한다. 관리물질이 두 번 벗어났을 때 분석실행을 거부하는 실제적인 관리규칙은 언급된 1_{2s} 보다는 2_{2s} 규칙이다. 불행하게도 2_{2s} 규칙 자체는 매우 예민하지 못하므로 오류 검출을 개선함과 동시에 거짓거부율을 낮게 유지하기 위하여 1_{3s}와 2_{2s} 규칙을 함께 사용하는 것이 더 좋다. 뒷장에서 다중규칙 QC 절차에 대해서 더 논의하려고 한다.

Levey-Jennings QC 실무 연습

날짜	관리물질 1	관리물질 2	1_{2S} 위반	1_{3s} 위반	허용(A), 경고(W), 거부(R)	의견
1	200	247				
2	205	250				
3	195	255				
4	202	243				
5	186	254				
6	207	263				
7	194	251				
8	209	264				
9	200	253				
10	196	244				
11	190	261				
12	204	254				
13	196	239				
14	207	236				
15	200	250				
16	205	259				
17	209	257				
18	197	241				
19	196	249				
20	198	257				
21	197	241				
22	195	255				
23	198	250				
24	199	259				
25	191	247				
26	197	242				
27	190	256				
28	202	246				

Basic QC Practices, 3rd Edition

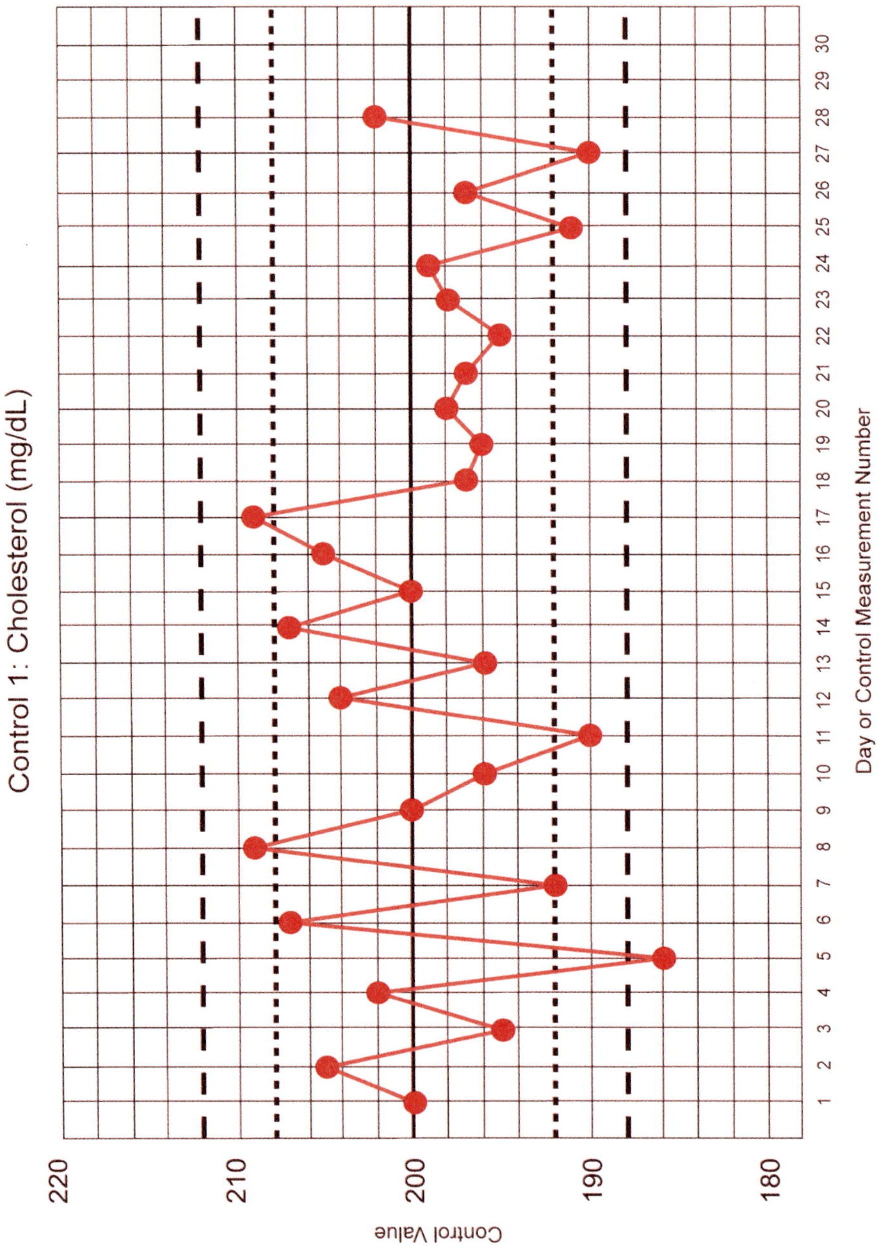

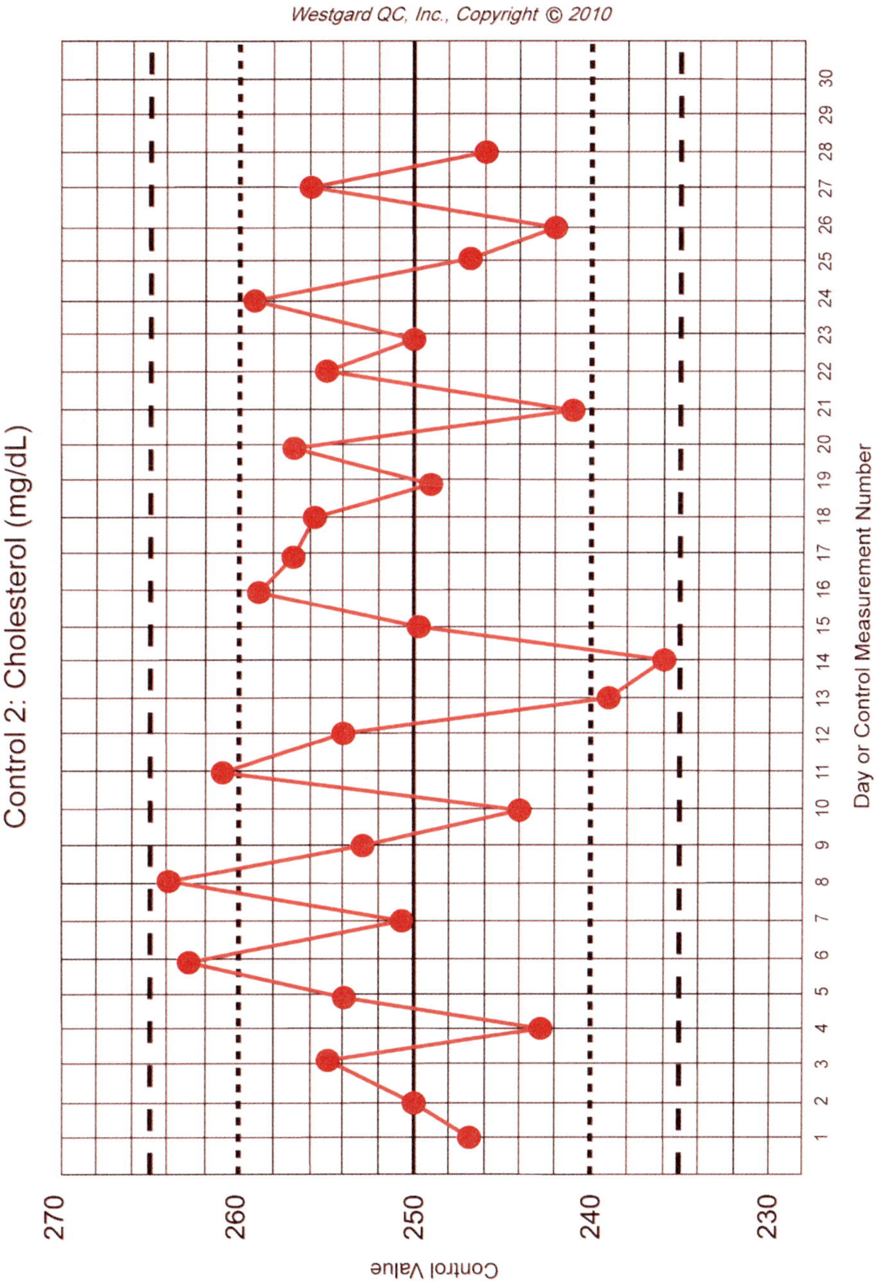
Control 2: Cholesterol (mg/dL)
Westgard QC, Inc., Copyright © 2010
Control Value
270
260
250
240
230
Day or Control Measurement Number
1 2 3 4 5 6 7 8 9 10 11 12 13 14 15 16 17 18 19 20 21 22 23 24 25 26 27 28 29 30

Levey-Jennings QC 실무 연습 해답

날짜	관리물질 1	관리물질 2	1_{2S} 위반	1_{3s} 위반	허용(A), 경고(W), 거부(R)	의견
1	200	247			A	
2	205	250			A	
3	195	255			A	
4	202	243			A	
5	**186**	**254**	−2s	−3s	R	
6	207	**263**	+2s		W(A)	
7	194	251			A	
8	**209**	**264**	+2s 두 번		R	양쪽이 2s를 넘음
9	200	253			A	
10	196	244			A	
11	**190**	**261**	+2s 그리고 −2s		R	반대방향으로 양쪽이 2s를 넘음
12	204	254			A	
13	196	**239**	−2s		W(A)	
14	207	**236**	−2s		R	연속으로 2일
15	200	250			A	
16	205	259			A	
17	**209**	257	+2s		W(A)	
18	197	241			A	
19	196	249			A	
20	198	257			A	
21	197	241			A	
22	195	255			A	
23	198	250			A	
24	199	259			A	
25	**191**	247	−2s		W(A)	음성 이동 (Negative shift)
26	197	242			A	
27	**190**	256	−2s		W(A)	
28	202	246			A	

1_{2s}, 1_{3s} 규칙으로 관리물질 결과의 해석

엄격한 거부규칙으로써 1_{2s} 규칙의 사용은 1_{2s} 규칙 위반에 대한 목록의 열에서 보는 것처럼 5, 6, 8, 11, 13, 14, 17, 25, 27일째의 총 9개의 검사수행에 대한 것을 거부하게 된다.

1_{3s} 거부규칙의 사용은 1_{3s} 규칙 위반에 대한 목록의 열에서 보는 것처럼 5일째의 검사수행만을 거부하게 된다.

어떤 관리규칙을 적용하느냐에 따라 9개의 거부 대 1개의 거부로 큰 차이가 있다.

다른 관리규칙을 이용하면 어떻게 되는가?

1_{2s} 법칙은 거짓경고나 거짓거부를 높은 수준으로 일으키기 때문에 사실상 2_{2s}나 R_{4s} 규칙과 같은 추가적인 관리규칙을 적용하여 데이터를 더 신중하게 해석하는 것이 더 나을 수 있다.

2_{2s}는 두 개의 연속적인 정도관리물질 측정값이 같은 방향으로 평균−2s를 벗어나거나 같은 방향으로 평균−2s를 벗어날 때 그 검사수행은 거부된다. 이러한 규칙은 분포의 평균의 이동에 예민하므로 계통오차의 증가나 방법의 정확도에 대한 변화를 가리키는 좋은 지표이다.

R_{4s} 정도관리물질 측정값 중 하나는 평균+2s를 벗어나고 다른 하나는 평균−2s를 벗어날 때 거부되는 관리규칙을 말한다. 이러한 "범위"의 규칙은 분포의 넓이 변화에 예민하므로 무작위오차의 증가나 방법의 정밀도에 대한 변화에 좋은 지표가 된다.

1_{3s} 규칙을 2_{2s}, R_{4s}와 함께 사용하는 것은 다양한 결정 기준이 동시에 적용되는 다중규칙 QC 과정으로 연결된다. 어떤 하나의 관리법칙이 어긋나면 그 검사수행은 거부된다. 다음은 관리물질 결과의 이러한 예에 대해서 1_{3s} / 2_{2s} / R_{4s} 다중규칙 과정이 어떻게 해석되는지를 보여준다.

5일째 : 관리물질 1의 값이 3s 관리한계를 넘으면 검사법에 문제가 있다는 좋은 지표가 된다. 중지해서 분석실행을 거부하고, 검사법의 문제를 개선하고 나서 문제의 원인을 고친 다음, 검사법을 다시 시작하고 환자 검체를 재분석한다.

6일째 : 관리물질 2의 값이 +2s 관리한계를 넘으나 3s 관리한계를 넘지 않는다. 문제가 있지만 거짓거부일수도 있다. 만약 1_{2s} 법칙이 엄격히 적용되면 그 분석실행은 거부되어야 한다. 그러나 관리물질 1의 값이 괜찮으면 거짓거부일 수도 있다. 그 분석실행을 허용한다.

8일째 : 관리물질 1과 관리물질 2의 값이 각각 +2s 관리한계를 넘는다. 두 값이 연속적으로 같은 +2s 한계를 넘는 일은 매우 드문 경우이므로 검사법에 문제가 있음을 표시한다. 이러한 해석은 2_{2s} 관리규칙을 적용 시, 즉 2개의 값이 연속적으로 같은 관리한계를 넘었을 때를 의미한다. 양쪽 관리물질 값이 같은 방향으로 벗어났을 때 계통오차(또는 방법의 정확도에 문제)일 가능성이 있다. 중지해서 분석실행을 거부하고, 검사법의 문제를 개선하고 나서 문제의 원인을 고친 다음, 검사법을 다시 시작하고 환자 검체를 재분석한다.

11**일째** : 양쪽 관리물질 값이 한쪽은 양성으로, 한쪽은 음성으로 2S 관리한계를 넘는다. 드물게 일어나며, 검사법에 문제가 있을 가능성이 가장 크다. 두 개의 관리물질이 반대방향으로 벗어났을 경우는 무작위오차(또는 검사법의 정밀도에 문제)의 가능성이 있다. 이러한 해석은 관리물질 값의 범위가 4s를 초과하는 R_{4s} 규칙을 적용한다는 것을 의미한다. 중지해서 분석실행을 거부하고, 검사법의 문제를 개선하고 나서 문제의 원인을 고친 다음, 검사법을 다시 시작하고 환자 검체를 재분석한다.

13**일째** : 관리물질 2의 값이 2S 범위의 낮은 쪽의 한계 밖에 있을 때이다. 문제의 가능성을 경고하지만 거짓거부일수도 있다. 다른 거부법칙에 위반되지 않으면 이 분석실행을 허용한다.

14**일째** : 관리물질 2의 값이 다시 2s 범위의 낮은 쪽의 한계 밖에 존재한다. 이것은 연속적으로 2일 또는 2번의 분석실행을 이루고 비정상적인 것이다. 관리물질 1에 대한 양쪽 값이 같은 방향으로 어긋나므로 계통오차(또는 검사법의 정확도에 문제)

일 수 있다. 중지해서 분석실행을 거부하고, 검사법의 문제를 개선하고 나서 문제의 원인을 고친 다음, 검사법을 다시 시작하고 환자 검체를 재분석한다.

17**일째** : 관리물질 1이 +2s 관리한계를 넘는다. 문제일 수 있으나 또한 거짓거부일 수도 있다. 만약 1_{2s} 규칙이 엄격히 적용된다면 그 분석실행은 거부되어야 한다. 그러나 관리물질 2 값이 괜찮다면 거짓거부일수도 있다. 그 분석실행을 허용한다.

25**일째** : 관리물질 1의 값이 2s 관리한계를 넘는다. 문제가 있을 수도 있으나 거짓거부일수도 있다. 만약 1_{2s} 규칙이 엄격히 적용된다면 그 분석실행은 거부되어야 한다. 그러나 관리물질 2의 값이 괜찮다면 거짓거부일 수도 있다. 그 분석실행을 허용한다.

27**일째** : 관리물질 1의 값이 2s 관리한계를 넘는다. 문제일수도 있으나 거짓거부 일수도 있다. 만약 1_{2s} 규칙이 엄격히 적용된다면 그 검사수행은 거부될 것이다. 그러나 관리물질 2의 값이 괜찮다면 이것은 거짓거부일수도 있다. 분석실행을 허용한다.

04

Basic QC Practice

관리물질(controls)을 얼마나 자주 수행해야 하는가?

How often should controls be run?

의료검사실에서 통계적 QC(SQC)의 역사는 길지만 어떤 QC가 특정 방법이나 분석시스템에 적당한지는 아직 논쟁이 되고 있다. 현재 관리물질 수행의 빈도는 주된 관심사 중에 하나이고, 우수검사실의 실무을 위한 지침에 대해서는 논란과 함께 적합한 지침이 부족한 상황이다. 이번 장에서 우리는 ISO 15189, US CLIA 규정, 그리고 통계적 QC에 관한 CLSI C24에서 볼 수 있는 관리물질의 빈도나 검사수행(run) 기간에 대한 권장사항과 필요 조건들에 대해 논의할 것이다.

목표

- ✓ 분석적 수행, 수행기간, 그리고 QC의 빈도를 정의하기 위한 유용한 지침을 이해한다.
- ✓ QC를 위한 ISO의 기술적 필요조건(technique requirement)을 살펴본다.
- ✓ CLIA 규정에 따른 SQC의 3가지 선택사항을 알아본다.
- ✓ 분석수행(analytical run)을 정의하기 위한 CLSI 지침을 살펴본다.
- ✓ QC의 빈도를 결정하는 지침을 위한 "사건(event)"의 중요성을 인지한다.

학습 준비물

- ✓ **QC – 관리물질의 빈도(The Frequency of Controls)**(James O. Westgard, PhD 저)
- ✓ ISO 15189, 5.6항(가능할 경우)
- ✓ CLIA 규정, 495.1256항
- ✓ CLSI C24-A3, 정량측정법을 위한 통계적 정도관리(Statistical Quality Control for Quantitative Measurement Procedures)(가능할 경우)

할 것

- ✓ 준비물들을 학습한다.
- ✓ ISO 15189 한 부를 구해서 5.6항을 읽는다.
- ✓ 인터넷에서 CLIA 규정에 접속하여 495.1256항을 읽는다.
- ✓ 가능하다면 CLSI C24-A3 한 부를 구한다.

자가평가 질문

- ✓ US CLIA 규정에 따른 QC를 위한 3가지 선택사항은 무엇인가?
- ✓ ISO 15189에서는 QC의 빈도에 대해 무엇이라고 하는가?
- ✓ CLSI C24-A3에 따른 분석수행의 정의는 무엇인가?
- ✓ 분석수행을 정의하는데 있어 중요한 고려사항들은 무엇인가?
- ✓ "사건(event)"의 의미는 무엇이고 사건은 QC의 빈도에 어떻게 영향을 주는가?

QC - 관리물질의 빈도

QC - The Frequency of Controls

James O. Westgard, PhD

분석검사과정을 감시하기 위해서, 통계적 QC (SQC)와 액상 관리물질의 사용은 임상검사실에 널리 적용될 수 있는 효율적인 기법을 제공한다. 액상 관리물질은 의도하는 검사결과의 질에 대한 달성도를 검증하는데 이용될 수 있으며, 이는 ISO 15189의 기술적 필요조건 중에 하나이다. 그러나 SQC의 빈도와 같이 얼마나 자주 관리물질을 분석할지에 대한 문제는 남아있다. 수행 빈도를 언제 결정하는지와 관리물질을 얼마나 자주 분석해야 하는지를 고려하는 데에는 많은 요소들이 있다.

액상 관리물질을 얼마나 자주 수행해야 하는가?

우선 관리물질을 얼마나 자주 수행해야 하는지를 규정짓는 것이 간단하게 보이지만, 인증지침, 규정요건, 다른 종류의 분석시스템, 상이한 작업의 유형 때문에 복잡해진다.

ISO 15189 지침. QC 빈도에 대한 특별한 지침이 없는 대신에, 사용할 검사법이나 검사절차, 그리고 그 검사의 의도한 용도에 적합한 QC 절차를 설계하는 일반적인 필요조건은 있다[1].

5.6 검사절차의 질을 확인하기

5.6.1 검사실은 의도하는 결과의 질에 대한 달성도를 검증하는 내부의 관리체계를 설계할 것이다. 이 관리체계는 기술적 그리고 임상적 결정의 토대가 되는 정보를 직원들이 분명하고 쉽게 이해할 수 있게 하는 것이 중요하다. 검체처리, 요청, 검사, 보고 등의 과정에서 실수를 없애는데 특별한 주의가 필요하다.

ISO는 전형적으로 어떻게 수행하는지에 대한 세부사항 없이 무엇을 수행해야 하는지를 기술하는 것을 뜻하는 "높은 수준의 지침"을 제공한다. 더 자세한 지침은 국가규정, 전문 인증지침, 우수검사실 실무(good laboratory practice)에 관한 CLSI 문서에서 잘 볼 수 있다.

미국 CLIA 규정. 미국 검사실의 QC에 대한 최소 요건들은 다음과 같다[2]:

§493.1256 기준: 관리절차(Control Procedures)

(a) 검사실은 각 검사체계에 대하여 전체 분석과정의 정확도와 정밀도를 감시하는 관리절차를 갖추어야 한다.

(b) 적용 가능하다면, 검사실은 §493.1253(b)(3)에 명기된 대로 검사실에 의해서 검증되거나 수립된 성능 규격을 이용하여 검사용 관리물질의 수, 종류, 빈도를 정해야 한다.

(c) 관리절차는 반드시 (1) 검사시스템의 장애, 불리한 환경 조건, 그리고 검사자 수행으로 인해서 발생하는 즉각적인 오류를 검출해야 한다. (2) 검사시스템의 성능과 환경요건의 변화, 검사자 수행의 차이에 의해서 영향을 받을 수 있는 검사 성능의 정확도와 정밀도를 항상 감시해야 한다.

(d) CMS가 State Operation Manual(CMS Pub. 7)의 부록 C에 명기된 대로, 동등한 정도관리 검사를 제공하는 절차를 승인하지 않는다면, 검사실은 다음을 실행해야 한다.

(1) §493.1261부터 §493.1278에 있는 부가적인 전문분야와 하위전문분야의 필요조건에 명시되진 않았다면 이 절에서 정의된 대로 것과 같은 관리절차를 수행한다.

(2) 이 절의 (d)(3) 단락에 있는 요건들을 충족할 때에는 각 검사시스템에 대하여 제조사가 명시하거나 검사실에서 수립된 횟수와 빈도를 이용하여 관리절차를 실행한다.

(3) 다음을 실행하기 위해서 적어도 하루에 한번 씩 환자검체를 분석하거나 검사한다.

(i) 다른 농도로 된 두 개의 관리물질을 포함한 각 정량적 절차;

(ii) 음성과 양성 관리물질을 포함한 각 정성적 절차;

사실상 CLIA는 얼마나 자주 관리물질을 수행하는지에 대해서 3가지 다른 답을 제시한다.

- 첫째는 (b) 항목에서 보는 바와 같이 검사실에서 QC의 빈도를 결정해야 한다. 이 과제의 기본은 (c) 항목에 있는데 이는 분석성능, 환경요건, 검사자 차이의 변화를 알기 위해서 QC는 즉각적인 오류를 검출하고 정밀도와 정확도를 감시하는 것을 말한다. 이 선택을 **올바른 QC (Right QC)**라고 한다.

- 둘째는 (d3i) 항목처럼 (b) 항목에서 요구하는 것을 하지 않는 경우에 검사실에서는 매 24시간마다 두 수준의 관리물질을 분석해야 하며 **기본 QC (Default QC)**라고 한다.
- 세 번째 선택은 (d) 항목에서처럼 Sate Operation Manual에 자세히 기록되어 있는 "동등한 정도관리 검사(equivalent quality testing)"를 제공하는 절차를 언급한다[3]. 이 후자의 선택은 "**동등한 QC (Equivalent QC)**"라고 널리 알려져 있다. 17장에서 더 자세히 다룰 것이다.

기본 QC(Default QC)를 위한 관리물질 측정의 빈도

단지 하루에 두 수준의 관리물질을 분석하는 이 선택은 간단하기 때문에 먼저 논의하도록 한다. 가장 간단한 선택이므로 많은 미국의 검사실은 기본 QC를 실행하고 있다. 이런 최소 규정이 즉각적인 오류들을 검출해야 하는(상단 c 부분) QC의 요건에 얼마나 적합한지 의아해 할 수 있지만, CMS와 검사실인증 기관들은 하루에 두 수준의 것을 측정하는 것을 미국에서 허용할 만한 실무로 간주된다.

올바른 QC(Right QC)를 위한 관리물질 측정의 빈도

"올바른 QC"는 관리규칙들, 관리물질 측정의 수, 관리물질 수준의 수, 그리고 수행하는 관리물질의 빈도를 정의하는 것을 포함한다. 관리규칙의 선택과 관리물질 측정의 수에 대해서는 나중에 논의할 것이지만, 특히 미국 내 검사실에서의 "동등한 QC"의 사용이라는 신종 실무로 인하여 관리물질의 빈도에 대하여 즉시 고려할 필요가 있다.

CLSI C24 지침. 검사실에서 QC의 빈도를 정하는데 어느 정도 도움을 주기 위해서 CLSI C24 문서는 분석수행의 정의나 수행기간 같은 중요한 문제들의 일부를 다루고 있다[4]. 1990년도 첫 번째 CLSI C24 문서의 본래 목적 중 하나는 검사실에서 사용되고 있는 상이한 자동화시스템에 적용할 수 있는 분석수행에 대한 정의를 발전시키는 것이었다. 이 정의는 이 문서의 세 번째 판(C24-A3)까지 대부분 잘 남아있는데 다음의 지침을 제공한다:

*"**분석수행(analytical run).** 정도관리의 목적을 위해서 검사실은 분석검사과정의 안정성과 발생 가능한 문제에 대한 감수성, 그리고 미검출 오류와 관련된 위험도를 고려해야 한다.*

***분석수행의 개념.** 분석수행은 측정시스템의 정확도와 정밀도가 안정적일 것으로 기대되는 간격(예, 시간 간격이나 측정의 연속)이다. 측정 검사과정이 중요한 오류에 더 민감하도록(즉, 더 큰 위험) 사건(event)이 그 사이에 발생할 수 있다.*

***분석수행의 기간.** 분석수행의 기간은 특정 분석시스템과 특정 분석절차에 대하여 적합하게 정의되어야 한다. 검사실 작업에서 정도관리 검체는 검사의 성능을 감시하기 위하여 각 분석수행 동안에 측정되어야 한다.…"*

두 가지 중요하고 논쟁이 되는 지표가 있는데 안정성(stability)과 감수성(susceptibility)으로서 수행기간을 정할 때 어느 정도 설명되어야 한다. 제조사는 보정(calibration)의 빈도에 의한 시스템의 안성성의 증거를 어느 정도 제공해야 하는데 이는 시스템의 최대 안정성으로 해석될 수 있다. 검사실은 또한 안정성에 영향을 줄 수 있는 사건들, 즉 수행 기간을 매번 감소시키는 문제들에 대한 감수성을 설명해야 한다. 그러므로 검사실에서 일어나는 변화들에 대한 감수성은 각 검사실에서 수행 기간을 정하는데 중요하다.

사건(events). 알려져 있고 계획되고 예상된 변화들은 "사건(events)"이라 칭할 수 있고 미지의 변화나 "예측할 수 없는 사고"와 구별된다. 이러한 사건은 측정 성능이 관리물질의 분석에 의해서 재확인되는 것을 분명히 필요로 한다. 이러한 많은 사건들은 보정, 시약, 유지보수, 부품교체와 같은 분석시스템의 변화와 관련이 있다. 그 외 사건들은 환자 치료(응급 검체 같이)에 특별히 중요한 응급분석을 요하는 환자 검체의 도착, 검사자의 변화, 검사실 조건의 변화(에어컨 고장)를 포함하며, 관리 문제가 발생할 경우 시간 내에 재분석을 해야 하는 시간뿐만 아니라 분석이 이루어지는 시간을 제한해야 하므로 분석의 안정성도 해당된다. 마지막으로, 감시와 관리를 위해서 제조사에 의해 확인되어 검사실로 전해져 온 잔여 위험도들이 있다.

작업(Operation). 상이한 작업 조건들은 검사수행 기간과 더불어 관리물질을 분석할 때 커다란 영향을 미친다. 현재 검사실에서 두 가지 두드러진 방식은 "일괄(batch)"과 "연속(continuous)" 형태의 환자 검사결과의 분석과 보고이다.

일괄 형태의 작업은 대부분의 수기적 측정과정을 대표하고 초기 자동화 과정에서 흔했으며, 환자 검사를 한 개의 군으로 함께 수행하고 관리물질을 평가하고 결과를 보고한다. 검사수행 기간은 일반적으로 일괄분석의 크기에 의해 정해지고 관리물질 검체는 일괄분석의 처음과 끝에 위치하며, 가능하면 그 사이에 두 개 이상의 관리물질을 분석한다. 환자 검체 결과는 관리물질을 평가할 때까지 보류시킬 수 있으므로 QC 설계가 유효한 경우에는 잘못된 결과를 보고할 위험이 없기도 하다. 일괄검사의 크기는 측정 절차의 안정성을 고려하고 반복분석의 비용을 제한하도록 정해질 수 있다.

연속 형태의 작업은 많은 고도의 자동화 시스템을 대표하는데, 환자 검체가 분석되자마자 결과를 보고하거나 정해진 간격으로 결과가 나오도록 일과 중에 연속적으로 수행된다. 여기서 검사수행 기간과 관리물질의 분석주기가 복잡해지며, 상이한 요인들과 그들의 상대적인 중요도를 설명하기 위한 약간의 수학적 개념이나 모델을 일반적으로 요구한다.

"동등한(Equivalent) QC"의 주기

CMS는 분석시스템에 내장된(built-in), 또는 "내부절차관리(internal procedural controls)가 있는 경우 검사실이 SQC의 주기를 줄여 실행하는 것을 허용한다[2-3]. CMS는 이것을 "동등한 QC"(EqvQC)라 하는데 전자 QC(electronic QC)와 상당한 혼란을 야기한다. 동등한 QC와 전자 QC는 동일한가? 반드시 그렇지는 않지만 아마도 특정한 분석시스템과 그것에 내장된 관리물질에 달려있을 것이다.

CMS의 EqvQC 지침의 일부에서와 같이 CMS에서 정한 평가 프로토콜에 따라서 검사실은 축소된 QC를 위한 장비가 적합한지 보아야 한다. 이 평가 프로토콜은 10일(선택 1), 30일(선택 2) 또는 60일(선택 3)의 기간 동안 매일 두 수준의 외부 관리물질을 분석하는 것을 포함한다. 적합조건은 평가기간 동안 내부절차의 관리물질과 외부 관리물질에서 관리범위-밖(out-of-control) 신호가 전혀 없어야 한다.

EqvQC 선택사항 1은 분석과정 전체를 감시하는 내부절차관리를 갖는 검사시스템에 대한 것이다. 전체의 분석과정이 감시되고 있는지를 어떻게 알 수 있는가? 제조사에 문의하고 그들의 대답을 신뢰하려 할 것이다. 그러나 아직 내부절차관리의 효율성을 평가하는 것은 *검사실의 의무*인 것이다. CMS 지침은 검사실이 10일 동안 매일 두 수준의 외부 관리물질을 수행하는 평가가 필요하다는 것을 명기하고 있다. 만약 내부와 외부의 관리물질 결과가 10일 동안 허용할 만하다면 검사실은 30일마다 1회로 외부 관리물질 검사의 주기를 줄일 수 있다. 이것은 어떻게 작용하는가? 10일 동안 문제점이 관찰되지 않는 것은 30일 간 어떠한 문제가 없을 것이라는 것을 어느 정도 증명해 준다. 그 결정은 비약적인 신념을 필요로 하고, 확실한 과학적 평가를 대표하지는 못한다!

EqvQC 선택사항 2는 분석과정의 일부를 감시하는 내부절차관리를 갖는 검사시스템을 위한 것이다. 평가 지침은 30일 동안 두 수준의 외부 관리물질을 수행하는 것을 명기하고 있다. 만약 내부와 외부의 관리물질 결과가 30일 동안 허용할 만하다면 검사실은 일주일에 1회로 외부 관리물질 검사의 주기를 줄일 수 있다. 어떻든 시간 차원이 이 선택의 의미를 부여해 준다. 그러나 평가 프로토콜은 외부 QC 과정이 발생할지 모르는 의학적으로 중요한 오류를 검출할 수 있을지를 보증하지 못한다. 관리범위-밖(out-of-control) 신호가 없다는 것으로 발생 가능한 오류를 즉시 검출할지 어떻게 증명할 수 있는가? 이러한 결론은 이끌어낼 수 없다. 오류검출 능력은 실로 평가되고 있지 않다!

EqvQC 선택사항 3은 어떠한 내부절차관리도 없는 검사시스템을 위한 것이다. 평가 지침은 60일 동안 두 수준의 외부 관리물질을 검사하는 것을 명시하고 있다. 만약 이 기간 동안 외부 관리물질에 아무 문제가 없다면 매일 대신에 일주일에 한번만 분석하면 된다. 다시 말하지만, 오류 검출 능력이 평가되지 않으므로 결론을 내릴 수는 없다.

비록 EqvQC가 검사실에서 미국 CLIA 규정을 더 쉽게 따를 수 있도록 해주지만, 우리는 검사실이 EqvQC 선택 중 어느 것을 채택해야 한다고 생각하지 않는다. 질관리의 목적은 신뢰성 있는 검사실 검사에 대한 환자의 요구를 만족시키는 것이다. EqvQC에 대한 미국의 CLIA 요구를 따르는 것으로 검사 서비스의 질을 보증하지는 못한다.

요점은 무엇인가?

많은 검사실은 검사수행(run)이나 일일마다 두 수준의 기본(default) QC를 채택한다. 이것은 "일괄(batches)" 검체로 매일 한 번에 분석할 때 효과적일 수 있지만 다량의 검체를 다루는 검사실과 검사결과를 연속적으로 보고하도록 작업하는 분석시스템에 대해서는 적절하지 못할 수 있다.

자동화 분석시스템에서, 환자의 검사결과를 보고 하기 전에 분석시스템과 모든 검사법이 잘 작동하는지를 확인하기 위하여 앞부분에 관리물질을 수행하는 것이 좋은 실무이다. 또한 전체 분석수행 중에 주기적으로 관리물질을 추가하는 것도 좋은 방법이다. 그러므로 CLIA에 의해서 하루 또는 검사수행마다 최소 두 수준의 관리물질을 실행하는 것은 하루 중의 분석성능, 환경조건, 검사자 차이의 변화를 감시하고 즉각적인 오류를 검출하기에는 실제로 적합하지 않다.

현장검사(Point-of-Care system)에 대하여 1주나 1달까지 QC 검사를 줄일 수 있는 "동등한(Equivalent) QC" 선택 중 하나를 실행해 보라고 말하고 싶다. QC의 주기를 줄이는 것은 주의 깊게 진행하는 것이 좋다. 현재의 CMS 검증 프로토콜은 원리적으로 타당하지 않다. 더 많은 정보와 더 면밀한 조사가 필요하다.

참고문헌

1. ISO 15189. Medical laboratories - Particular requirements for quality and competence. ISO, Geneva, 2007.
2. US Centers for Medicare & Medicaid Serves (CMS). Medicare, Medicaid, and CLIA Programs: Laboratory Requirements Relating to quality Systems and Certain Personnel Qualifications. Final Rule. Fed Regist Jan 24 2003;16:3640-3714.
3. CMS State Operation Manual - Interpretative Guidelines: Appendix C. http://www.cms.gov/clia/appendc.asp
4. CLSI C24-A3. Statistical Quality Control for Quantitative Measurement Procedures. Clinical and Laboratory Standards Institute. Wayne, PA 2006.

05

Basic QC Practice

전체검사과정(Total Testing Process)을 어떻게 QC 할 것인가?

How do you QC the Total Testing Process?

우리는 통계적 QC(SQC)와 장비의 관리 또는 내장된(built-in) QC의 유용성과 전체검사과정(Total Testing Process)에 중점을 두고 있다. 그러나 많은 분석시스템들, 특히 현장검사 분석기(Point-of-Care analyzer)는 QC에 대한 장비의 기능검사와 전자점검(electronic check)을 제공한다. 통계적 QC 대(對) 전자 QC의 사용에 대한 관점을 제공하기 위해서 이 장에서는 검사실 검사결과의 질에 영향을 줄 수 있는 많은 요인이나 오류의 원인에 대해 기술할 것이다. QC에 대한 광범위한 요구를 이해하기 위해서 전체검사과정(Total Testing Process)과 "전체운전과정"(Total Driving Process)간의 유사성을 고안해 볼 것이다. 장비의 기능검사와 전자점검은 QC의 필수 부분이지만 종종 충분하지 못하다. 이 논의는 전체검사과정의 많은 오류의 원인을 효과적으로 감시하고 관리하는 QC 계획(QC Plan)과 질관리시스템(Quality System)의 중요성을 이끌어 낼 것이다.

목표

✓ 전체검사과정의 분석 전, 분석, 분석 후 부분을 확인한다.
✓ 전체검사과정의 각 부분에 있는 오류의 일반적인 원인을 살펴본다.
✓ 전자 QC에 의해 감시되는 과정의 단계와 통계적 QC에 의해서 감시되는 것을 비교한다.
✓ QC를 위해 전자점검만 사용할 경우의 효력을 평가한다.
✓ 전체검사과정을 감시하는 폭 넓은 QC 계획의 필요성을 인지한다.

학습 준비물

✓ **QC – 전체검사과정에 대한 계획의 필요성(QC – Need for a Plan for the Total Testing Process)**(James O. Westgard, PhD 저)

할 것

✓ 학습 준비물을 익힌다.
✓ 검사실에서 가동 중인 분석시스템이나 POC 장비를 확인하다.
✓ 제조사의 QC 권고를 살펴본다.
✓ 장비 기능검사와 전자점검을 확인한다.
✓ 내장된(built-in) QC로 감시되고 있는 단계나 부속들을 확인한다.
✓ 내장된 QC 대(對) SQC의 적합성을 평가한다.
✓ 장비에 대한 검사실의 QC 계획을 살펴본다.

자가평가 질문

✓ 전체검사과정의 의미는 무엇인가?
✓ 전체검사과정의 세 부분은 무엇인가?
✓ 각 부분에서 일반적인 오류의 원인에 대한 목록은 어디서 찾을 수 있는가?
✓ 공정관리 대(對) SQC의 가치는 무엇인가?
✓ QC 계획은 무엇인가?

QC - 전체검사과정에 대한 계획의 필요성

QC - Need for a Plan for the Total Testing Process

James O. Westgard, PhD

통계적 QC(SQC)가 복잡하다는 것은 미리 알려주었다. Levey-Jennings 관리도를 준비하고 정도관리 결과를 해석하는 연습이 아마도 그것을 증명해 주었다. 전에 QC를 해본 적이 없다면 관리물질 결과의 데이터를 계산하고 그래프화 하고 해석하는데 익숙해지기 위한 시간이 걸린다. 그래서 관리물질의 검사수행 기간과 주기에 대한 논의는 언제 QC를 하는가를 결정하는지에 대한 어려움을 어느 정도 설명해준다. 지금 우리는 오류의 어떤 원인들이 SQC에 의해서 감시될 수 있는지에 대한 논쟁과 전체검사과정을 감시하는 다른 QC 메커니즘들의 필요성을 높이고자 한다. QC 메커니즘의 조합을 통하여 QC 계획을 구성할 수 있다.

SQC는 실제 환자 검체처럼 많은 동일한 검사과정의 단계를 거치는 액상 샘플을 사용하기 때문에 매우 강력한 관리기법이다. 분석적 검사과정을 통하여 액상 관리물질은 분석시스템의 요인들과 구성요소들을 점검할 수 있다. SQC는 다항목 분석검사와 시스템에 사용할 수 있는 단일 관리기법을 제공한다. 그럼에도 불구하고 많은 사람들은 특히 작은 검사실과 현장검사(POC)에 적용할 때 SQC를 실행하기 어려운 것으로 알고 있으며, 이는 비용, 훈련, 데이터의 계산이 필요하기 때문이다.

제조사는 전자점검, 또는 CLIA 검사실 규정을 관리하는 미국의 규정기구(CMS, Centers for Medicare and Medicaid Services)에서 사용하는 용어인 "절차관리(procedural controls)"뿐만 아니라 장비에 직접 기능검사를 통합하여 분석시스템의 성능을 감시하는 방법들을 연구해 왔다[1]. 앞서 언급한 바와 같이 CMS는 내장된 공정관리가 있는 분석시스템인 경우 통상적으로 매일 두 수준으로 하는 것 보다 일주일이나 심지어 1달에 한번 두 수준으로 하는 것처럼, 액상 관리물질을 자주 분석하는 것이 불필요하다는 것을 제안해 왔다[2]. 이것은 내장된 공정관리가 비록 전체검사과정의 소수 단계만을 때로 감시하지만 외부의 액상 관리물질을 수행하는 것만큼 효과적이라는 것을 *가정한다*.

이번 장의 가장 중요한 부분은 이런 선택 가능한 관리 메커니즘의 한계에 대한 것을 주지시키는 것이다. 이를 위해서 검사과정의 완전한 관리를 제공하는 여러 가지 관리방법들에 대한 필요성을 기술하기 위하여 전체검사과정과 전체운전과정의 유사성을 보여줄 것이다. 각각의 관리와 예방적 메커니즘의 집합을 QC 계획(QC Plan) 또는 질관리시스템(Quality System)이라고 한다.

전체검사과정(Total Testing Process)이란 무엇인가?

전체검사과정은 일반적으로 세 개의 주요 하위과정으로 구성된다.

분석 전(pre-analytic) 또는 검사 전(pre-examination, ISO 용어) 단계로서 검체의 인식, 전달, 처리 따위
분석(analytic) 또는 검사(examination) 단계로서 검체조작, 검체처리, 시약준비, 보정, 측정, 장비의 출력 따위
분석 후(post-analytic) 또는 검사 후(post-examination) 단계로서 검사결과의 기록, 결과 판독, 보고서 전송 따위

이들 단계 중 어느 하나에서 문제 또는 오류가 있으면 전체검사과정의 결과를 무효로 한다. 이상적으로 QC는 모든 것이 적절하게 작동하고 있음을 확인해주는 전체의 검사과정을 점검하는 방법을 제공해야 한다. 한 가지 접근법은 공정의 각 단계에 대해서 독립된 개별적인 QC 점검을 이용하는 것이다. 다른 하나는 검사과정에서 환자 검체와 동일한 많은 단계를 거쳐야 하는 액상 관리물질의 사용 예처럼, 필요 시 적은 QC 과정으로 가능한 한 많은 단계를 점검하는 것이다. 그 다음에 문제가 생기면 오류의 원인이 되는 특정 단계를 지적하기 위해서 공정을 더 분석하는 것이 유용하다.

오류의 가능한 원인들은 무엇인가?

CLSI는 "오류 원인의 매트릭스(Sources of Errors Matrix)"를 제공하는데[3], QC 계획을 개발할 때 고려사항으로써 권장된다[4-5]. 다음과 같은 검사과정의 주요 단계에서 가능한 많은 문제들을 파악한다.

검체 수집에는 오염, 검체의 적절성, 용혈, 부정확한 채혈대상 환자, 부적절한 검체, 부적절한 환자 상태, 부적당한 환자 준비를 고려할 수 있다.

검체 준비에는 부정확한 절차나 기술, 부정확한 샘플, 수집과 분석 사이의 지연, 검체 혼합의 적절성, 검체와 시약 간 혼합의 적절성, 적절한 검체 양, 검체의 공기방울 존재, 환자인식의 정확성을 고려할 수 있다.

장비와 시약의 요소는 불리한 환경 조건, 시한이 지난 시약, 부적당한 시약 운송, 부적당한 시약 보관, 부적절하게 준비된 시약, 시약의 부적당한 사용, 시약 오염, 로트 간 시약 변이, 검체 관련 시약 실패(예, 간섭 물질), 전자 모의장치의 기능 이상, 부적당한 관리물질 운송, 부적당한 관리물질 보관, 관리물질의 부적절한 혼합, 부적당한 보정, 불충분한 정밀도, 불충분한 정확도, 부정확한 분석 모드, 검체잔효(carryover), 장비 오류, 장비 고장, 사용 전 검증되지 않은 장비/시약의 성능, 계속 사용 중인 부적당한 성능의 장비, 부적당한 장비 유지관리, 부적절한 장비 관리나 조작, 부정확한 기술을 포함한다.

결과/표시/미처리 자료에는 시각적 판독, 측정 단위의 부적당한 설정, 부적당한 모드 설정, 자료의 사고 유실, 계산 요구를 고려할 수 있다.

일차 검토에는 관리물질 결과의 부적당한 해석, 인식되지 않은 이상치(outlier)/터무니없는 결과, 인식되지 않은 직선범위 밖의 결과, 인식되지 않은 경고치, 인식되지 않은 확인검사의 필요성, 인식되지 않은 분석 전 변수의 영향, 인식되지 않은 간섭을 고려할 수 있다.

통합/보고/도표는 미보고 결과, 부정확한 도표에 기록된 결과, 부정확한 기록 정보, 판독이 어려운 정보, 임상적 해석에 도움이 안 되는 것, 일정하지 않은 보고 위치로 인하여 결과를 차트에서 찾기 어려운 경우, 보고장치(컴퓨터 지연)로 인한 일시적 불통상태의 결과를 포함한다.

보는 바와 같이, 전체검사과정에서 가능한 오류의 원인들은 많다. 20장에서 더 많은 장애 모드나 오류에 대해서 보게 될 것이다. 모든 검사법이나 장비가 이러한 모든 오류의 원인에 영향을 받는 것은 아니지만 다수에 의해서 영향을 받는다. 오늘날의 분석시스템은 오류의 특정 원인의 점검에 대한 몇몇 내장된 점검기능을 갖고 있다. 그럼에도 불구하고 복잡한 QC 계획과 질관리시스템의 개발을 주의 깊게 실행해야 하고, 이러한 모든 오류의 원인을 감시하고 검사실의 검사결과의 질을 보증하기 위한 다양한 관리 메커니즘을 필요로 한다.

어떤 오류 원인들이 QC에 의해서 감시되는가?

여기에 있는 짧은 점검표가 각각의 QC 계획이나 시스템의 능력과 한계를 평가하는데 도움을 준다.

검체 수집

- 올바른 환자로부터 검체를 얻었는가?
- 올바른 환자 성명으로 검체 라벨을 했는가?
- 올바른 용기에 검체를 수집했는가?
- 안정성을 확인할 수 있도록 검체를 적절하게 처리하였는가?

검체 확인

- 응고가 검출되었는가?
- 용혈이 검출되었는가?
- 지방혈증이 검출되었는가?
- 적은 검체(부족한 양)가 검출되었는가?

장비와 시약의 요인들

- 피펫 양은 정확한가?
- 온도는 정확한가?
- 시약은 안정한가?
- 화학 반응은 적절하게 되고 있는가?
- 측정시간은 정확한가?
- 센서는 안정한가?
- 센서는 적절하게 작동하는가?

- 보정(calibration)은 정확한가?
- 정밀도는 안정한가?
- 정확도에 어떤 변화가 있는가?
- 결과에 대해서 의도하는 질(intended quality)의 달성이 검증되었는가?

결과/검토/보고

- 계산은 정확한가?
- 환자 결과들은 정확하게 보고되는가?
- 그것들은 정확한 환자 기록으로 보고되는가?
- 환자 결과는 정확하게 판독되는가?

이러한 모든 각각의 요인들이나 오류의 원인들을 감시할 수 있는 단일 QC 절차는 없다. QC 계획은 전체검사과정을 감시하기 위해서 다양한 예방적 기술과 관리 메커니즘을 조합해야 한다. 예를 들면, 훈련과 교육은 적절한 검체의 수집과 처리를 확인하는데 중요하다. 이것은 적절한 정책과 절차, 즉 검사실 질공정(Quality Laboratory Process, 제 1장을 볼 것)이 적합하다는 것을 나타낸다. 장비점검은 개별의 환자 검체에 대한 검체 상태를 감시하는데 매우 효과적일 수 있다. SQC는 대부분의 장비와 시약 요인들을 감시하는데 효과적이고, 모든 가능한 분석 오류의 원인들을 감시하기 위해서 분석시스템에 각 절차 별로 더 많은 관리물질의 설치를 요구할 수 있다. ISO 15189 지침에 따라 운영하는 검사실을 위해서 "의도하는 검사결과 질의 달성을 검증하는 내부정도관리를 설계하기" 위한 기술적 필요조건이 있다[6]. 이것은 SQC에 의해서 가장 잘 다루어진다. 결국 정확한 환자 검사결과를 보고하고 그것이 적절하게 해석되는지를 확인하는 것은 검사실 정보시스템(LIS)이나 병원정보시스템(HIS) 그리고 전자의무기록(EMR)의 주의 깊은 설계와 관리를 필요로 한다.

제조사는 내장된 전자점검과 공정관리가 전통적인 SQC를 대신할 수 있다고 제안할 수 있지만, 감시해야 할 오류의 원인을 알아내는 것이 중요하다. 제조사들은 위험도 관리(Risk Management)에 대한 현재의 관심과 함께 그들 시스템의 한계를 더 객관적으로 평가하고, 검사실 사용자에게 검사실에서 감시할 잔여 위험도에 대한 정보를 제공하고, QC를 포함한 안전한 사용에 대한 더 좋은 사용법을 제공할 수 있도록 장려하고 있다.

전자 QC(Electronic QC)란 무엇인가?

전자 QC는 액상 관리물질을 분석하는데 장비가 적합한지를 전자점검으로 실행하는 것을 포함한다. 전자 신호는 센서에 의해서 정상적으로 발생되는 신호로 치환된다. 이것은 전극 센서를 갖고 있는 장비처럼 특정 형태인 경우 쉽게 되는데, 전지(또는 다른 안정한 전원)의 전기 신호가 센서의 신호로 치환될 수 있다. 그 다음에 정확한 값이 장비의 표시부에 나타나면 이 전기 신호는 눈으로 볼 수 있도록 측정된 것이다.

장점은 간편함과 낮은 비용이다. 빠르고 쉽게 할 수 있으며, 시험 카트리지나 시약을 전혀 소모하지 않는다. 더욱이 장비는 수치의 수용에 대해서 예 또는 아니오 결정을 하도록 프로그램화되어 있어서 전자 QC를 이용하기 위해서는 적은 훈련만 있으면 되고 통계학을 이해하지 않아도 된다.

전자 QC는 새로운 것이 아니다! 광도계 점검, 필터 균형 점검, 큐벳 점검, 공큐벳(blank) 점검, 다양한 전압을 이용해서 부분적으로 검사실 장비를 감시했던 오랜 역사가 있다. 과거에는 이러한 점검들이 SQC와 함께 사용되어 왔으나 오늘날에는 종종 전자 QC만 사용하려고 하는데, 이는 다른 적용을 가능하게 하지만 그러한 접근의 효율성에 대한 평가는 주의 깊게 해야 한다.

전체검사과정을 어떻게 QC 할 것인가?

각 유형의 QC 과정으로 감시하는 오류의 원인들을 비교하기 위해서 〈그림 5-1〉은 혈액가스 측정에 대한 전체검사과정을 나타내며, 전자 QC, 통계적 QC, 압력이 측정된 혈액, 환자검체 중복측정, 환자검체 비교와 같이 각 유형의 QC로 감시될 수 있는 단계들을 볼 수 있다.

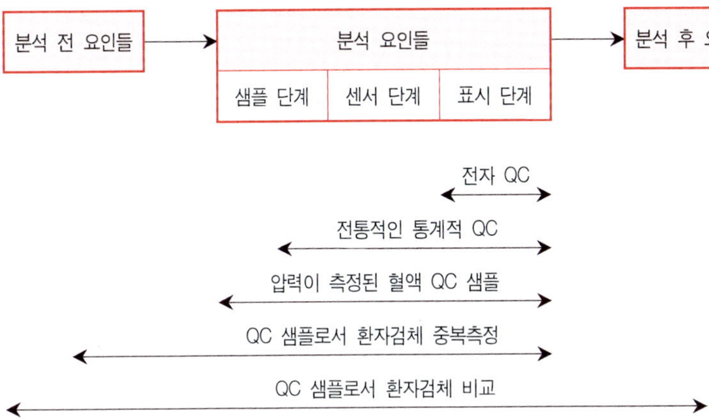

그림 5-1: 전체검사과정(Total Testing Process)

전자 QC는 장비의 표시 장치의 성능을 감시할 수 있다. 통계적 QC는 센서뿐만 아니라 표시 단계와 어느 정도의 샘플 단계를 감시할 수 있다(얼마나 많은 단계인지는 관리물질의 매트릭스, 그리고 관리물질 샘플의 처리와 조작이 실제 환자 샘플에 대한 단계를 반영하는지에 달려 있다). 압력이 측정된 혈액은 전체의 분석과정을 감시하는데 이용될 수 있다. 환자 검체의 중복 측정은 많은 분석 전 단계를 포함하도록 감시의 폭을 넓혀준다. 서로 다른 장비나 다른 검사실에서 측정하는 샘플 비교는 가장 완벽한 감시를 제공하고 검사결과의 보고와 관련된 검사 후 단계를 어느 정도 점검할 수 있게 한다. 반면에 전자 QC는 가장 좁은 접근법이고 전체검사과정에 영향을 주는 가장 적은 수의 요인과 변수들을 감시할 수 있다.

유사성 – "전체운전과정(Total Driving Process)"에 대한 QC

다른 시각으로 이 문제를 보기 위해서 자동차 운전자의 질을 감독하는 문제를 생각해보자. <그림 5-2>는 전체검사과정과 유사한 방법으로 "전체운전과정"을 묘사하고 있고, 이 경우에는 과정이 운전 전, 운전, 운전 후 부분이다. 과정 중 "운전" 부분에는 운전자 기술, 자동차 기능, 모터 점검의 하위 단계들이 있다. 모터가 올바르게 기능하다면 동력기의 시동을 걸고 계기판에서 계측기를 관찰할 수 있다. 핸들이 올바르고 제동장치가 작동하는지 확인하기 위해서 자동차를 시험운전 하는 것이 필요하다. 운전기술은 자동차 운전을 관찰하는 교통경찰에 의해서 감시된다. 운전 전 요인들은 최초 운전자 면허와 주기적인 면허증의 심사로 감시된다. 덧붙여 정기적인 면허증 갱신은 교통위반, 사고, 즉 도로에서의 어떠한 문제들에 대한 기록을 보고 참작하게 된다.

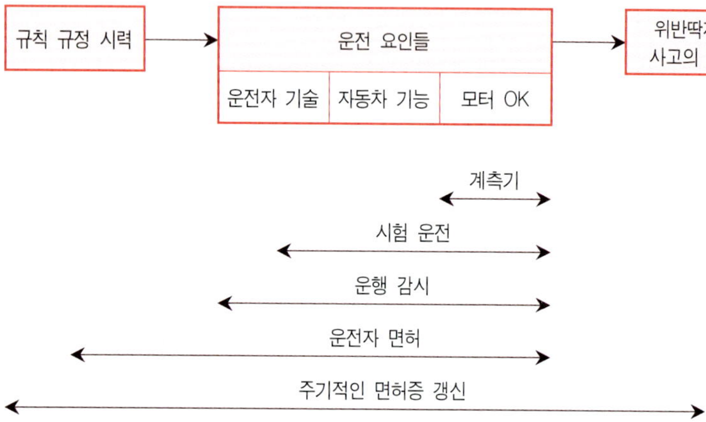

그림 5-2: 전체운전과정(Total Driving Process)

전체운전과정에서 계기판의 계측기를 점검하는 것은 단지 동력기(motor) 자체가 적절하게 돌아가고 있음을 말해주는 것이다. 동력기는 운전과정 중 확실히 중요한 부분이지만 전체의 과정은 아니다. 동력기가 잘 작동하지만 핸들과 제동이 나쁠 수도 있다. 운전자는 수동변속기 자동차를 운전하는데 기술이 부족할 수 있다. 운전자의 시력이 나쁠 수도 있다. 그는 어느 쪽의 길이 통행인지 모를 수도 있다. 운전과정은 동력기가 조건에 맞게 작동하더라도 문제투성이일 수 있다.

유사한 방법으로 전자 QC는 표시부에서 잘 작동한다고 알려주어도 과정의 나머지가 정확한지 - 특히 *검사자*가 적절하게 수행하고 있는지 - 에 대한 어떠한 확증도 주지 못한다. 전자 QC는 검사과정의 필수적인 부분을 감시하는데 유용하지만 *완전한 검사과정을 감시하지 못한다*. 그러므로 전자 QC는 통계적 QC를 대신하거나 대체할 수 없고 감시와 감지의 메커니즘과 절차로서 QC 시스템의 일부로써 유용하다.

요점은 무엇인가?

장비의 표시 부분이 정확하게 작동하는지 아는 것이 중요한데 특히 현장검사 설치의 경우 장비가 종종 휴대성이고 바닥에 떨어지거나 벽에 튈 수 있다. 차에 충분한 연료가 있는지 점검하는 것이 필수인 것처럼 이것은 필수적인 점검이다. 그러나 전자 QC는 검사과정의 결과물, 즉 검사결과가 정확하고 믿을만하다는 것을 확인하기에 충분하지 못하다. 전자 QC는 전체검사과정의 질을 감시하는 다른 QC 과정과 결합하여 사용할 필요가 있다.

계획은 무엇인가?

검사실 검사결과에 영향을 줄 수 있는 많은 오류의 원인들이 있으므로 검사과정의 분석 전, 분석, 분석 후 단계를 포함하는 다양한 정도관리 메커니즘을 적용하는 것이 필요하다. SQC는 검사과정의 분석 단계에 특히 효과적이지만 전체검사과정의 검사 전과 검사 후 부분에 대해서 다른 관리 메커니즘을 추가하여야 한다. 이 메커니즘의 조합은 각 검사와 분석시스템에 대한 검사실의 QC 계획에 규정되어야 한다.

위험도 관리(Risk Management)에 기초한 QC 계획(QC Plans)의 개발을 위한 새로운 지침은 2010년 CLSI로부터 가능해졌다[5]. 분석과정에 상당히 초점을 맞추면서도 이러한 계획의 일반적인 성질을 보여주고 특수한 분석시스템과 관련된 개별 관리 메커니즘뿐 만 아니라 교육과 훈련의 중요성, 예방적 유지관리, 통계적 QC, 외부정도관리나 신빙도조사(proficiency test)를 밝히고 있다. 개별검사, 방법 또는 분석시스템에 대한 분석적 QC 계획에 해당되는 특수한 예방적 관리 메커니즘이 존재할 수 있다. 검사 전과 검사 후 요인들은 검사실에서 규정한 정책, 절차와 과정[즉, 표준작업절차(Standard Operating Procedures, SOPs)]에 의해서 일반적으로 운영되며, 검사실의 질관리시스템(Laboratory's Quality System)의 부분으로써 관찰되어야 한다.

참고문헌

1. US Centers for Medicare & Medicaid Serves (CMS). Medicare, Medicaid, and CLIA Programs: Laboratory Requirements Relating to quality Systems and Certain Personnel Qualifications. Final Rule. Fed Regist Jan 24 2003;16:3640-3714.
2. CMS State Operation Manual - Interpretative Guidelines: Appendix C. http://www.cms.gov/clia/appendc.asp
3. EP18-3P. Risk Management Techniques to Identify and Controls Laboratory Error Sources; Propose Guidelines - Third Edition. CLSI, Wayne PA, 2009.
4. EP22-P. Presentation of Manufacturer's Risk Mitigation Information; Proposed Guideline. CLSI, Wayne PA, 2009.
5. EP23-P. Laboratory Quality Control Plan Based on Risk Management; Proposed Guideline. CLSI, Wayne PA, 2009.
6. ISO 15189. Medical laboratories - Particular requirements for quality and competence. ISO, Geneva, 2007.

06

Basic QC Practice

다중규칙 QC 절차를 이용하여 관리물질 데이터를 어떻게 해석하는가?

How do you interpret control data using a multirule QC procedure?

환자검사결과를 제대로 보고하는 경우와 그렇지 못한 경우, 즉 어떤 형태의 분석오류로 관리범위-밖(out-of-control) 검사수행이 발생하여 보고할 수 없는 경우를 결정하기 위하여 일련의 규칙으로 관리물질 결과를 해석하는 것을 배우도록 하자. QC-"Westgard Rules"에서 Westgard 박사는 다중규칙 절차에서 일반적으로 적용하고 있는 규칙들을 정의하고 관리물질 데이터를 해석하기 위한 관리규칙을 사용하는 근본적 이유를 설명하고 있다.

목표

- ✓ 다중규칙 정도관리 절차에서 일반적으로 사용되는 관리규칙들을 정의한다.
- ✓ 일련의 거부규칙(rejection rules)과 함께 "경고규칙(warning rule)" 사용의 논리를 설명한다.
- ✓ 관리규칙 위반에 근거하여 예상되는 분석오류의 유형을 예측한다.

학습 준비물

- ✓ QC – The "Westgard Rules"(James O. Westhard, Ph.D 저)
- ✓ QC – Simulator Tool http://www.westgard.com/bqctool.html

할 것

- ✓ 학습 준비물을 익힌다.
- ✓ QC Simulator Tool을 사용하여 2_{2s}와 4_{1s}와 같은 규칙이 계통오차(systematic error)에 민감하다는 것을 증명한다.
- ✓ QC Simulator Tool을 사용하여 1_{3s}와 R_{4s}와 같은 규칙이 우연오차(random error)에 민감하다는 것을 증명한다.
- ✓ 검사실에서 다중규칙의 적용을 찾아본다.
- ✓ 자신의 검사실에서 다중규칙 데이터 해석을 복습한다.

자가평가 질문

- ✓ "Westgard 규칙"이란 무엇인가?
- ✓ 다중규칙 절차를 적용할 때, 어떤 경우에 1_{2S} 경고규칙을 사용하는가?
- ✓ 7_T 규칙이란 무엇인가?
- ✓ 어떤 경우에 2_{2S} 규칙 대신에 3_{2S}의 2 규칙을 이용하는가?
- ✓ 다중규칙 절차는 왜 이용하는가?
- ✓ 다중규칙 절차는 언제 이용해야 하는가?

QC - "Westgard 규칙"

QC - The "Westgard Rules"

James O. Westgard, PhD

"Westgard 규칙"이란 무엇인가?

먼저 비전문적인 서술이다. 내 딸인 Kristin이 어릴 때 집에서 아직 함께 살면서 그녀는 파티에 가는 것을 좋아했다. 어느 날 아이가 나가서 좀 늦을 것 같다고 했고, 나는 늦는 시간에 대해서 부모의 영향력을 행사하고 싶었다. 그래서 정해진 시각보다 3시간 넘는 경우가 1번, 2시간 넘는 경우가 2번, 또는 1시간을 넘는 경우가 4번이 된다면 크게 혼날 것이라고 말했다. 그것이 다중규칙 관리이다.

Kristin은 내가 이 이야기를 꺼내면 싫어하고, 이것이 전적으로 맞지는 않지만 좋은 일화로써 모든 사람이 다중규칙 QC를 이해할 수 있게 해 준다(여담이지만, 내 딸은 잘 되어서 법대를 수석으로 졸업했고 나는 그녀를 매우 자랑스럽게 여긴다. 머리는 제 아내를 닮았고, 집 주변에서도 알려진 것처럼 나의 끈덕짐 또는 완고함이 상당히 잘 조합된 것이 사실이다).

나는 또한 우리 집에서는 Westgard 부인의 법칙이 실로 중요하다는 것을 인정해야 할 것이다. 나의 아내 Joan은 내가 이런 얘기를 꺼내면 싫어하지만 45년 동안 나를 참아왔고 나는 지금 꽤 안정적인 조절 상태에 있어서 어지간히 큰 문제가 있기 전에는 더 큰 일탈을 겪지는 않는다.

이제 더 전문적인 서술로 들어가서 다중규칙 QC는 결정기준들(decision criteria) 또는 관리규칙들(control rules)의 조합을 이용하는데, 분석수행(analytical run)이 관리범위-안(in-control)인지 아니면 관리범위-밖(out-of-control)인지를 결정하기 위함이다. 잘 알려져 있는 Westgard 다중규칙의 QC 절차는 다섯 가지의 다른 관리규칙을 사용하여 분석수행의 허용을 판단한다. 대조적으로 단일규칙 QC 절차는 평균값 ±2 표준편차(2s) 혹은 평균값 ±3s와 같이 관리한계를 가지는 Levey-Jennings 관리도와 같은 한 조의 관리한계를 사용한다. "Westgard 규칙"은 일반적으로 각 검사수행(run) 마다 2개 혹은 4개의 관리물질 측정을 사용하는데, 이는 많은 임상화학 적용 시 두 가지의 상이한 관리물질을 각각에 대하여 1회 또는 2회로 측정하는 것이 적합하다는 것을 의미한다. 몇몇 다른 종류의 관리규칙은 3가지의 관리물질이 분석되는 경우에 더 적합하며, 이는 혈액학, 응고검사, 면역분석법에 적용하는 것이 일반적이다.

"Westgard 규칙"의 세부 정보

아래의 논리도표(logic diagram)는 "전통적인" Westgard 다중규칙 절차를 어떻게 적용하는지를 보여준다. 관리물질 데이터를 보는 방법은 먼저 모든 관리물질 값들이 2s 관리한계 내에 들어오는지를 확인하는 것이다. 만약 그렇다면 이번 검사수행은 관리범위-안(in-control)에 속하여 환자 검사결과를 보고할 수 있는 것으로 판단된다. 만약 어떠한 단일 관리물질 값이라도 2s 한계를 넘어가는 경우, 즉 1_{2s} 관리규칙에 위반된다면, 이것은 가능한 문제들의 *경고*이다. 교차로에 있는 양보 표지판과 유사하다고 생각하라. 그것에 반응하여 서서히 접근하고 무엇이 일어날지를 조심스럽게 살피는 것이 필요하다. 관리물질 데이터를 주의 깊게 보는 방법은 다른 관리규칙과 함께 그것을 조사하는 것이다.

경고를 주기 위하여 1_{3s}, 2_{2s}, R_{4s}, 4_{1s}, 10_x 규칙을 보통 그 순서대로 이용하여 먼저 큰 오류를 찾고 나서 더 작은 오류를 찾으면서 관리물질 데이터를 관찰한다. 만약 어느 단일 규칙이 위반된다면 문제가 있는 것으로 확인된다. 검사수행은 관리범위-밖이고 거부되어야 하는데, 이것은 환자의 결과가 보고될 수 없음을 의미한다. 만약 추가적인 규칙들이 위반되지 않는다면 그 검사수행은 관리범위-안이고 환자 결과를 보고할 수 있다.

편의를 위해서 각각 다른 결정기준 혹은 관리규칙을 단축하기 위해 속기 기호법을 채택하는데, 예를 들어 1_{2s}는 2s 관리한계를 넘어가는 하나의 관리물질 측정을 나타낸다. 우리는 관리한계를 표시하는데 아래첨자를 사용하는 것을 선호하지만, 다른 책과 논문에는 다른 표기법(예를 들어 1_{2s}가 아닌 1:2s)을 사용하기도 한다. 규칙들을 조합하는 경우에는 보통 1_{3s} / 2_{2s}와 같이 관리규칙 사이에 사선(/) 기호를 사용하여 나타낸다.

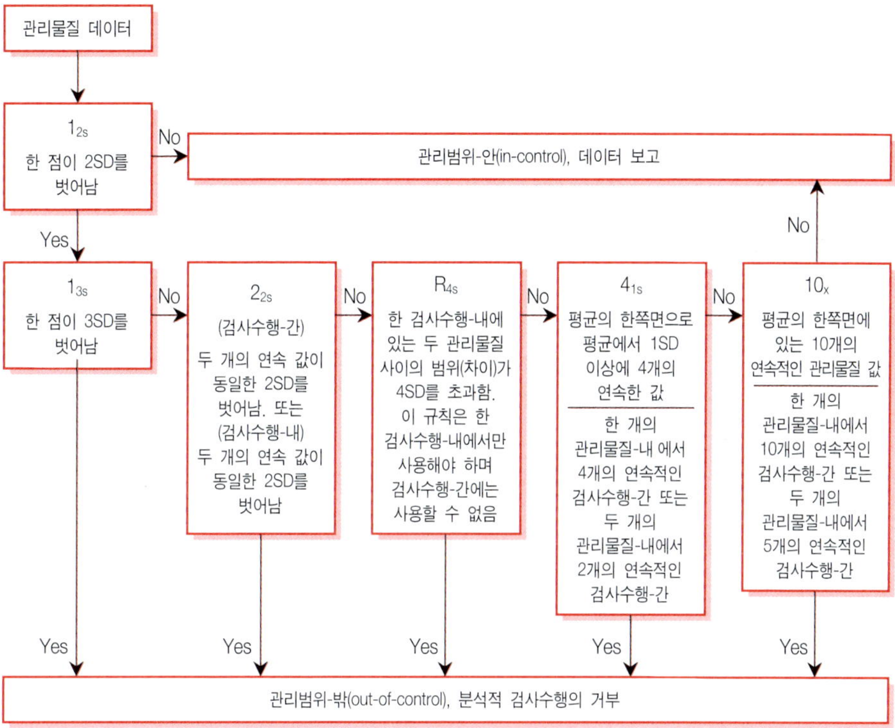

그림 6-1: 전통적인 "Westgard 규칙"

각 규칙은 아래와 같이 정의한다.

1_{2s} 관리한계가 (평균±2s)로 설정되어 있는 Levey-Jennings 관리도에서 흔히 사용되는 관리규칙과 관련이 있다. 원래의 다중규칙 QC 절차에서는 그 다음의 거부규칙으로 관리물질 데이터를 주의 깊게 살피게 하는 *경고(warning)* 규칙으로 사용된다.

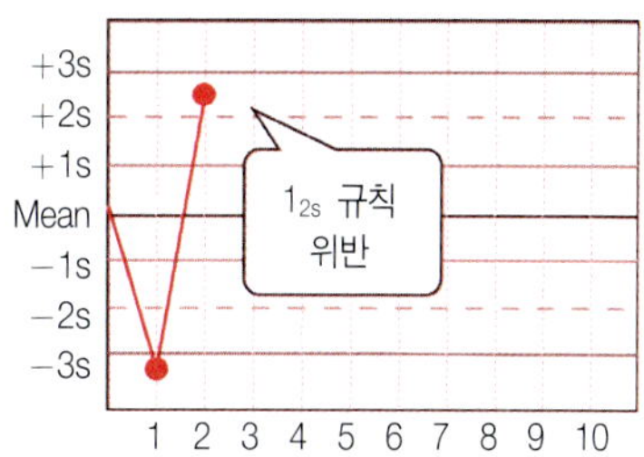

1_{3s} 관리한계가 (평균±3s)로 설정되어 있는 Levey-Jennings 관리도에서 흔히 사용되는 관리규칙과 관련이 있다. 단일 관리물질 측정값이 (평균±3s) 관리한계를 초과하면 검사수행을 *거부(rejection)*한다.

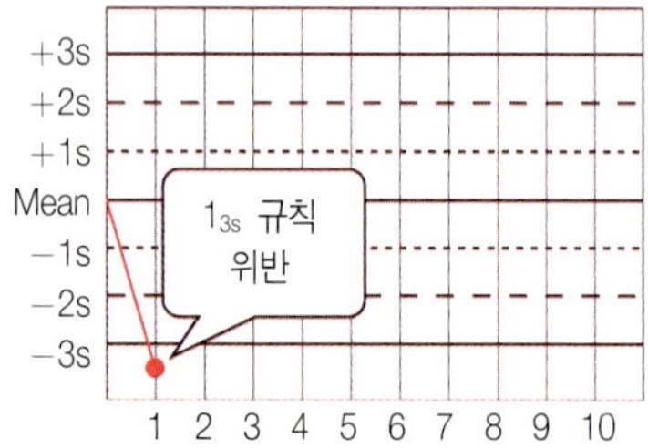

2_{2s} 두 번 연속으로 관리물질 측정값이 같은 쪽의 (평균+2s) 혹은 같은 쪽의 (평균−2s) 관리한계를 초과할 때 거부한다.

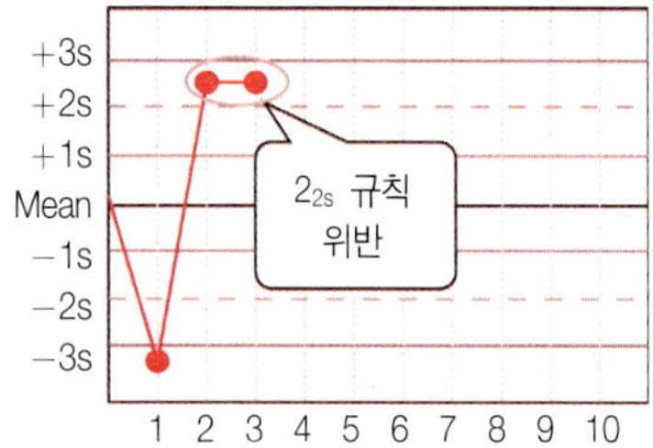

R_{4s} 그룹 내 하나의 관리물질 측정값이 (평균+2s)를 초과하고 또 다른 하나의 것이 (평균−2s)를 초과하는 경우에 거부한다. 주: 이 규칙은 단일 검사수행-*내*(*within* a single run)에서 가장 훌륭하게 적용된다.

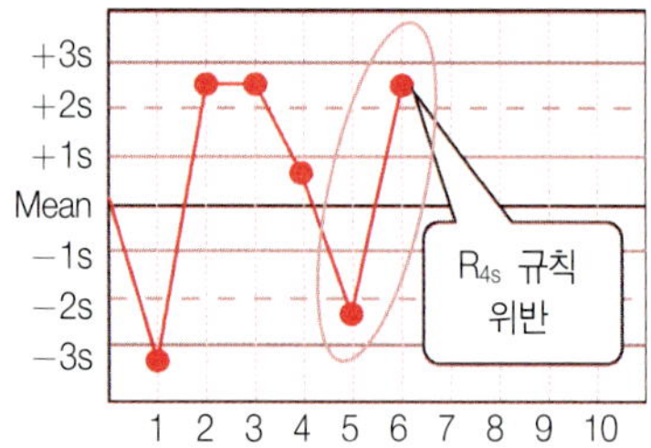

4_{1s} 4개의 연속적인 관리물질 측정값이 같은 쪽의 (평균+1s) 혹은 같은 쪽의 (평균−1s) 관리한계를 초과할 때 거부한다.

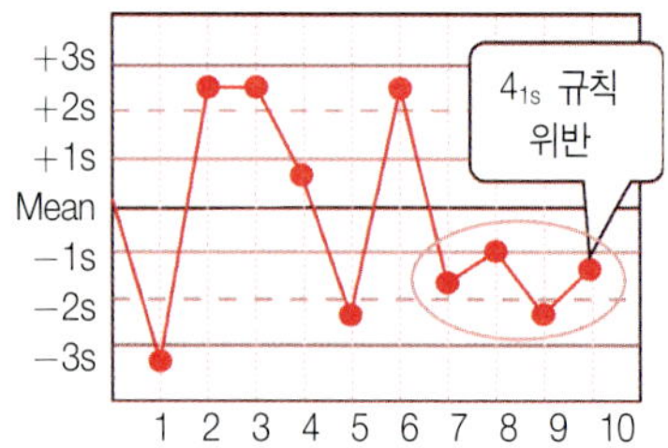

10_x 10개의 연속적인 관리물질 측정값이 평균의 한쪽 편에만 있을 때 거부한다.

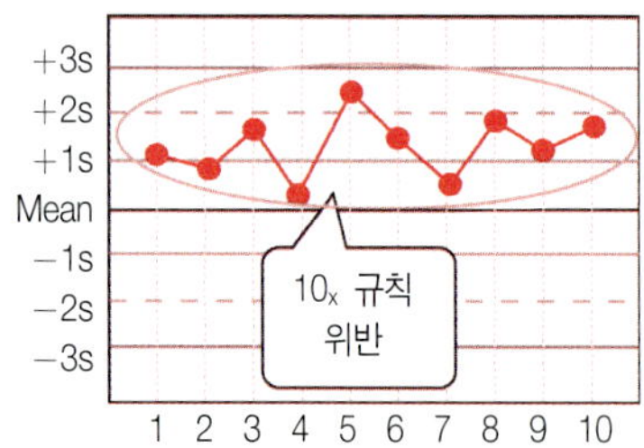

덧붙여 N이 4일 때 더욱 쉽게 적용하기 위해 이 마지막 규칙의 변형들을 때때로 볼 수 있다. 다음의 관리규칙들은 보통 N이 2 또는 4인 경우 사용된다(이것은 두 개의 다른 관리물질을 각 물질마다 1번 혹은 2번 측정할 때 적절하다는 것을 의미한다).

8_x 8개의 연속적인 관리물질 측정값이 평균의 한쪽 편에 있을 때 거부한다.

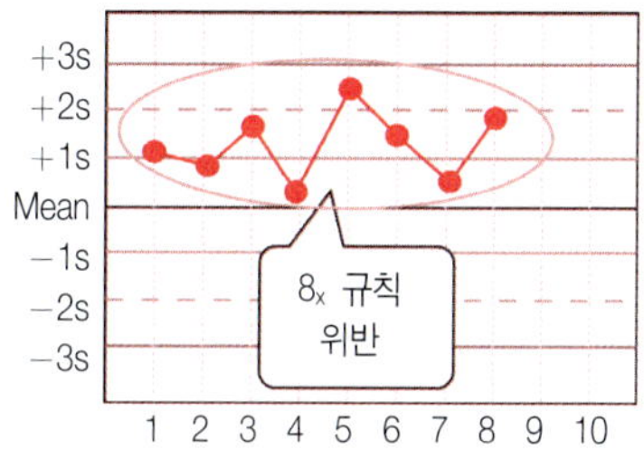

12_x 12개의 연속적인 관리물질 측정값이 평균의 한쪽 편에 있을 때 거부한다.

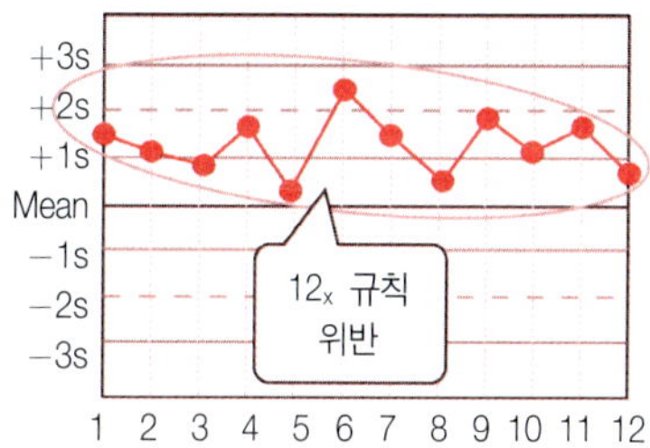

다른 일반적인 다중규칙에는 어떤 것들이 있는가?

세 개의 다른 관리물질을 분석하는 상황에서는 다음과 같은 다른 관리규칙들이 더 적합하고 더 쉽게 적용될 수 있다.

$2of3_{2s}$ 3개 관리물질 중 두 개가 같은 쪽의 (평균+2s) 혹은 (평균−2s) 관리한계를 초과할 때 거부한다.

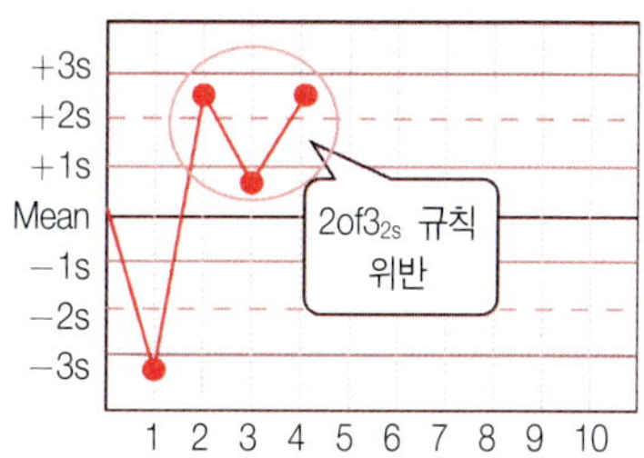

3_{1s} 3개의 연속적인 관리물질 측정값이 같은 쪽의 (평균+1s) 혹은 (평균−1s) 관리한계를 초과할 때 거부한다.

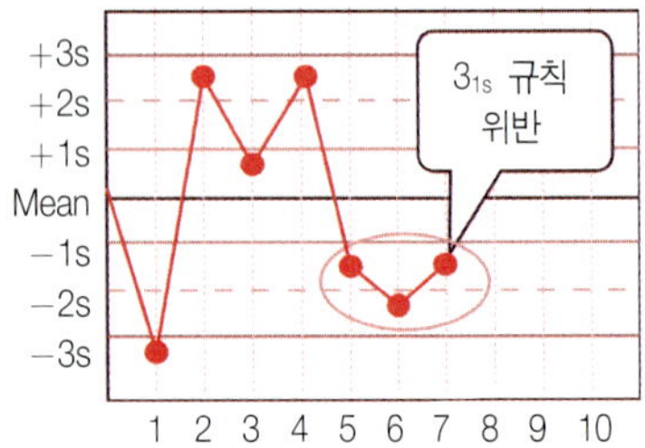

6_x 6개의 연속적인 관리물질 측정값이 평균치의 한쪽 편에만 있을 때 거부한다.

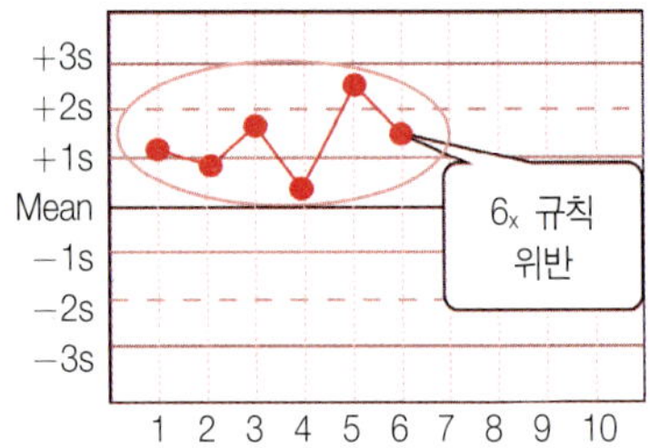

덧붙여 N이 3일 때 적합한 더 많은 수의 관리물질 측정을 포함하기 위해서 이 마지막 규칙의 몇몇 변형을 볼 수 있다.

9_x 9개의 연속적인 관리물질 측정값이 평균의 한쪽 편에만 있을 때 거부한다.

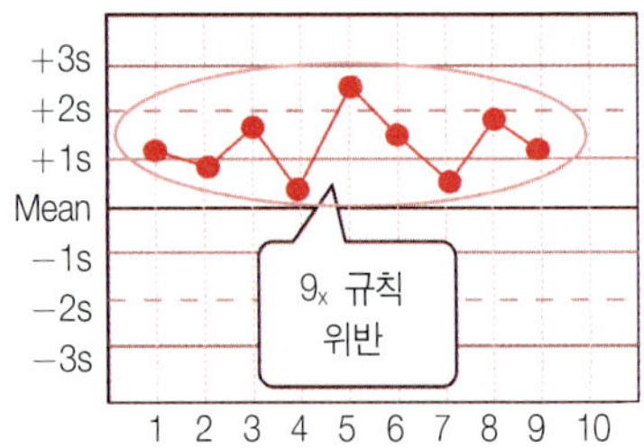

유럽에서 많이 사용되었던 관련된 관리규칙은 몇몇의 관리측정이 일렬로 증가하거나 감소하는 "추세(trend)"를 보인다.

7_T 7개의 관리물질 측정값이 같은 방향으로, 즉 점진적으로 높아지거나 낮아지는 추세를 보일 때 거부한다.

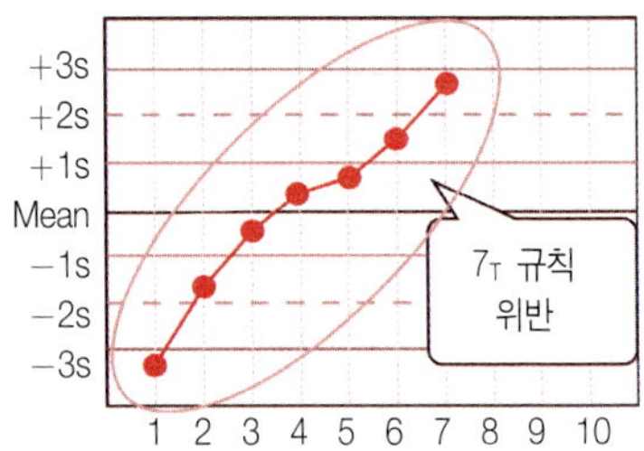

다중규칙 QC를 어떻게 실행하는가?

보통의 Levey-Jennings 관리도와 같은 방식으로 관리물질 측정값을 모은다. 동일 방법으로 관리물질의 평균과 표준편차를 정한다. 달라지는 것이 있다면 관리한계와 데이터의 해석이므로 다중규칙 QC는 실제로 어렵지 않다. 수작업으로 적용하는 경우에는 Levey-Jennings 관리도의 평균 ±3s, ±2s, ±1s에 선을 그린다. 이에 대해 더 자세한 내용은 앞 장에 설명된 Levey-Jennings 관리도를 보도록 한다.

수작업으로 적용하는 경우, 1_{2s} 규칙은 다른 규칙의 적용을 유도하는 *경고 규칙*(*warning* rule)이어야 한다. 따라서 하나의 측정값이 2s 관리한계를 초과하는 경우 언제든지 다른 규칙을 사용하여 관리물질 데이터를 검토하도록 반응해야 한다. 양보 표지판과 같다는 것을 기억하라: 정지하라는 것을 의미하지 않고, 진행하기 전에 주의 깊게 보는 것을 뜻한다.

어떻게 주의 깊게 보는가? 관리물질 데이터를 관찰하기 위하여 다른 관리규칙들을 사용한다. 만약 한 점이 3s 한계를 초과하면 중지한다. 만약 두 개의 점이 연속으로 동일한 2s 한계를 초과하면 중지한다. 만약 그룹으로 한 점이 +2s 한계를 초과하고 또 다른 점이 −2s 한계를 초과하면 중지하도록 한다. US CLIA QC 필요조건을 충족시키기 위해서 N이 최소한 2는 되어야 하기 때문에 이와 같은 규칙들은 하나의 검사수행-내에서 적용될 수 있다. 규칙들을 적용하는 데 필요한 관리물질 측정값의 수를 얻기 위하여 *검사수행-간*(*across runs*)으로 종종 4_{1s}와 $10_{\bar{x}}$ 규칙을 이용해야 한다. 4_{1s} 위반은 네 개의 연속하는 점들이 같은 쪽 1s 한계를 초과할 때 일어난다. 이 네 개의 점들은 하나의 관리물질로부터 또는 높은 수준의 관리물질 2개와 정상 수준의 관리물질 2개로부터 존재할 수 있으므로 이 규칙은 *관리물질-간*(*across materials*)으로 적용된다고도 할 수 있다. $10_{\bar{x}}$ 규칙은 일반적으로 검사수행-간으로 적용되어야 하고 종종 관리물질-간으로 적용된다.

컴퓨터를 이용하는 경우에는 1_{2s} 경고규칙이 필요하지 않다. 정밀도와 정확도에 기초한 QC 절차의 성능을 최적화하기 위하여 각각의 분석적 방법과 검사에서 요구하는 질에 따라서 검사 별로 개별적인 거부규칙들을 선택할 수 있어야 한다.

다중규칙 QC 절차를 왜 사용하는가?

다중규칙 QC 절차는 당연히 단일규칙 절차보다 복잡하기 때문에 단점이 된다. 하지만 대부분의 경우에 있어서 일반적으로 사용되는 1_{2s}와 1_{3s} 단일규칙 QC 절차보다 좋은 성능을 종종 제공한다. 1_{2s} 규칙(2s 관리한계를 갖는 Levey-Jennings 관리도)에는 거짓경고(false alarm)문제가 있다: N=2의 경우, 약 9%의 양호한 검사수행이 거짓으로 거부된다; N=3의 경우에는 더 높아서 약 14%이다; N=4인 경우 거의 18%이다. 이는 거의 10%에서 20%까지 아무 문제없는 양호한 검사수행이 버려진 것을 의미하고 이는 검사실에서 많은 시간과 노력의 낭비이다. 3s 관리한계를 가지는 Levey-Jennings 관리도는 대략 1% 정도의 아주 낮은 거짓거부율을 보여주거나 N이 2-4일 때에도 오류 검출(참경고; true alarm)이 더 낮을 수 있으므로, 1_{3s} 관리규칙에서의 문제는 의학적으로 중요한 오류들이 검출되지 않을 수 있는 것이다(오류 검출과 거짓거부의 가능성에 대한 더 자세한 정보는 제15장을 참조하기 바란다).

다중규칙 QC 절차의 장점은 거짓거부의 수치는 낮게 유지하면서 동시에 오류 검출은 높게 유지하는 것이다. 이것은 매우 낮은 거짓거부의 수치를 가지는 각각의 규칙을 선택하고 이 규칙들을 함께 사용하여 오류 검출을 높임으로써 이루어진다. 마치 두 가지의 간 기능 검사를 수행하고 둘 중에 하나가 양성이면 문제를 진단하는 것과 같다. 다중규칙 QC 절차는 두 가지 또는 그 이상의 통계학적 검사(관리규칙)를 사용하는데, QC 데이터를 평가하고 나서 이러한 통계학적 검사 중 어느 하나가 양성이면 검사수행을 거부하게 된다.

QC 검사와 진단검사에 대한 유사한 전략이 있는가?

그렇다. QC 검사는 진단검사(diagnostic test)와 같다. QC 검사는 분석적 검사과정의 정상적인 작동 상의 문제를 알아내고자 하는 것인 반면에, 진단검사는 인간의 정상적인 작동상의 문제를 알아내려고 하는 것이다. 적절한 대응이나 치료는 문제를 정확하게 밝혀내는 것에 달려있다.

QC와 진단검사는 둘 다 문제가 없을 때 예상되는 정상적인 변이에 영향을 받는다. 즉, QC 검사는 방법의 비정밀도에 의해서 정상적으로 기대되는 것을 벗어나 발생하는 변화들을 알아내려고 하는 것인 반면에, 진단검사는 집단의 변이(검사의 참고범위)나 개인의 변이(개인 간 생물학적 변이)에 의해서 정상적으로 기대되는 것을 벗어난 변화들을 알아내는 것이다. 이와 같은 원인적 변이 또는 "잡음(noise)"은 QC 검사와 진단검사의 성능을 모두 제한시킨다.

QC와 진단검사에 대한 유사한 성능적 특성(performance characteristics)이 있는가?

이러한 원인적 변이는 시간과 노력을 낭비하는 거짓 경보를 일으킨다. 이 거짓경보는 진단검사에서는 거짓양성(false positive), QC 검사에서는 거짓거부(false rejection)라고 하는 것이 더욱 적절하지만, 두 가지 모두 "검사 특이도(test specificity)"라고 하는 일반적인 특성과 관련이 있다. 참경고(true alarm)의 경우 진단검사에서는 참(진) 양성(true positives)이라고 하고 QC 검사에서는 오류검출(error detection)이라고 하며, 두 가지 모두 "검사 민감도(test sensitivity)"라고 하는 일반적인 특성과 관련이 있다. 따라서 민감도와 특이도는 양성이나 음성(진단 검사의 경우) 혹은 허용이나 거부(QC 검사의 경우)를 분류하는 검사에 적용될 수 있는 일반적인 성능적 특성이다.

진단검사가 완벽하게 민감하고 완벽하게 특이한 것은 드물다. 그러므로 의사들은 진단검사의 성능을 높이기 위한 접근법과 전략을 개발해 왔다. 그 중 하나의 접근법이 검사결과를 양성 혹은 음성으로 분류하는 기준치(cutoff limit) 또는 결정수준(decision level)를 조절하는 것이다. 민감도와 특이도 모두 이 결정수준의 변화에 따라 달라지고 민감도의 개선은 보통 특이도의 손실과 함께 오고, 그 반대로도 성립한다.

QC 절차도 마찬가지로 완벽한 오류 검출을 완벽하게 하거나 거짓거부 없이 실행하는 것은 힘들다. 검사실에서는 QC 성능을 최적화 할 수 있는 유사한 접근법을 이용할 수 있다. 관리한계를 변경하는 것은 기준치를 변경하는 것과 같고, 민감도의 개선은 보통 특이도의 감소를 가져온다(1_{2s} 규칙이 그 예이다). 2.5s, 3s, 3.5s와 같이 더 넓은 범위를 가지는 관리한계를 사용하면 오류 검출을 더 낮추고 거짓거부를 줄이게 된다.

성능을 최적화하기 위해 다중검사를 어떻게 이용하는가?

진단의 성능을 최적화하는 또 다른 접근법은 다중검사를 이용하는 것이다. 민감도를 높이기 위해 두 가지 혹은 그 이상의 검사를 함께 사용하고 그 중 하나의 검사가 양성이면 문제가 발견되는 것이다 - 이것이 병렬 검사(*parallel testing*)이다. 특이도를 개선하기 위하여 민감한 선별 검사에서 양성을 확인한 후에 문제를 확인하기 위해 2차로 더 특이한 검사를 할 수 있다 - 이것이 직렬 검사(*serial testing*)이다. 다중검사 접근법에 의해서 민감도과 특이도가 모두 최적화될 수 있지만, 이러한 변화는 다시 일반적으로 양쪽 특성에 영향을 준다.

다중검사의 전략을 QC 절차의 성능을 최적화하는 데 이용할 수도 있다. 다중규칙 QC가 이것을 실행하기 위한 일반적인 접근법이다. 그 목적은 2s 관리한계를 이용해서 발생하는 거짓경고나 거짓거부를 줄임과 동시에 3s 관리한계를 사용할 때 가능한 것 이상으로 오류 검출을 개선하기 위한 것이다. 다중검사는 상이한 통계학적 검사나 상이한 통계학적 관리규칙이고 그 전략은 병렬 및 직렬 검사를 기초로 한다.

- 거짓 경보를 최소화 하는 방법은 1_{2s} 규칙을 *경고* 규칙으로서 사용하고 나서 거짓거부 가능성이 낮은 더 특이한 규칙을 적용하여 어떠한 문제를 확인하는 것이다(직렬 검사).
- 올바른 경고 또는 오류 검출을 최대화 하는 방법은 무작위오차와 계통오차의 검출에 가장 민감한 조합의 규칙을 선정한 다음 이 규칙 중 어느 하나가 위반되면 검사수행을 거부하는 것이다(병렬 검사).

다중규칙 QC 절차는 언제 이용해야 하는가?

항상 이용하는 것은 아니다. 때때로 단일규칙 QC 절차가 필요로 하는 오류 검출과 동시에 낮은 거짓거부를 유지하게 해준다. 일반적으로 1_{2s} 규칙은 높은 거짓거부 때문에 사용하는 것을 배제해야 하고, 상당히 낮은 거짓거부율을 보이는 $1_{2.5s}$, 1_{3s}, $1_{3.5s}$과 같은 다른 선택을 고려해야 한다. 남은 문제는 이와 같은 단일규칙 QC 절차로 적절한 오류 검출을 얻을 수 있느냐 하는 것이다. 만약 의학적으로 중요한 오류를 일정기간의 90%

가량을 검출할 수 있다면(즉, 오류 검출 가능성 0.90 이상) 단일규칙 QC 절차가 적절한 것이다. 만약 단일규칙 QC 절차로 90% 이상의 에러 검출을 얻을 수 없다면 다중규칙 QC 절차를 고려해야 한다. 일반적으로, 단일규칙 QC 절차가 고도로 자동화된 매우 정밀한 화학 및 혈액학 분석기에 적절하다는 것을 발견할 것이고, 낭비를 최소화하고 비용을 줄이기 위해서 2s 관리한계나 1_{2s} 관리규칙의 사용을 피해야 한다. 수기 방법뿐만 아니라 덜 발달된 기술(더 낮은 "세대"의 디자인)의 자동화된 장비도 다중규칙 QC 절차의 향상된 오류 검출로 도움을 얻는다.

단일규칙 혹은 다중규칙 QC 절차를 언제 사용하는지를 정확히 계산하기 위해서는 각 검사에 요구되는 품질을 정의하는 것이 필요할 것이고 자신의 방법으로 얻어지는 정확도와 정밀도를 살펴본 다음, 상이한 후보 QC 절차의 거짓거부율(P_{fr})과 오류 검출률(P_{ed})을 평가한다. 90%의 오류 검출(0.90 이상의 P_{ed})과 5% 이하의 거짓거부율(0.05 이하의 P_{fr})을 목표로 한다. 별 문제가 없는 안정적인 분석시스템이라면, 목표 오류 검출률을 더 낮게(50%라고 하자) 잡을 수 있다.

새로운 "Westgard 규칙들"이 있는가?

최초 다중규칙 논문이 발표되었을 때, 그것은 규칙들을 어떻게 조합할 수 있는지의 *예제*만을 위한 것이었다. 특정 조합을 확정시킬 의도는 아니었다. 그러나 논문이 발표되고 예제로 들었던 조합들이 많은 검사실과 장비들에 적용되었다. 다중규칙이 이러한 특수한 조합으로 이용되어 온 것이 관습으로 되었는데, 이것이 "Westgard 규칙"이라고 널리 알려지게 된 것이다.

오늘날의 현대 기술, 더 자세히 말하자면 QC 점검을 자동으로 해주는 컴퓨터의 힘만 있다면 2s *경고* 규칙을 더 이상 권장하지 않는다. 이 경고 규칙은 단지 검사자들의 업무 부담을 줄이기 위한 방법일 뿐인데, 2s 경고가 발생할 경우 그들은 단순히 다른 전체 규칙들을 점검하려고만 한다. 이제 컴퓨터가 모든 점검들을 할 수 있으므로 컴퓨터가 지속적으로 모든 규칙들을 점검하는 것이 간편하다.

따라서 두 가지 다른 상황(2개의 관리물질 또는 3개의 관리물질)에 대한 다중규칙 접근법의 약간 "현대적인" 적용을 소개하도록 하겠다. Westgard 코스 포탈 사이트의 Basic QC Book extra section에서 아래의 그림들을 워크시트로 다운 받을 수 있다.

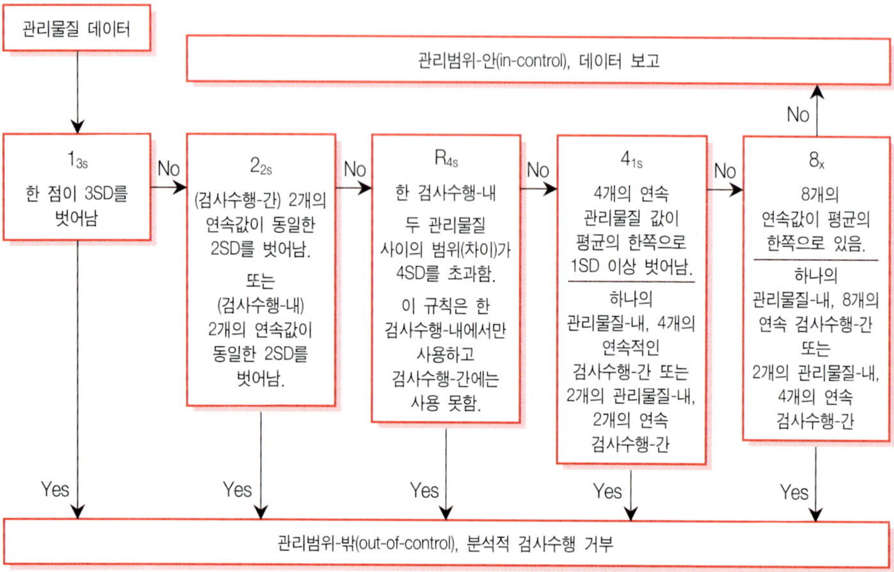

그림 6-2: 현대적인 "Westgard Rules": *N*이 2와 4인 경우

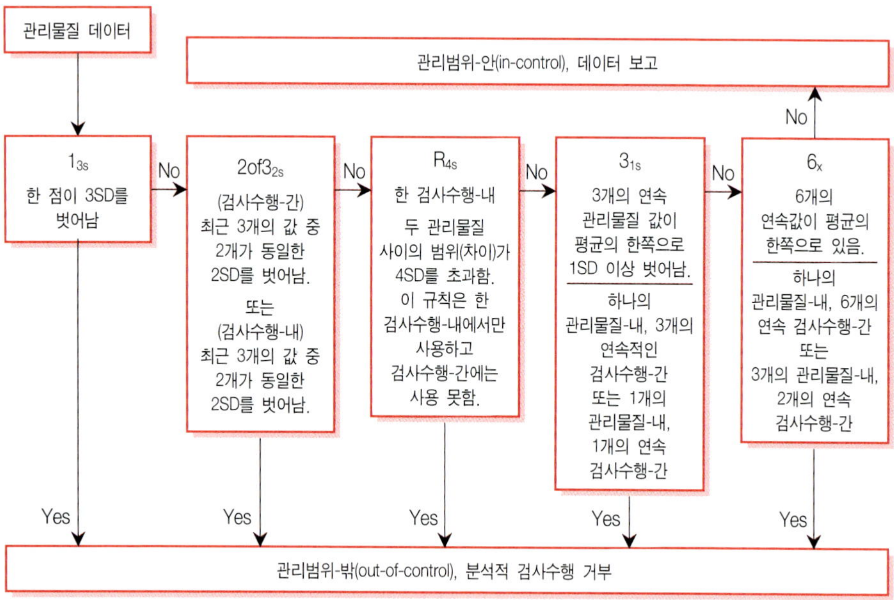

그림 6-3: 현대적인 "Westgard Rules": *N*이 3과 6인 경우

참고문헌

1. Westgard JO, Barry PL, Hunt MR, Groth T. A multi-rule Shewhart chart for quality control in clinical chemistry. Clin Chem 1981;27:493-501.
2. Westgard JO, Barry PL. Improving Quality Control by use of Multirule Control Procedures. Chapter 4 in Cost-Effective Quality Control: *Managing the quality and productivity of analytical processes.* AACC Press, Washington, DC, 1986, pp. 92-117.
3. Westgard JO, Klee GG. Quality Managemant. Chapter 16 in *Fundamentals of Clinical Chemistry*, 4th edition. Burtis C, ed., WB Saunders Company, Philadelphia, 1996, pp.211-223.
4. Westgard JO, Klee GG. Quality Managemant. Chapter 17 in *Textbook of Clinical Chemistry*, 2nd edition. Burtis C, ed., WB Saunders Company, Philadelphia, 1994, pp.548-592.
5. Cembrowski GS, Sullivan AM. Quality Control and Statistics, Chapter 4 in *Clinical Chemistry. Principles, Procedures, Correlations*, 3rd edition. Bishop ML, ed., Lippincott, Philadelphia, 1989, pp.59-79.
6. Cembrowski GS, CareyRN. Quality Control Procedures. Chapter 4 in *Laboratory Quality Managemant.* ASCP Press, Chicago, 1989, pp.59-79.

07

Basic QC Practice

다중수준(multilevel) QC 데이터를 어떻게 해석하는가?

How do you interpret multilevel QC data?

다중수준의 관리물질을 분석할 때 관리물질 결과를 해석하는 방법을 배우도록 하겠다. **QC – 다중규칙과 다중수준의 해석(QC – The Multirule and Multilevel Interpretation)**이라는 소론에서 Westgard 박사는 다중 관리물질과 다중 분석수행으로 다중규칙의 해석을 설명하고 있다.

목표

- ✓ 관리물질-간("across" material) 그리고 관리물질-내("within" material) 다중규칙 QC 결과를 해석한다.
- ✓ 분석수행 간("across" analytical run) 그리고 분석수행 내("within" analytical run) 다중규칙 QC 결과를 해석한다.
- ✓ 관리규칙 위반에 근거하여 예상되는 분석 오류의 유형을 예측한다.

학습 준비물

- ✓ **QC – The Multirule and Multilevel Interpretation**(James O. Westhard, Ph.D 저)
- ✓ **QC – Trainer Tool** http://www.westgard.com/bqctools.html

할 것

- ✓ 준비물을 학습한다.
- ✓ 다중규칙, 다중수준 데이터 해석을 이해한다.
- ✓ 데이터 해석을 실습하기 위하여 QC Trainer Tool을 이용한다.
- ✓ 자신의 검사실에서 한 조의 다중수준 QC 데이터를 얻는다.
- ✓ 얻은 데이터를 수준(level)과 분석수행 "간(across)" 및 분석수행 "내(within)"로 해석한다.

자가평가 질문

- ✓ 용어 "다중수준(multilevel)"의 의미는 무엇인가?
- ✓ 검사수행-간("across runs")의 의미는 무엇인가?
- ✓ 관리물질-간("across materials)"의 의미는 무엇인가?
- ✓ 관리물질-간(across materials) 그리고/또는 검사수행-간(across runs) 관리규칙들을 적용하는 이유는 무엇인가?
- ✓ 일반적으로 사용되는 "Westgard 규칙" 중에서 검사수행-간(across runs)을 적용하지 않는 것은 무엇인가?

QC - 다중규칙과 다중수준의 해석

QC - The Multirules and Multilevel Interpretation

James O. Westgard, PhD

"임상화학의 정도관리를 위한 다중규칙 Shewhart 관리도[1]"에서 기술하고 있는 목표 중 하나는 관리물질 결과의 해석을 표준화하는 것이었다. 검사실에 있는 모든 직원은 환자 검사결과를 보고해야 할지 여부에 대하여 같은 판단을 할 수 있어야 한다. 이것은 관리물질 결과의 유형을 자주 보면서 재빨리 확실한 결론에 이를 수 있을 정도로 경험이 있는 검사자는 간단할지 모르지만, 검사실이 일정 수준의 질을 유지하기 위해서는 경험이 없는 검사자도 관리물질 데이터에서 무엇을 볼지 알려주는 지침이 필요하다. 앞 장에서 Levey-Jennings 관리도의 2s 혹은 3s 관리한계를 사용할 경우 관리물질 결과를 어떻게 해석하는지에 대한 예제들을 보았다. 이번 학습의 목적은 다중 관리물질을 분석할 때 다중규칙 QC를 어떻게 해석하는지를 설명하는 것이다. US CLIA 규칙을 준수하기 위해서는 두 개의 다른 QC 물질이 필요하기 때문에 이번 학습은 특히 미국 내에서의 QC 적용과 관련이 있다는 것을 기억하도록 한다.

관리규칙(control rule)의 용어

우리가 관리물질 결과를 해석하기 위한 권장사항을 확인하고 다른 종류의 분석적 오류를 검출하기 위한 민감도를 연구하기 위하여 제조업의 정도관리 문헌을 조사할 때[2], 권장사항을 나타내는 약간의 속기 표시법을 필요로 했다. 각각의 결정기준(decision criteria) 혹은 "관리규칙(control rules)"을 나타내기 위하여 1_{3s} 형태의 약어를 도입하였다. 다중규칙 기준은 $1_{3s}/2_{2s}/R_{4s}/4_{1s}/10_x$와 같이 각 관리규칙 사이에 "사선(slash)"을 넣어 나타낸다. 이들 각 규칙들의 정의와 도해에 대하여 앞 장의 **QC - "Westgard 규칙"**을 복습하도록 한다.

이러한 관리규칙 용어는 의료검사실에서는 상당히 표준화되어 왔다. 관리규칙을 확인하는 것이 관리물질 결과를 어떻게 해석하는지를 정하는데 분명히 도움이 될 것이라고 생각하지만, 다중규칙을 사용하고 다중 관리물질을 분석하고 다중 검사수행에서 관리물질 결과를 조사하게 되면 그 해석이 더 복잡해진다. 다중물질과 다중 검사수행으로 관리규칙을 어떻게 적용하는지에 대한 열쇠는 *어떤 관리물질 결과가 연속적인 측정 결과를 보이는지 밝히는* 것이다. 예를 들어 만약 한 분석실행에서 두 개의 다른 관리물질에 대해서 한 번의 측정이 이루어졌다면 관리규칙은 아래와 같이 적용될 수 있다.

- **"한 검사수행-내**(within a run)" 두 개의 관리물질 결과는 각 관리물질에 대하여 1_{3s} 규칙을 적용함과 동시에 **"관리물질-간**(across materials)" 2_{2s}와 R_{4s} 규칙을 적용한다.
- 2_{2s} 규칙은 또한 **"한 관리물질-내와 검사수행-간**(within a material and across runs)" 최근(마지막) 두 측정값에 적용될 수도 있다.
- 4_{1s} 규칙은 현재 검사수행의 두 관리물질 측정값과 이전 검사수행의 두 측정값에 적용될 수 있다. 즉, 이 규칙은 **"관리물질-간과 검사수행-간**(across materials and across runs)" 적용될 수 있다.
- 4_{1s} 규칙은 또한 현재와 이전 세 번의 검사수행으로부터 관리물질 결과를 필요로 하는 **"한 관리물질-내와 검사수행-간**(within a material and across runs)" 최근(마지막) 네 개의 측정값에 적용될 수도 있다.
- 10_x 규칙은 최근 다섯 번의 검사수행에 대한 두 관리물질에, 또는 마지막 열 번의 검사수행에 대한 단지 하나의 관리물질에 대한 측정값에 적용될 수 있다.

QC 프로토콜 정의의 필요성

다중규칙 QC 절차에서 각 규칙에 대한 이러한 많은 적용 가능성 때문에, 관리물질을 언제 분석하고 결과를 어떻게 해석하고 이 결과를 바탕으로 무엇을 할 것인지에 대한 특정한 방향을 제시하는 것이 가장 좋다. 이번 학습에서 이용하게 될 QC 프로토콜의 예가 있다.

1. **통계적 QC 절차.** 검사수행(run) 당 두 개의 관리 측정으로 1_{2s} 경고 규칙과 1_{3s} / 2_{2s} / R_{4s} / 4_{1S} / 10_x 거부 규칙을 이용한다.

2. **관리물질의 분석.** 각 검사수행 마다 한 개의 레벨(Level) A 관리물질의 샘플과 한 개의 레벨 B 관리물질 샘플을 분석한다.

3. **경고규칙의 해석.** 만약 두 관리물질 결과가 모두 2s 한계 내에 들어온다면, 환자 검사결과를 보고한다. 만약 하나의 관리 결과가 2s 한계를 초과한다면 아래에 설명된 것과 같이 관리물질 데이터를 조사하고 어떠한 관리규칙이 위반되면 검사수행을 거부한다.

4. **관리물질 결과의 검사수행-내(within-run) 조사.** 각 관리물질로부터 얻은 결과에 1_{3s} 규칙을 적용하고 관리물질-간 2_{2s}와 R_{4s} 규칙을 적용하여 현재 검사수행-내의 관리물질 결과들을 조사한다. 단지 두 개의 관리물질 측정이 가능하므로 4_{1s}와 10_x 관리규칙은 한 검사수행-내에 적용될 수 없다는 것을 주의해야 한다.

5. **관리물질 결과의 검사수행-간(across-run) 조사.** 최근 두 번의 검사수행-간과 각 관리물질-내에 2_{2s} 규칙을 적용한다. 최근 네 번의 검사수행-간과 각 관리물질-내에 4_{1s} 규칙을 적용한다. 최근 두 번의 검사수행과 각 관리물질에 대한 두 측정 간에 4_{1s} 규칙을 적용한다. 최근 다섯 번의 검사수행과 각 관리물질의 두 측정 간에 10_x 규칙을 적용한다(이 프로토콜은 최근 열 번의 검사수행-간과 각 관리물질-내에 10_x 규칙을 적용하는 것을 말하는 것이 *아니다*).

6. **거부규칙의 해석.** 3, 4, 5 단계 중 위반되는 규칙이 하나도 없다면 검사수행을 채택하고 환자 결과를 보고한다. 만약 3, 4, 5 단계에서 어느 하나라도 위반된다면 검사수행은 관리범위-밖(out-of control)이고, 환자의 검사결과를 보고하지 않는다.

7. **문제해결.** 검사수행이 관리범위-밖일 때, 다음의 방법으로 검사 과정을 조사하고 문제를 해결하도록 한다.

   7a. 위반된 규칙을 근거로 발생한 오차의 종류를 결정한다. 무작위오차(random error)는 보통 1_{3s}와 R_{4s} 규칙의 위반에 의해 나타나는 반면, 계통오차(systemic error)는 2_{2s}, 4_{1s} 혹은 10_x 규칙이 위반되는 경우에 더 가능성이 있다.
   7b. 관리규칙 위반에 의해 나타난 오차의 종류에 대한 가능한 원인을 알기 위해서 문제해결 지침을 참고한다.
   7c. 검사과정(process)을 조사하고 문제의 원인을 파악한다.
   7d. 문제를 수정한 다음 관리 샘플을 다시 분석하여 관리 상태를 평가한다.
   7e. 방법이 관리범위-안(in-control)으로 밝혀지면 환자 샘플에 대한 결과를 반복하거나 검증한다.

7f. 검사수행이 관리범위-밖인 경우, 환자 결과를 보고하기 위한 어떠한 결정이라도 감독자(supervisor)에게 문의하도록 한다.

다중규칙 적용에 대한 관리물질 결과의 예제

예제 검사로써 콜레스테롤을 다시 사용한다. 관리도는 **QC-Levey-Jennings 관리도** 장에서 설명한 방식에 따라 작성하는데, 두 관리물질의 평균과 표준편차는 이 예제에서와 동일하다(고농도 관리물질의 경우 평균값=250, s=5이고, 저농도 관리물질의 경우 평균=200, s=4). 이번에 관리도를 만드는데 있어 단지 다른 점은 QC 프로토콜이 1_{3s} / 2_{2s} / R_{4s} / 4_{1s} / 10_x 다중 규칙 절차를 적용한 것이므로 관리도에는 반드시 평균 더하기 1s와 평균 빼기 1s 상에 선을 그려야 한다.

이 그래프들을 복사 한 다음 위에 정의된 QC 프로토콜을 적용하여 자신만의 예제를 작성할 수 있다. 그러면 관리범위-밖(out-of-control) 상황을 찾아서 위반된 규칙 지점에 원을 그리고, 특정 규칙이 위반된 것으로 제시된 오차의 종류를 알 수 있다. 마지막으로, 자신의 해석과 다음 페이지에 나오는 답과 비교하도록 한다.

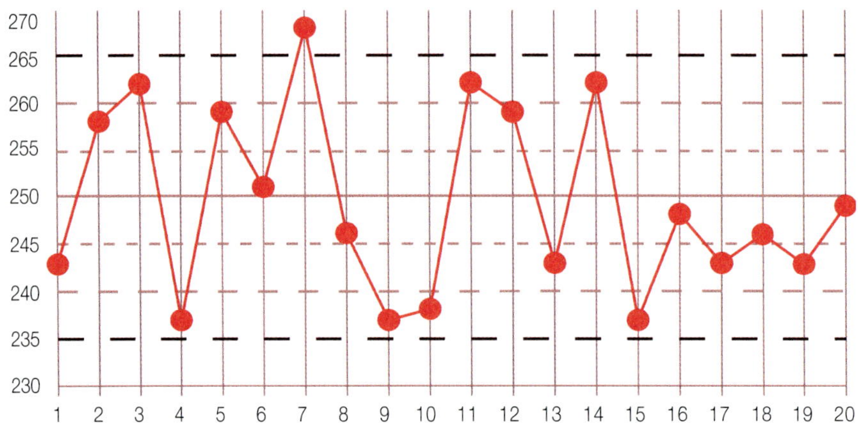

그림 7-1: 고농도 관리물질, 평균값 250, sd 5

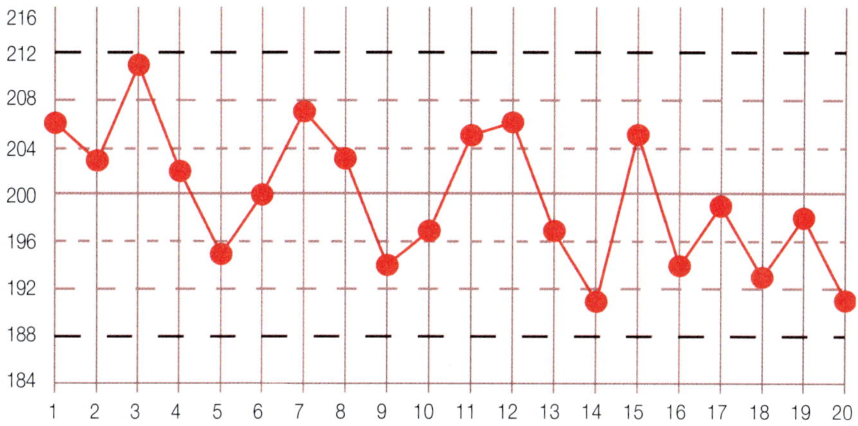

그림 7-2: 저농도 관리물질, 평균값 200, sd 4

다중관리 예제에 대한 관리규칙 해석

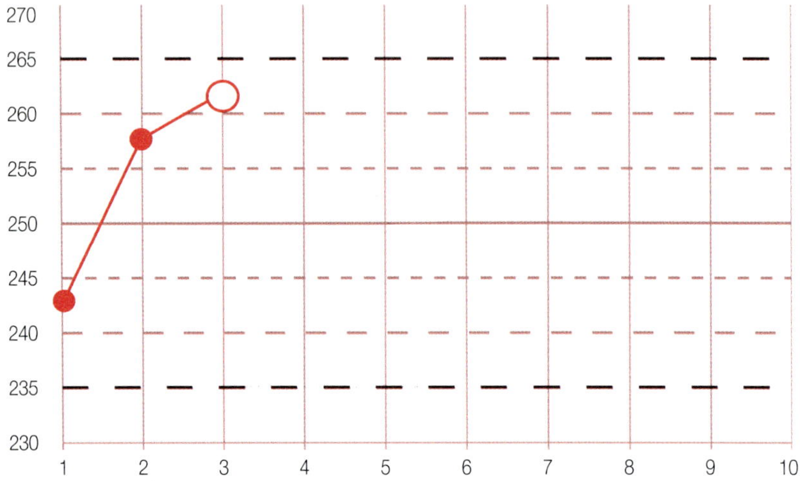

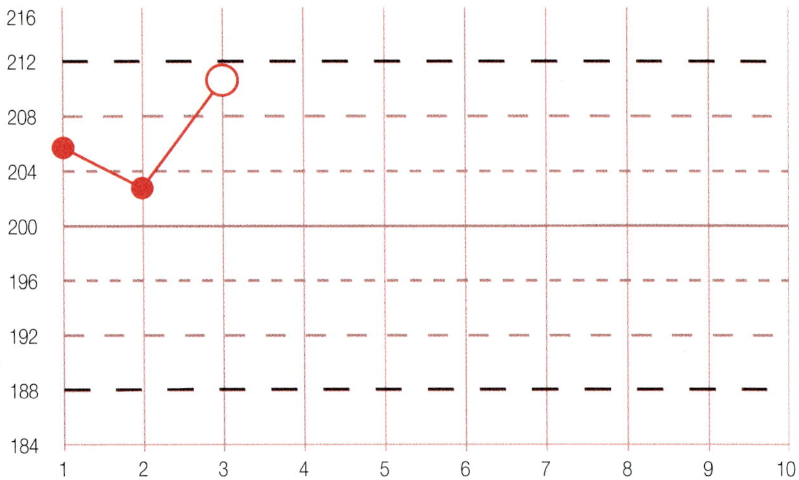

그림 7-3: **검사수행 3** 두 관리물질 결과 모두 각각의 +2s 한계를 초과하므로 관리물질-간(across materials) **2_{2s} 규칙 위반**이 있다. 계통오차가 일어날 가능성이 가장 크고 최소 200에서 250 mg/dL의 중요한 분석범위에 걸쳐 영향을 주고 있다.

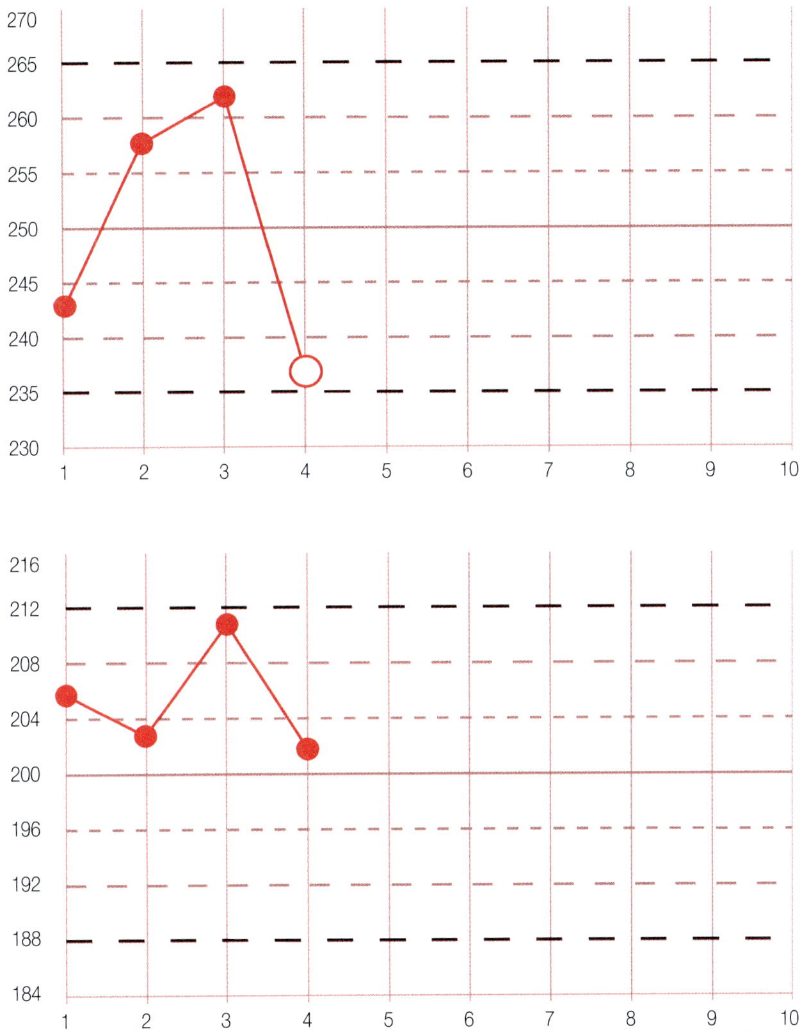

그림 7-4: **검사수행 4** 고농도 관리물질 결과가 −2s 한계 아래에 있는데, 이는 문제가 발생할 여지가 있다는 경고이다. 검사수행-내 적용될 수 있는 1_{3s}, 2_{2s}, R_{4s} 거부 규칙으로 조사하는 것은 문제를 확인시키지 못한다. 이전의 검사수행이 거부되었으므로 검사수행-간(across-runs) 규칙은 적용할 수 없음에 주의하도록 한다.

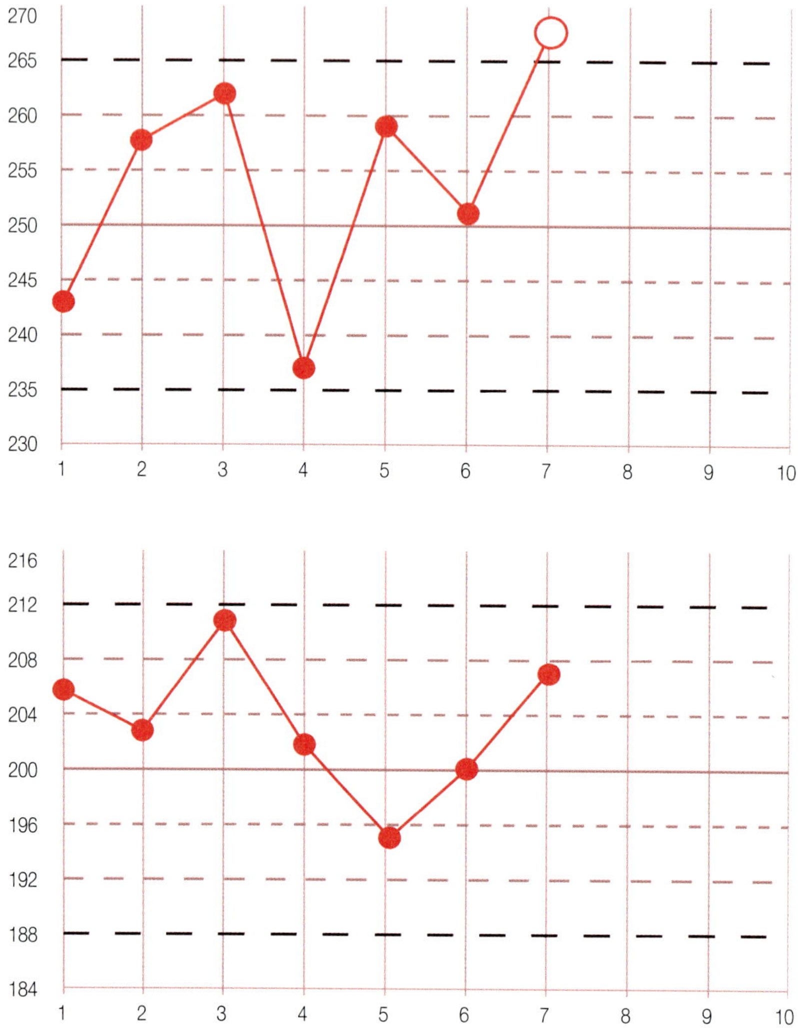

그림 7-5: **검사수행 7** 고농도 관리물질 결과가 +3s 한계를 초과하므로 **1_{3s} 관리규칙** 위반이 있다. 이것은 무작위오차를 나타낼 가능성이 크다.

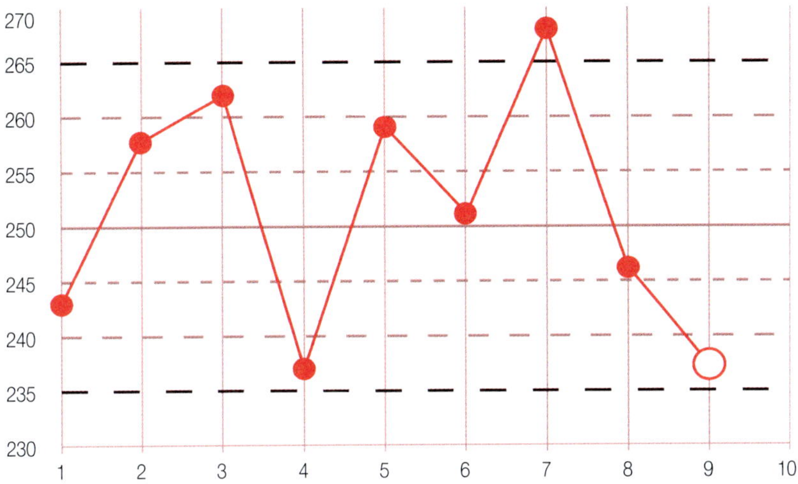

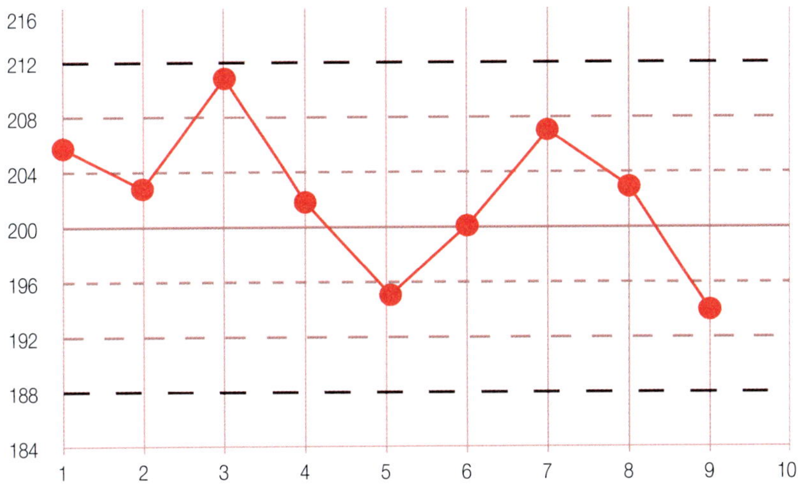

그림 7-6: **검사수행 9** 고농도 관리물질 결과가 −2s 한계 아래에 존재하면서 경고 규칙을 유발하고 있다. 거부규칙에 의한 관리물질 결과의 조사로 문제를 확인시키지 못한다.

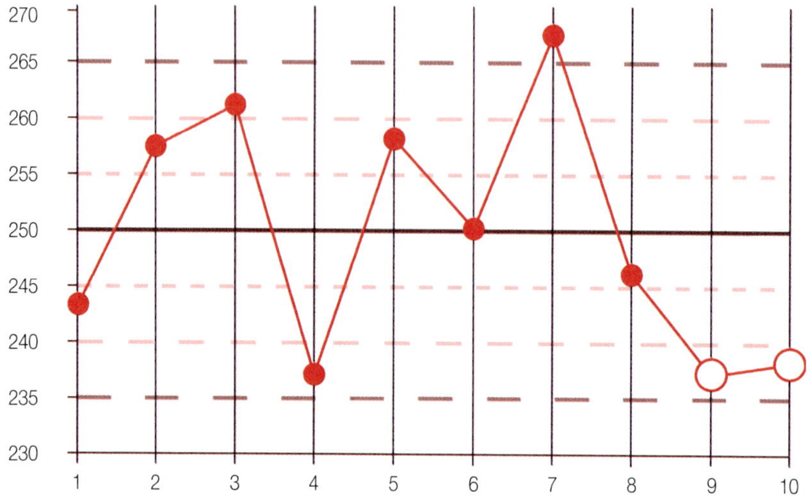

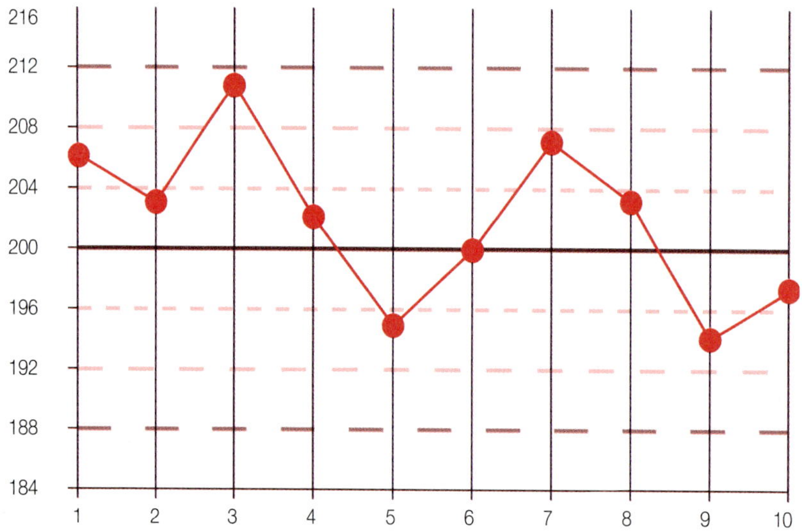

그림 7-7: **검사수행 10** 고농도 관리물질에 대한 관리도에서 최근 두 번의 측정값이 모두 −2s 한계를 벗어났음을 주고 있으므로 관리물질-내 검사수행-간(within material and across runs) **2_{2s} 규칙 위반**이 발생하였다. 이 상황은 분석 범위의 높은 쪽에 영향을 주기 시작하는 직선성의 상실과 일치할 수 있다.

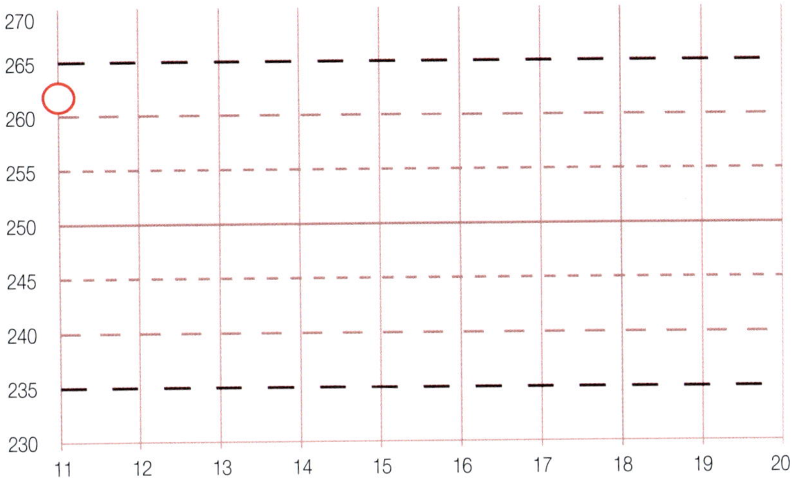

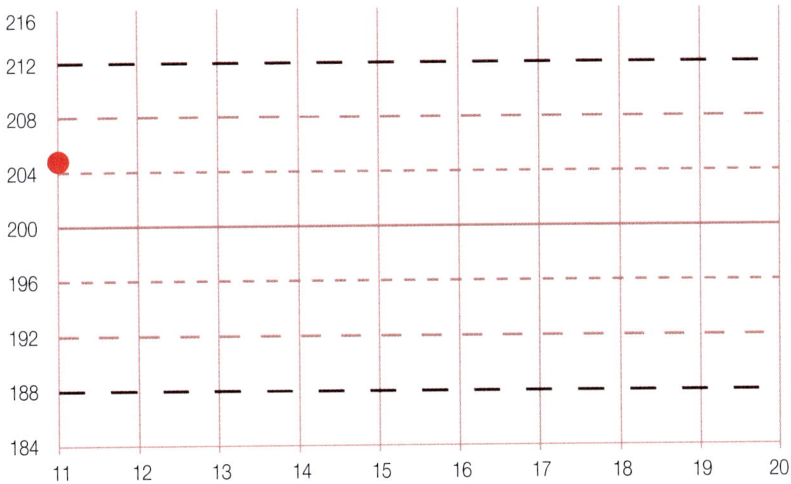

그림 7-8: **검사수행 11** 고농도 관리물질에 대한 1_{2s} 경고가 있지만 조사에서 다른 어떤 규칙의 위반이 보이지 않는다. 따라서 이 검사수행의 환자 검사결과를 보고할 수 있다.

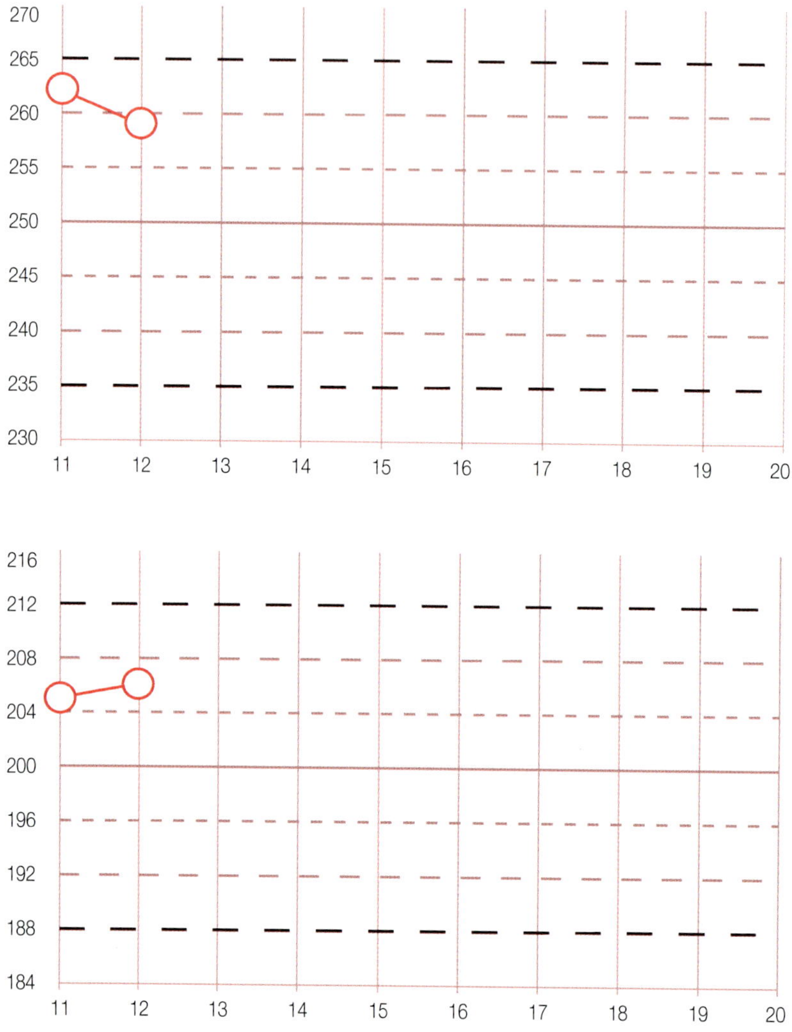

그림 7-9: **검사수행 12** 고농도와 저농도의 관리물질에 대한 관리도에서 마지막 네 개의 관리물질 관측값이 각각 +1s 한계를 벗어나고 있음을 보여주므로 4_{1s} 규칙 위반이 관리물질-간(across materials)과 검사수행-간(across run)에 발생하였다. 그러나 4_{1s} 규칙의 적용을 시작하기 전에 관리물질 결과가 먼저 2s 관리한계를 넘어야 한다는 특정 QC 프로토콜을 주시하도록 한다. 그러므로 프로토콜에 따라서 이 검사수행을 관리범위-밖(out-of-control)으로 해석하지 않을 수 있다. 이렇듯 프로토콜의 세부 내용이 매우 중요한 것이다. 경험이 있는 분석가라면 비정상적인 패턴을 주시하고 무엇이 일어나는지를 조사하고자 한다. 마찬가지로 1_{2s} 경고규칙 사용 없이 데이터를 조사하는 컴퓨터 프로그램은 이번 검사수행을 관리범위-밖으로 표시할 수도 있다.

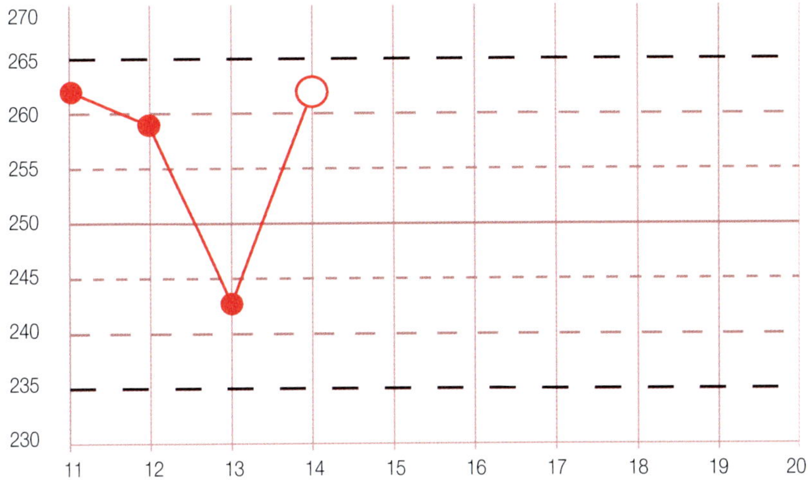

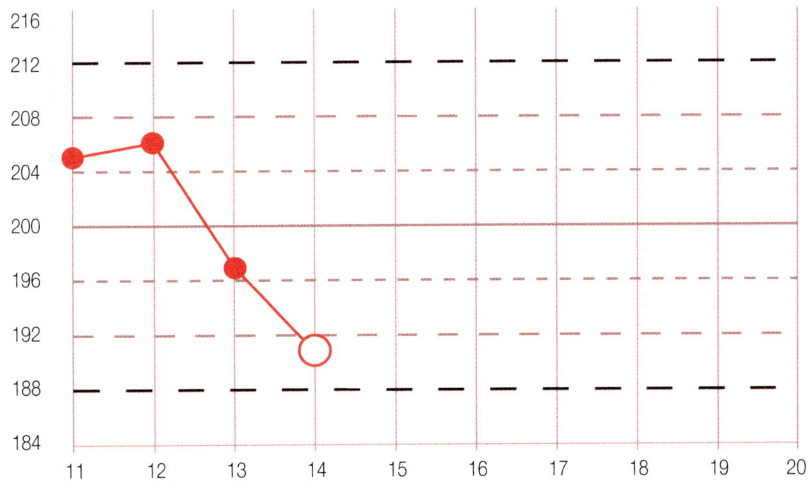

그림 7-10: **검사수행 14** 고농도 관리물질의 관리 결과가 +2s 한계를 초과하고 저농도 관리물질의 관리 결과는 −2s 결과를 초과하므로 **R_{4s} 규칙 위반**이 발생하였다. 이것은 무작위오차일 가능성이 가장 크다.

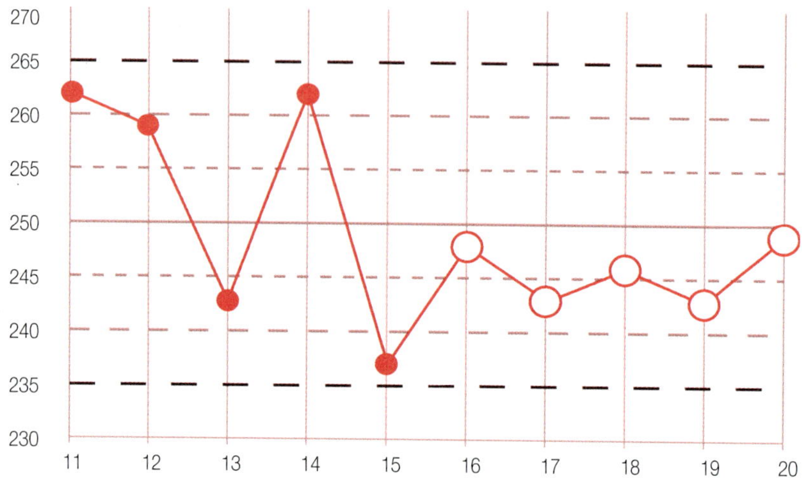

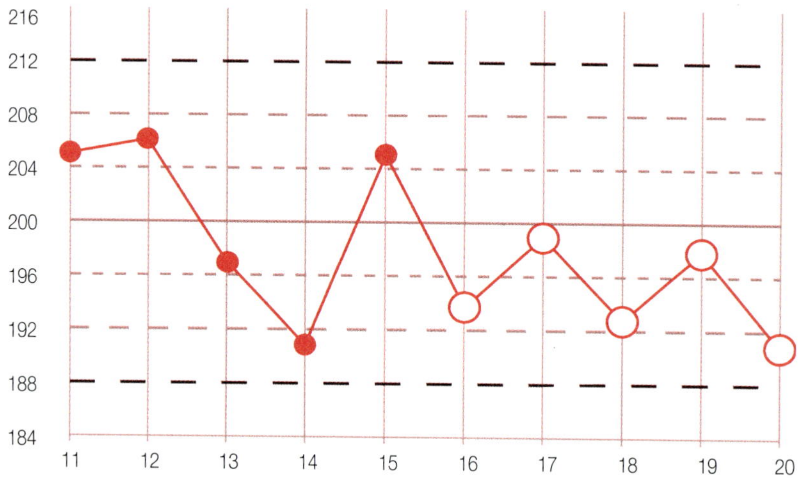

그림 7-11: **검사수행 20** 고농도 관리물질의 마지막 다섯 개의 관리 결과와 저농도 관리물질의 마지막 다섯 개의 관리 결과가 각각의 평균보다 낮아서 총 10번의 연속적인 관리물질 결과 값이 평균의 한 쪽에 있다. 검사수행-간(across run)과 관리물질-간(across materials) **10_x 규칙 위반**이 발생했고, 이것은 계통오차가 발생했을 가능성이 크다. 주의: 이 조사는 값이 2s 밖에 있는 검사수행 20까지는 유발되지 않았다. 경고 규칙이 유발되면 또 다른 규칙이 위반되는지 보기 위해서 데이터를 조사해야 한다.

다중규칙 QC 절차를 사용할 때의 문제들

다중규칙 QC 절차의 다른 규칙에 의한 조사를 받기 위해서 1_{2s} 경고 규칙을 사용해야만 하는가?

그것은 자신의 특정한 상황에 달려있다. 직접 점을 그리고 관리물질 결과를 해석해야 하는데 수작업의 경우에는 작업자가 많은 수의 관리물질 데이터를 조사할 필요가 없기 때문에 1_{2s} 경고 규칙의 사용이 일반적으로 시간과 노력을 줄일 수 있다. 컴퓨터 프로그램의 지원을 받는 경우에는 컴퓨터에 의해서 모든 거부규칙들이 쉽게 적용될 수 있기 때문에 경고규칙이 필요하지 않다.

관리물질-간(across material) 관리규칙을 적용하기 위해서 더 많은 복잡하고 추가적인 업무가 있을 것으로 보인다. 잇점은 무엇인가?

오류를 검출하는 능력은 가능한 관리물질 측정의 수에 달려 있음을 기억해야 한다. 즉 N이 높으면 높을수록 문제를 발견하는 확률은 더 높아진다. 관리물질-간 관리규칙을 적용하는 것은 사용 가능한 관리물질 측정으로부터 오류 검출을 극대화하고 초기에 문제를 알 수 있게 해준다.

검사수행-간(across run)에 관리규칙을 적용하는 잇점은 무엇인가?

다시 한 번 얘기하지만 관리물질 측정의 수를 증가시키면 문제를 발견할 수 있는 가능성이 높아진다. 한 검사수행-내에서 검사법의 질을 감시하기에 충분한 측정값이 없다면, 과거의 데이터를 사용하여 문제 발견의 확률을 높일 수 있다. 만약 과거의 검사수행에서 문제가 시작되었지만 발견되지 않았다면 문제 발견의 가능성을 높이고 가능한 한 빨리 문제를 수정하기 위해서 이러한 측정값을 사용하는 것이 가치가 있을 것이다.

이전의 검사수행이 거부된 경우 검사수행-간(across runs) 관리규칙을 이용할 수 있는가?

아니다. 검사수행을 거부하고 문제를 수정할 때마다 처음부터 시작해야 하고 필요한 수의 관리물질 측정값을 수집하여 수정된 과정의 관리 상태를 평가해야 한다.

문제를 수정하기 전에 수집된 이전의 측정값들은 사용할 수 없는데, 그것은 검사과정의 현재 성능 상태를 더 이상 나타내지 못하기 때문이다. 그러므로 문제를 수정하고 나면 새로운 상태의 작동에 대한 충분한 정보를 갖기 위해서 관리물질들을 충분히 거는 것이 종종 유용하다.

다중규칙 QC 절차를 사용하는 것이 필요한지를 어떻게 알 수 있는가?

그것은 바로 질관리설계와 계획(Quality Design and Planning)이 유용하다는 것이다. 달성할 수 있는 질(quality)을 정하고 검사법의 비정밀도(imprecision)와 부정확도(inaccuracy)를 고려한 다음, 통상적인 검사에서 성취될만한 질을 확인하는데 필요한 관리규칙과 N 수가 어떤지를 결정한다. 만약 단일 규칙 QC 절차로 단일 검사수행-내에서 의학적으로 중요한 오류를 검출할 수 있다면 다중규칙 절차를 사용할 필요는 없다. 관리규칙들을 적용하는 것부터 더 많은 수의 측정값까지 추가적인 오류 검출을 원할 때 다중규칙 절차를 선택하도록 한다. 질관리설계(Quality Design)의 절차를 배우는 데는 다소 시간이 걸리지만, 실행하는 것은 실제로 매우 간단하다.

"Westgard 규칙" 조합 외에 다른 다중규칙 QC 절차가 있는가?

다중규칙 QC는 개념이고 여기에 도식되어 있는 "Westgard 규칙" 조합은 그 개념을 어떻게 적용하는지에 대한 하나의 예제이다. 많은 가능한 다중규칙 절차들이 있다. 예를 들어, 만약 세 개의 관리물질을 분석한다면 1_{3s}, $2of3_{2s}$, R_{4s}, 3_{1s}, 6_x 또는 9_x와 같은 규칙으로 다중규칙 절차를 구성하는 것이 더 나을 수도 있다. 두 개의 관리물질을 분석할 때 훌륭히 사용하는 2_{2s}, 4_{1s}와 10_x 규칙은 3의 배수에는 맞지 않는다. 이전 장에서 현대의 다중규칙 조합으로 된 예제 두 개로 마쳤던 것을 기억하도록 하자. 그러나 관리규칙을 선택하는 것이 임의적이어서는 안 된다. 즉 각 특수한 조합의 거짓거부(false rejection)와 오류검출 특성을 고려해야 한다. 이것이 정량적인 질관리설계와 계획(Quality Design and Planning)이 왜 중요한 지를 말하는 것이다.

참고문헌

1. Westgard JO, Barry PL, Hunt MR, Groth T. A multi-rule Shewhart chart for quality control in clinical chemistry. Clin Chem 1981;27:493-501.
2. Westgard JO, Groth T. Aronsson T, Falk H, deVerdier C-H. Performance characteristics of rules for internal quality control: Probabilities for false rejection and error detection. Clin Chem 1977;23:1857-67.

08

Basic QC Practice

관리범위-밖(out-of-control) 문제를 어떻게 해결할 것인가?

How do you solve out-of-control problems?

관리범위-밖(out-of-control)의 신호에 대한 좋고 나쁜 대응 습관을 구별하는 것을 배우도록 한다. **QC – 관리범위-밖 문제(QC – The Out-of-Control Problem)**에서, Elsa F. Quam, BS MT(ASCP)는 관리물질 측정을 반복하고 관리물질을 재분석하는 나쁜 습관을 알아내고, 관리물질 문제를 해결하기 위한 다른 방식의 효과적인 실무(practice)를 권고하고 있다.

목표

- ✓ 현재 검사실의 실무에서 관리범위-밖(out-of-control) 문제에 대처하는 나쁜 습관을 알아본다.
- ✓ 관리범위-박 문제를 해결하기 위한 좋은 습관을 개발한다.
- ✓ 문제조정을 위한 접근법을 공식화한다.

학습 준비물

- ✓ QC – The Out-of-Control Problem
  [Elsa F. Quam, BS, MT(ASCP) & James O. Westgard, PhD 저]

할 것

- ✓ 준비물을 학습한다.
- ✓ 관리범위-박 신호에 대처하는 검사실의 지침을 확인한다.
- ✓ 자신의 검사실 지침과 여기서 권고하는 문제해결 접근법을 비교한다.

자가평가 질문

- ✓ 관리범위-박 문제에 대처하는 나쁜 습관 두 가지는 무엇인가?
- ✓ 관리범위-박 문제를 해결하기 위한 좋은 습관은 무엇인가?
- ✓ 관리범위-박 상황을 처리하는 검사실의 실무에 대한 평가는 무엇인가?
- ✓ 위반된 관리규칙은 문제해결에 있어서 어떻게 도움을 주는가?
- ✓ 문제해결에 있어서 문서의 변경이 왜 중요한가?

QC - 관리범위-밖 문제

QC - The Out-of-control Problem

Elsa F. Quam, BS, MT(ASCP)

일상적인 QC 절차는 분석수행 전이나 중간에 관리물질을 분석하고 관리물질 결과를 관리도에 기록하고 도식화하며, 선택한 관리규칙을 이용하여 관리물질 데이터를 조사함으로써 관리 상태를 결정하게 된다. 관리물질 결과가 범위 "안(in)"이라면 그 검사수행(run)을 채택하고 환자 샘플을 분석하여 보고할 수 있다. 관리물질 결과가 범위 "밖(out)"이라면 그 검사수행을 거부하고 문제점을 알아보고 해결한 후 새로운 검사수행을 시작하거나 묶음으로 분석하는 경우에는 환자 샘플들의 검사수행을 반복할 수 있다. 이것이 관리절차가 잘되고 있는지 알 수 있는 방법이다.

오래된 습관을 바꾸기 - 문제를 인식하기

현재의 QC 실무는 항상 이러한 지침을 따르는 것은 아니다. 흔히 관리범위-밖(out-of-control) 상황에 대하여 첫 번째 대응이 자동적으로 관리물질을 반복측정하거나 "다시 한 번 시도하라"는 식이다. 정도관리의 예외실무(quality control exception practice)를 알아보기 위한 1994년 CAP Q-Probe에서 대부분의 검사실에서 관리범위-밖 결과를 해결하기 위해서 관리물질을 단순히 다시 수행하고 있음을 발견하였다[1]. 관리범위-밖 상황에서 해결 업무에 관한 지침들은 관리도를 조사하거나 거부를 일으킨 규칙의 종류를 알아보기 전에 관리물질을 반복측정 하는 것을 종종 제안한다[2]. 관리물질을 자동적으로 반복측정 함으로써, 우리는 허용할 만큼 낮은 거짓거부율로 특정 수준의 오류 검출을 제공하는 관리절차를 신뢰하지 못한다고 말한다.

QC 과정이 각 검사에 요구되는 질과 검사방법의 성능을 고려하면서 계속적인 실험으로 신중하게 계획되었다면, 오류검출 능력은 최대가 되고 거짓거부율은 최소화되었을 것이다. 그러면 우리는 관리절차 업무를 신뢰하고 문제들을 검출할 수 있으며, 우리의 업무는 결국 문제들을 해결하고 원인이나 오류를 제거하기 위한 것이 된다[3].

나쁜 습관 #1 : 관리물질을 반복측정하기

관리물질을 단순히 반복측정 하는 것은 구시대의 실무로서 2s 관리한계나 1_{2s} 관리규칙의 사용으로 추적할 수 있는데, 그것의 거짓거부율은 N=1일 때 5%, N=2일 때 9%이고, N=3일 때는 14%이다. 1_{3s} 관리규칙의 거짓거부율은 단지 0.3% 또는 1000번 중 3번의 확률이다. 이 논리는 관리물질 결과가 무엇을 표시하고 있는지를 생각하도록 해 준다. 관리물질을 반복하는 것이 우리에게 종종 "한계 내(within the limits)"라는 가치를 주는 반면에, 실제 반복 결과에 대한 주의 깊은 조사는 "우리가 간신히 성공했을 지도 모른다"라는 것과 우리가 실제로 했던 것이 다음번 검사수행(run)까지 문제분석과 해결을 지연시킬 수 있다는 것이다.

예를 들어, 이 도해는 검사법의 표준편차의 2배 만큼 평균의 이동을 일으킨 계통오차에 대한 관리물질 결과의 기대분포를 보여주고 있다.

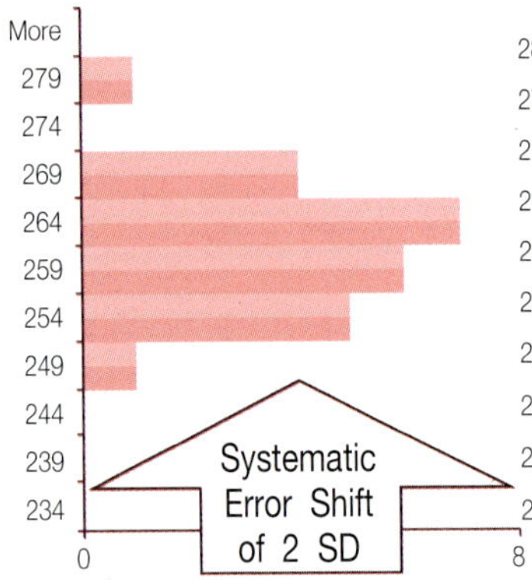

그림 8-1: 계통오차의 2SD 이동

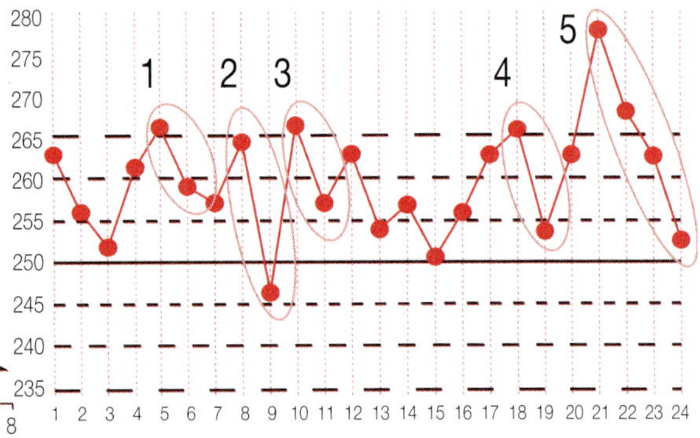

관리범위-밖 사건들

1번째 관리범위-밖(out-of-control) 사건에서, 다음번 관리물질 지점은 관리물질의 반복 값이 괜찮다는 것을 나타낸다. 2번째 관리범위-밖 결과에서 반복 값이 다시 괜찮아 보인다. 3번째와 4번째 사건에서 반복 값들이 다시 괜찮아 보인다. 5번째 사건에서 첫 번째 반복 값이 아직 범위 밖이지만 아주 벗어나 있지 않고 2번째 반복 값은 아직 범위 밖이지만 더 나아 보이며, 3번째 반복 값은 결국 범위 안이므로 모든 것이 괜찮다고 하는 것이 옳은가? 명백히 아니다! 관리도에서 그려진 이러한 모든 관리물질의 결과를 볼 때에는 확인 후 고쳐야 할 분석적 문제가 있다는 것이 분명하다는 것이다. 관리물질을 반복 측정하는 실무는 단지 문제의 해결을 지연시키게 된다.

나쁜 습관 #2 : 새로운 관리물질을 시도하기

또 다른 근거 없는 얘기는 관리물질이 "나쁘다"는 것이다. 관리물질을 반복 측정하도록 제시하는 동일한 QC 문제해결 지침은 반복검사로 "관리범위-안(in control)"의 결과를 성공적으로 얻지 못하면 새로운 병(vial)의 관리물질을 시도하도록 종종 제안한다[2]. 때로는 관리물질을 적게 시료로 만들거나 안정한 기간을 지나서 사용하거나, 부적절하게 보관하거나, 부정확하게 준비하는 것도 사실이다. 왜 이러한 일들이 발생할까? 관리물질의 주의 깊은 재조성, 혼합, 취급, 보관과 안정성에 대한 설명서가 QC 절차와 함께 들어있어야 하고 QC 과정의 훈련과 실행에 포함되어야 한다. 우리는 이렇게 중요한 과정에 대해서 노력을 아끼지 말아야 한다.

비용은 또 다른 문제이다. 관리물질은 일반적으로 모든 환자검체에 대해서 재검하는 비용보다 훨씬 더 저렴하다. 관리물질을 습관적으로 반복측정하거나 관리물질 자체로 책임을 돌리는 것은 종종 QC 실패의 진정한 원인을 발견하고 제거하는데 필요한 시간과 노력 없이 문제를 해결하기 위한 시도를 하게 한다. 이러한 실무는 쉬울뿐더러 우리가 더 체계적인 접근법을 이용한 문제의 해결에 필요한 기술들을 갖추거나 가르치지 않아도 되기 때문에 습관이 되어 버린다.

좋은 습관을 개발하기 – 문제를 해결하기

문제해결 또는 문제처리는 기술이기도 하고 태도이기도 하다. 자신의 지식과 경험에 의존하기 때문에 기술인 것이다. 종종 중요한 검사결과의 보고를 지연시켜야 하는 압박감과 분석시스템을 다시 수행할 때 다른 사람들이 어깨 너머로 보는 스트레스 상태에서 미지의 것을 조사하려는 자신감에 달려있기 때문에 태도인 것이다.

좋은 습관 #1 : 오차의 유형을 결정하기 위하여 관리도나 위반규칙들을 조사하기

관리물질 문제를 해결하기 위해서 QC 실패의 원인이 되는 오차의 유형(무작위 또는 계통)을 파악하는 것이 유용하다. 무작위오차와 계통오차는 15장(거부 특성과 검정력 곡선)에 서술되어 있다. 각각의 관리규칙들은 규칙의 본질 때문에 오차의 다른 유형을 감지하기 위한 서로 다른 능력(민감도)을 갖고 있다. 1_{3s}와 R_{4s} 규칙과 같이 분포의 끝부분이나 폭을 검정하는 규칙들은 보통 증가된 무작위오차를 나타낸다. 2_{2s}, 4_{1s}, 10_x 규칙과 같이 동일한 관리범위를 벗어나는 연속적인 관리물질 결과 값을 보는 규칙들은 보통 계통오차를 나타낸다. 이것은 발생된 오차의 유형을 결정하기 위해 다중규칙 QC 과정을 항상 이용해야 한다는 것은 아니다. 관리도의 조사는 QC 수치를 그래프로 표시해서 같은 정보로 제공해 준다.

예를 들어, 이미 논의되었던 계통오차가 있는 동일한 관리물질 결과를 떠올리고 연속적인 결과 값을 조사하기 위한 규칙들을 지금 적용해 보자.

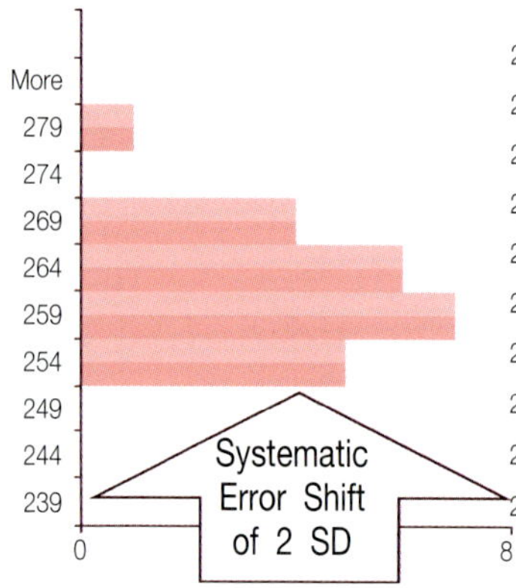

그림 8-2: 계통오차의 2SD 이동

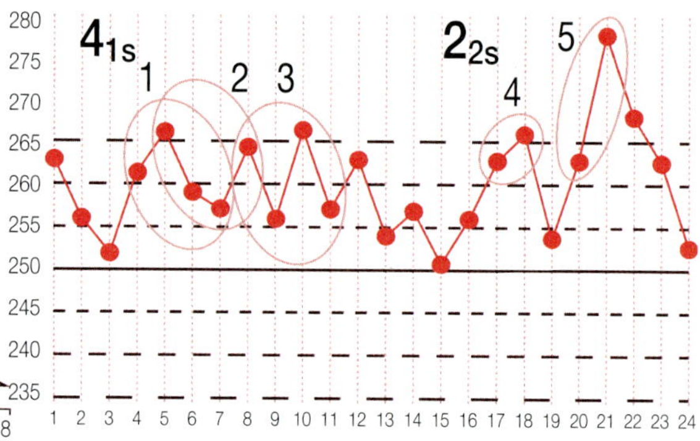

관리범위-밖 사건들

첫 번째 사건에서, 앞의 지점과 뒤의 두 지점 모두 1s 위에 있으므로 일렬로 된 4개의 지점 또는 4_{1s} 위반임을 알 수 있다. 두 번째 사건은 다시 일렬로 된 4개의 지점이 1s 범위 위에 있다는 것을 보여준다. 1s 범위 위에 있는 두 지점이 따르는 세 번째 사건은 다시 4_{1s} 위반을 보이고 있음을 알 수 있다. 네 번째와 다섯 번째 사건은 모두 일렬로 2s 범위 위에 두 개의 관리물질 지점 또는 2_{2s} 위반을 보이고 있다. 관리도를 조사해 보면 거의 모든 지점들이 관리물질의 평균 위에 있어 계통적 이동(shift) 또는 오차를 다시 나타낸다.

계통적 추세(trend)는 비슷한 방법으로 발견되는데, 그것은 시간에 걸쳐 점차 발생하는 계통적 변화이기 때문이다. 반면에 무작위오차는 설정된 평균 근처의 데이터 지점들에서 증가된 분산을 보일 것이다. 이 지점들은 평균의 양쪽에서 튀게 되고 분포의 넓은 끝부분에서 지점들을 관찰하는 규칙(3s 관리범위-밖이나 1_{3s} 관리규칙)이나 한 그룹의 관리물질 측정값에서 높은 값과 낮은 값의 범위나 차이에 의존하는 규칙(예를 들어, R_{4s} 관리규칙)에 의해서 검출된다.

가능하다면 오차의 유형은 문제의 원인을 파악하기 전에 항상 결정되어야 한다. 더 나아가 경향 또는 추세 같은 계통오차의 분류는 매우 유용하다. 이동(shift)이나 추세(trend) 같은 계통오차의 상세분류도 도움이 된다.

좋은 습관 #2 : 오차의 유형과 가능한 원인들을 연관 짓기

무작위오차와 계통오차에는 각각의 원인이 있기 때문에 관찰된 오차의 유형은 오차의 원인에 대한 단서를 제공한다. 계통오차를 일으키는 문제들은 무작위오차를 증가시키는 것보다 더 흔하고, 또한 일반적으로 해결하기 더 쉽다.

계통오차는 시약 로트(lot)의 변경, 보정물질의 로트 변경, 잘못된 보정물질의 값, 부적절하게 준비된 시약들, 시약의 변성, 보정물질의 변성, 시약 또는 보정물질의 부적절한 보관, 피펫의 조정 실패나 정렬 실패로 인한 검체 또는 시약 양의 변화, 배양기와 반응조의 온도변화, 광도 광원의 변성, 검사자 간 검사절차의 변화와 같은 요인으로 발생할 수 있다.

무작위오차는 시약과 시약공급관의 거품, 부적절하게 혼합된 시약, 불안정한 온도와 배양, 불안정한 전원공급, 피펫사용과 시간측정의 검사자간 변이 등과 같은 요인으로 발생할 수 있다.

간혹 샘플 컵이나 주사기에 있는 기포 또는 결함이 있는 단위-검사(unit-test) 장비에 의한 불규칙한 성능은 다른 종류의 무작위오차이고 종종 "flyers(튀는 것)"이라고 부르는데, 그것은 실제로 검사법의 비정밀도의 변화에 의한 것이 아니고 간혹 작은 문제만을 일으킨다. QC를 수행함으로써 "튀는 것"을 잡는 것은 매우 어렵다. 환자의 중복 측정이 이러한 종류의 사건을 감지하는데 더 좋은 방법일 수도 있다.

좋은 습관 #3 : 다항목 시스템에서 공통적 요인들을 고려하기

다항목 장비인 경우에 한 종목의 검사에서 또는 여러 항목의 검사들에서 문제가 발생될 수 있다. 한 가지 검사에서만 오류가 있을 때의 문제 확인 과정은 위 단락에서 설명한 것과 동일하다. 한 장비의 많은 검사항목에서 QC 문제를 보일 때에는 문제해결 방법을 검사항목들이 공통적으로 갖고 있는 것들에 맞추어야 한다. 예를 들면, 모든 검사항목들이 적거나 많은 샘플 양을 갖고 있는지, 같은 필터를 사용하는지, 같은 광원을 사용하고 검사에 상이한 광원의 문제가 없는지, 모든 검사에서 같은 검출 모드(endpoint 대 rate, MEIA 대 FPIA)를 사용하는지, 모든 검사가 보정되었거나 검증되었는지, 모두 공통으로 특정 기계 부품이나 광학적 부품을 갖고 있는지 등이다.

좋은 습관 #4 : 원인들을 최근의 변화들과 연관 짓기

계통오차는 가장 흔히 시약이나 보정 문제들과 관련이 있다. 갑작스러운 이동(shift)은 일반적으로 시약교체, 새로운 시약 로트 번호의 도입, 최근의 보정, 또는 보정물질 로트 번호의 변화와 같은 최근의 사건에서 기인한다. 이동(shift)이 관찰되었을 때, 검사자는 문제해결의 단서를 위해서 시약, 보정, 그리고 정비 기록을 점검해야 한다. 예를 들면, 이동이 시약교체 후에 바로 일어나면, 로트 번호가 맞고 점검 또는 보정되었는지, 시약이 적절히 준비되었는지, 그리고 그것이 과연 정확한 시약인지를 확인해야 한다.

계통적 추세(trend)는 긴 기간에 걸쳐 문제가 발생하므로 간략히 말해서 이동(shift)보다 해결하기 더 어려울 수 있다. 원인을 해결하기 위한 조치를 하기 전에 기능 점검의 문서를 포함한 QC 기록을 검토하도록 한다. 추세는 서서히 변성되는 시약, 보정의 이동, 장비 온도의 변화, 변성되는 필터나 광원의 결과로 생길 수 있다. 한 번에 한 가지씩 바꾸고 각각의 취해진 조치를 문서화하면서 원인을 분리해 나가는 체계적인 문제해결의 접근법을 사용해야 한다.

무작위오차의 증가를 일으키는 문제는 대부분 계통오차처럼 예측하거나 정량화할 수 없는 오류의 특성 때문에 조사하기가 더욱 더 어렵다. 무작위오차는 시약, 시약공급관, 검체 또는 시약용 주사기 내의 공기방울, 부적절하게 섞이거나 용해된 시약, 잘 맞지 않는 피펫 팁, 피펫의 이물질, 부정확한 피펫, 전력 공급과 심지어 전압변동에 의한 가능성이 더 크다. 다수의 무작위오차의 원인은 조작 과정 중에 분석방법에 대한 물리적 조사에 의해서 관찰할 수 있다. 시약 자체와 검체/시약의 흡입과 분주 움직임을 주의 깊게 조사하면 문제의 원인을 종종 알아낼 수 있다. 조사 과정에서 아무것도 관찰되지 않으면 문제해결 지침과 제조사 권고사항을 참고하도록 한다. 반복 검사수행하고 관리물질이 "관리범위-안(in)"이지만 문제를 "고치는데(fix)" 실제로 아무것도 하지 않았다고 생각된다면 환자 샘플로 10개를 연이어 측정하여 정밀도 검사수행을 해도 좋다. 이 과정은 그 이상의 비정밀도 문제들을 확인해 줄 수 있다. 환자 검체의 중복 분석은 무작위오차의 문제를 감시할 때도 추천된다.

좋은 습관 #5: 해결점을 확인하고 개선법을 문서화하기

문제의 원인을 파악한 후에 그 문제를 수정하고 해결했다면, 모든 관리물질을 반복 측정하여 해결점을 확인해야 한다. 이것은 일반적으로 관리 상태를 평가하기 위해 검사수행(run) 전에 모든 관리물질을 "거는(loading up)" 것을 의미한다. 관리범위-안 상태가 되면, 관리범위-밖 검사수행에 해당하는 환자 샘플은 필요하다면 재검해야 한다. 관리범위-밖 사건은 수정 조치에 따라 문서화해야 한다. 문제해결 보고서는 흔치 않은 문제에 대해서 향후 문제해결에 도움을 줄 수 있도록 완벽해야 한다.

좋은 습관 #6: 문제조정(trouble-shooting)의 지침을 개발하기

모든 분석방법이 같은 오류의 원인에 영향을 받는 것은 아니다. 특정 문제들은 어떤 시스템에서 다른 곳 보다 더 자주 발생한다. 기본적인 문제조정 지침은 시스템의 경력을 바탕으로 각 분석시스템에 대하여 개발되어야 한다. 주요 검사자는 주어진 시스템에서 가장 흔한 문제를 종종 인식할 수 있고, 드물게 하는 검사자보다 문제해결(problem-solving)에 더욱 숙련되어 있다. 이런 이유로 모든 검사자가 문제를 확인하고 적절한 수정조치를 취하는데 도움을 줄 수 있도록 경험을 통해 얻어진 지식을 모아야 한다. 이러한 학습을 요약해서 나타내는 방법 중 하나는 문제조정을 통해서 검사자에게 지침이 될 수 있는 흐름도(flow-chart)를 만드는 것이다. 몇몇 제조사는 이러한 정보를 제공하지만, 각 검사실은 경험을 바탕으로 한 자신만의 문제조정 지침을 개발할 수 있다. 여기에 다항목 생화학분석기를 위한 문제해결 지침의 예시가 있다. 이 특수한 분석기는 일부 검사들과 이온선택전극(ISE)을 위한 광도 검출기를 갖추고 있다. QC 계획은 또한 환자결과 대 이전 결과의 검토, 그리고 실제 환자 샘플에서 문서상의 성능과 환자 샘플 비교(Patient Sample Comparison)를 포함한다. 이러한 문제해결 지침은 모든 QC 결과의 검토로 시작하고, 그 다음에 계통오차 대 무작위오차의 분류를 시도하고, ISE에 대한 특정 지침을 제공한다는 것에 주목하기 바란다.

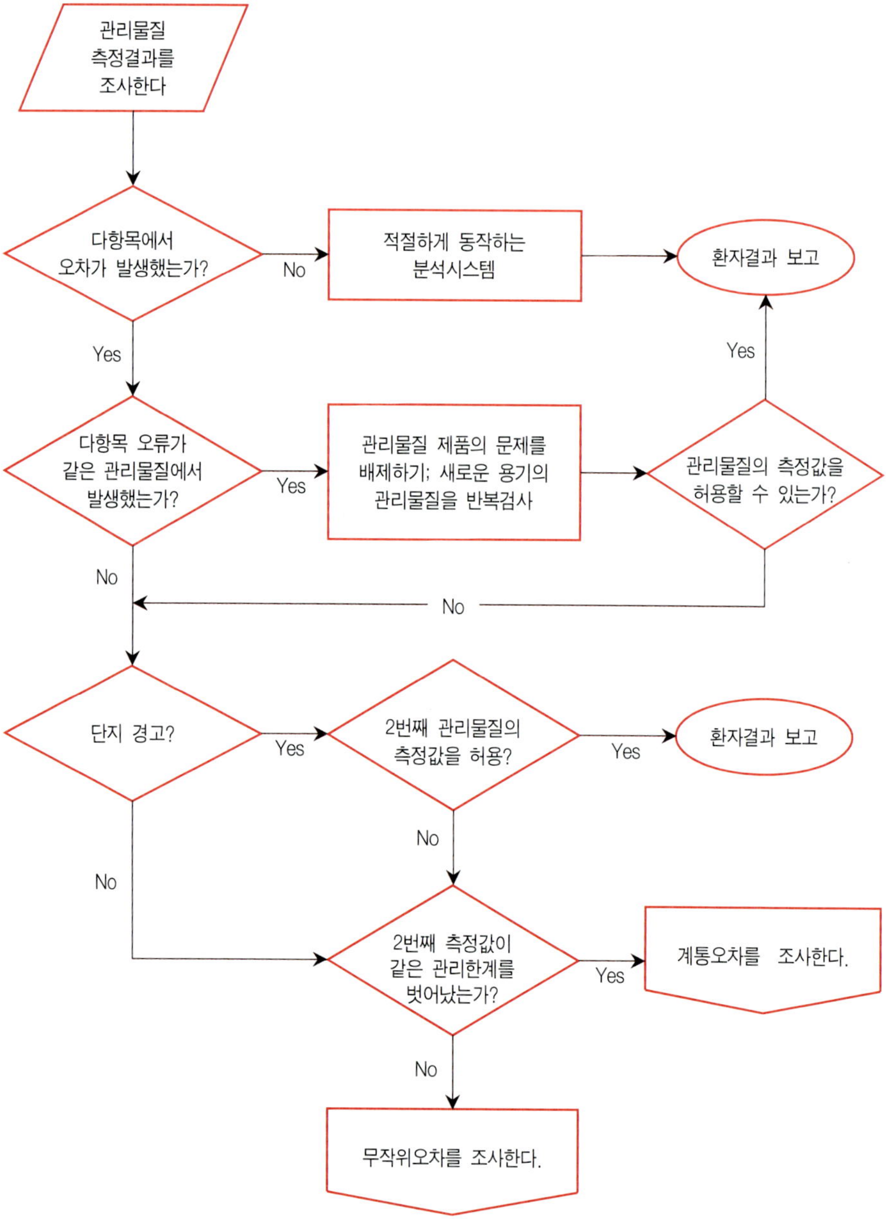

그림 8-3: 다항목 생화학 분석기를 위한 문제조정 지침

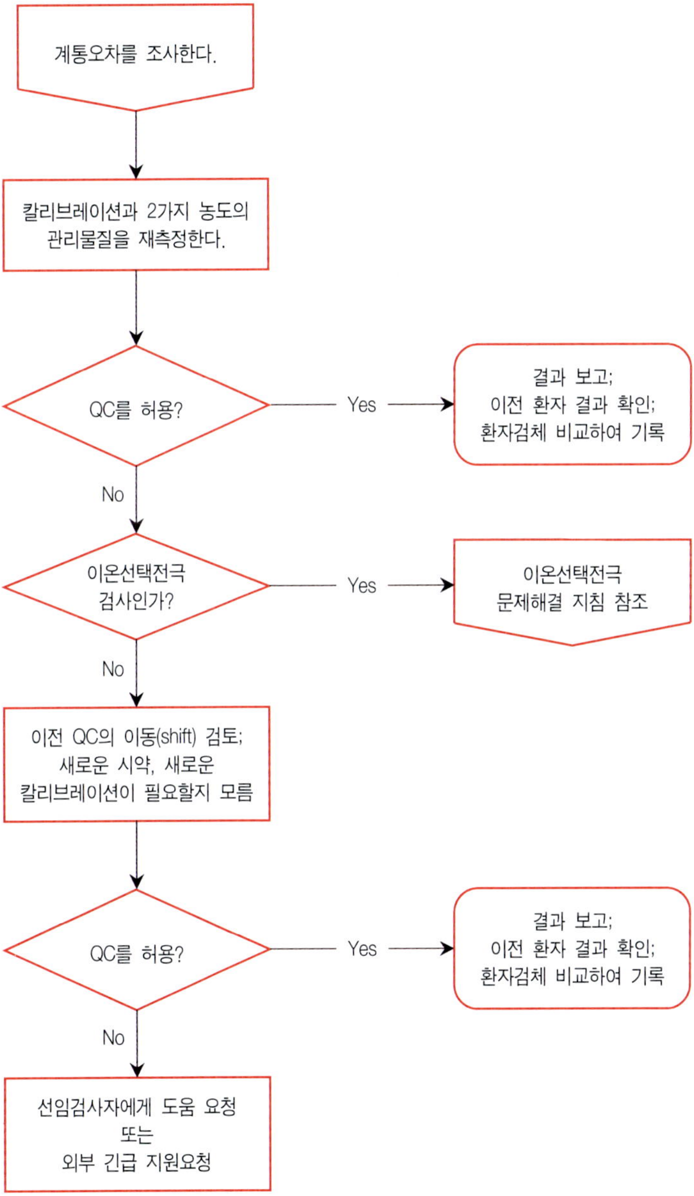

그림 8-4: 문제조정 지침: 계통오차를 조사하기

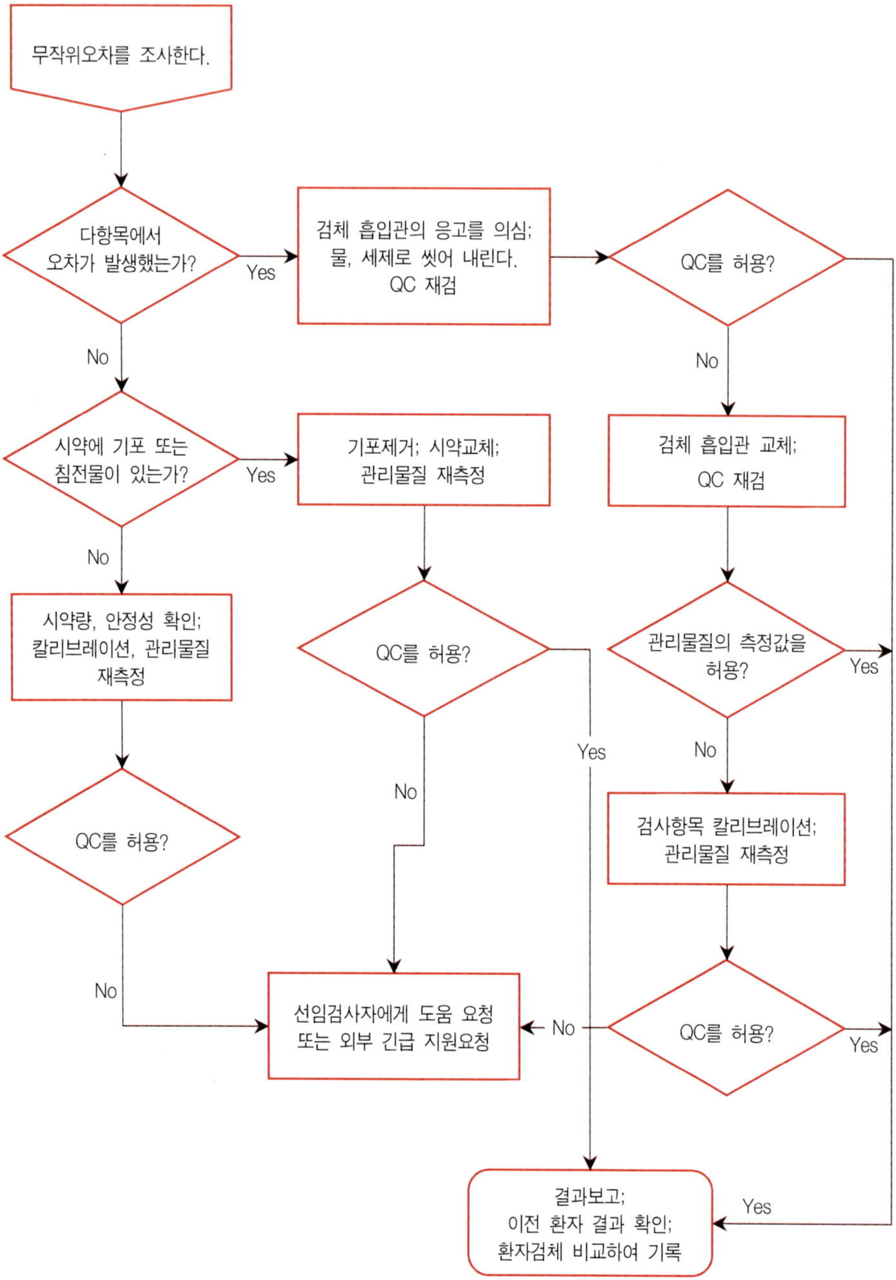

그림 8-5: 문제조정 지침: 무작위오차를 조사하기

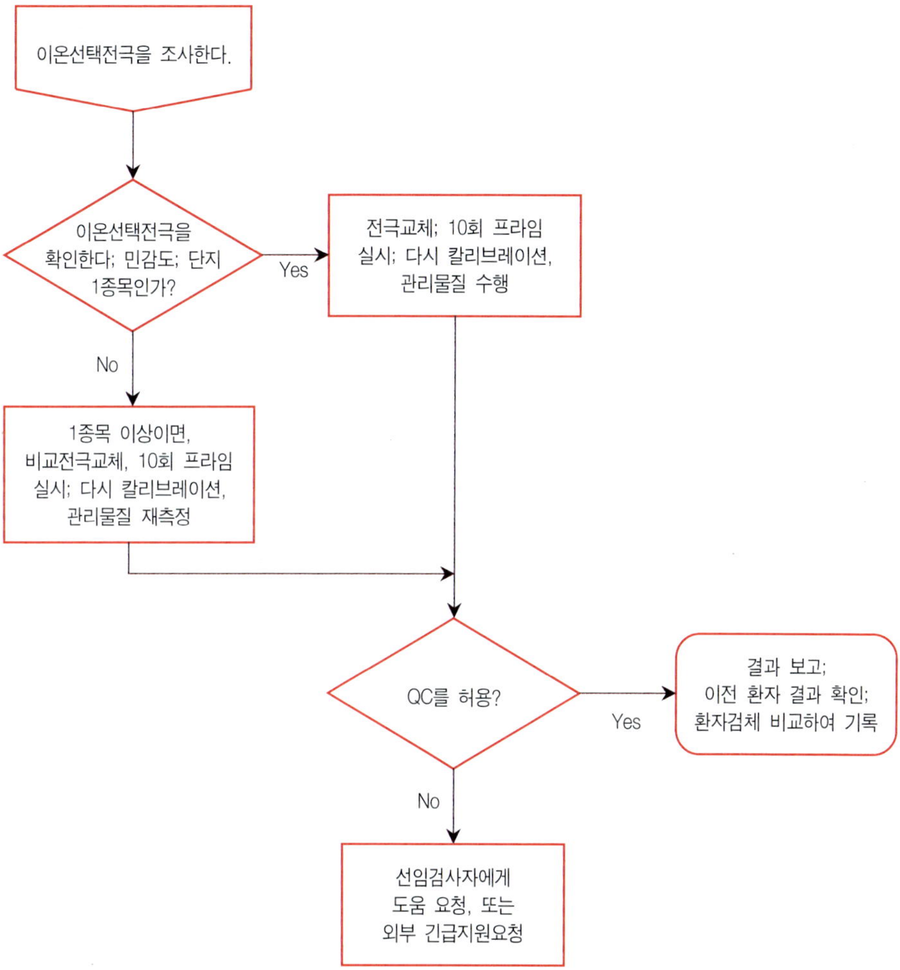

그림 8-6: 문제조정 지침: 이온선택전극을 조사하기

09

Basic QC Practice

어떤 문서화와 QC 기록이 필요한가?

What documentation and QC records are required?

문제조정과 문제해결에 유용한 QC 기록을 문서화하는데 필요한 특정 변수와 정보를 구체화하는 것을 익히고자 한다. Patricia L. Barry MT(ASCP)가 쓴 **QC – 기록(QC – The Records)**에는 과거 경험으로부터 배우는 검사법의 "역사"를 문서화하는 것의 중요성을 기술하고 있다. 문서화와 문서업무가 종종 부정적인 느낌을 이끌어내는 반면에, 좋은 기록 유지의 긍정적인 측면은 문제의 원인이 될 만한 변동들을 파악할 수 있는 능력이다.

목표

- ✓ 검사법을 "음성(voices)"으로 문서화한다는 생각으로 QC의 기록 유지에 대한 긍정적인 태도를 개발한다.
- ✓ 문제조정과 문제해결에 유용한 QC 기록을 만드는 변수와 정보를 확인한다.

학습 준비물

- ✓ **QC – 기록(The Records)**(Patricia L. Barry, BS, MT(ASCP) 저)

할 것

- ✓ 준비물을 학습한다.
- ✓ 검사실의 QC 문서 시스템을 검토한다.
- ✓ 관심 있는 검사에 대하여 신빙도조사(PT)를 분석할 당시 원래의 검사법 평가 조사, 최근의 신빙도조사 결과, QC 기록을 찾아본다.

자가평가 질문

- ✓ QC 기록을 얼마동안 유지하는 것이 필요한가?
- ✓ 검사실에서 검사법 평가조사는 어떻게 문서화되는가?
- ✓ 신빙도조사(PT) 기록은 어디에 보관하는가?
- ✓ 과거의 QC 기록을 찾을 수 있는가?
- ✓ 검사법의 다른 "음성(voices)"에 접근하는 방법을 알고 있는가?
- ✓ 검사실에서 누가 검사법의 "음성"을 정기적으로 듣는가?

QC - 기록

QC - The records

Patricia L. Garry, GS MT(ASCP)

"문서(documentation)"와 "기록(records)"이란 단어는 종종 사람들에게 부정적인 느낌을 주므로 그런 생각을 즉시 없애도록 하겠다. 문서보다는 "역사(history)"에 대해서 생각해보자. 우리는 역사를 공부하고 과거의 성공이나 실패로부터 배움을 얻을 수 있음을 알고 있다. 수많은 실패는 성공보다 훨씬 더 쓸모 있는데, 실패는 무엇이 잘못되었는지, 문제의 본질이 무엇이었는지, 그리고 어떤 원인이 있었는지를 이해하는데 도움을 주기 때문이다. 마찬가지로, 우리는 검사실 검사과정의 역사로부터 배울 수도 있다. 그것은 현재의 문제를 해결하고 앞으로의 문제를 예방하는데 도움을 줄 수 있는 것이다.

역사는 다양한 기록들로 보존된다. 나는 이러한 기록들을 검사과정의 "음성(voices)", 즉 무엇이 존재하고 어떤 일이 진행되어 왔는지에 대해서 무언가를 우리에게 말해주는 것이라고 생각하고 싶다. 그 음성은 검사법이 최초로 평가되었을 때, 일일 정도관리와 신빙도조사 샘플을 검사했을 때의 성능, 일상적인 조건하에서 만나는 문제점들의 빈도와 유형, 문제점을 고치거나 작업을 개선하는데 필요한 변화가 무엇인지를 우리에게 말해준다. 우리는 문제를 해결해야 할 때마다 모든 기록들을 볼 필요가 없기도 하다. 그러나 몇몇의 음성을 듣는 것은 관련된 검사과정을 동시에 볼 수 있게 해주고, 그렇게 함으로써 무엇을 하여 개선할지에 대해서 더 좋은 결정을 내릴 수 있게 해준다. "모든 일에는 양면성(장단점)이 항상(적어도) 존재한다"는 격언을 알고 있다. 모든 검사과정의 "음성"을 듣도록 하자.

이력(역사)을 보존하기 - 이유

분석과정의 이력은 성능을 기술하고 성능에 영향을 주는 요소들을 알아내는데 필요한 모든 정보(검사과정의 정상 운영에서 발생된)를 포함해야 한다. 이 정보는 대개 발생 순서로 서면이나 전자문서 형식에 기록되고, 그것에 의해서 검사과정의 "이력"을 부여하게 된다. 이 이력은 질 관리의 증거나 그것의 부족을 포함하여 안정과 불안정 상태의 검사과정과 그 성능에 대하여 핵심적인 사실을 제공한다. 이것은 과거와 현재의 성능을 기술하고 즉각적인 문제조정과 수정조치를 돕고 향후 개선을 유도하는데 이용될 수 있다.

이력을 기록하기 – 본질

기록해야 할 최소한의 정보는 규정과 인증의 필요조건에서 확인할 수 있다. 이것은 일반적으로 아래사항을 포함한다:

- 검사과정, 즉 검사법 절차에 대한 완전한 기술
- 검사법의 성능을 문서화하기 위한 초기평가 데이터, 예를 들면 작업범위, 정밀도, 정확도, 분석적 민감도, 분석적 특이도, 참고범위
- 일상 작업에 대한 일일 정보로서, 분석자, 관찰된 관리물질 결과, 관리물질 값에 대한 결정, 어떠한 문제의 확인, 어떠한 수정조치의 문서화와 감독자의 재검토 증거를 포함한다.

우수검사실 실무와 검사과정 성능의 개선에 기초하여 필요로 하는 추가적인 정보가 무엇인지도 고려해야 한다. 예를 들면, 실제적인 검사과정의 실제 성능을 문서화하기 위해서 QC 기록은 다음을 포함해야 한다:

- 모든 개별 데이터 값
- 월간(적절한 기간) 및 누적의 요약 통계
- QC 문제와 결정들(허용, 거부, 무효)
- 문제조정(trouble-shooting) 활동
- 개선활동 및 추적조사
- 신빙도조사(PT) 결과

추가적인 정보로서 프로세스의 안정성에 영향을 줄 수 있는 중요한 변수를 문서화하는 것이 필요하다.

- 예정된 것과 계획에 없던 예방정비
- 정비에 대한 이유, 무엇을 했는지, 누가 했는지

- 고장 시간의 빈도 및 기간
- 장비 변성의 징후
- 예정된 것과 계획에 없던 보정(calibration)과 보정검증(calibration verification)
- 보정물질(calibrators)의 로트 번호와 만료일, 보정 또는 검증 날짜, 보정이나 검증의 이유, 누가 했는지, 결과들
- 계획된 것과 계획되지 않은 시약 변경
- 로트 번호와 만료일, 무엇이 변경되었는지, 이유, 누가 했는지
- 장비 기능점검 (온도, 정렬, 제어 등)

상기의 일부 행동 후에는 적절한 통계적 QC를 수행하여야 하고, QC 결과를 이들 기록에 포함하거나 적어도 그것의 행방을 찾을 수 있어야 한다(예, QC 데이터베이스에 있는 코드로 된 의견). 예를 들어, 만약 보정(calibration)이 수행된다면, 환자 검사 전에 검사과정이 관리 상태에 있음을 확인한 뒤에 QC 물질을 즉시 분석해야 한다.

이력을 기록하기 – 방법

정보를 기록하는 형식은 명백하고 완전하고 조직화가 잘되어 있고 편리하면서도 적시에 검토가 될 수 있도록 해야 한다. 기록은 현재의 것이어야 하고 모든 관련된 정보를 포함해야 한다. 이것은 검사과정의 성능에 대한 가장 최근의 정보를 이용한 결정을 돕도록 발생사건과 개선활동 같은 정보를 기록하는 것을 의미한다. 현재 일어난 사건의 구두 전달보다 영구적인 서면이나 전자 기록이 필요하다. 이러한 모든 데이터와 정보를 모으고, 조직하고, 저장하기 위해서 잘 고안된 시스템이 필요하다. 규정과 인증 지침에서는 종종 QC 기록, 시약 변경, 보정(calibrations) 등의 기록은 적어도 2년 동안 이용할 수 있어야 하고, 모든 보수 기록을 장비시스템의 내구기간 동안 유지하고 장비와 함께 양도해야 하는 것을 규정하고 있다는 것을 알아야 한다.

JC는 기록유지 시스템의 개발을 위한 출발점에 유용한 다양한 형태의 예제를 제공한다[1].

이력을 기록하기 - 주체

감독자, 선임 분석자 또는 QC 전문가는 종종 초기의 검사법 평가조사의 조직에 대한 책임을 지지만, 많은 다른 분석자들이 조사에 참여하고 검사법 성능의 데이터를 수집하는데 관여할 수 있다. 이것이 주요 시스템을 설치할 때 제조사의 기술 전문가가 검사실 내 검증조사(validation study)를 수행하는 것이 현재 일반적인 실무이지만, 검사실은 이러한 조사에 책임을 유지하고, 어떤 조사가 실행되고 얼마나 많은 데이터가 수집되어야 하는지를 명시하고, 허용기준을 정하고, 데이터의 독립적 평가와 검사법 성능의 수용에 대하여 독립적 평가를 하는 것이 필요하다. 검사법 검증조사의 공식 보고서는 서류로 철해야하고 장래의 참고자료로 이용 가능해야 한다.

한 검사법을 운용하는 모든 사람들은 그 검사과정에 영향을 미치는 어떠한 변동사항들, 검사 중 얻은 관리물질 결과 값, 환자 검사결과를 보고할지 말아야 할지에 대한 결정사항, 수행한 개선 활동을 기록할 책임을 갖는다. 여러 다른 분석자들로부터 얻은 이러한 다양한 정보의 수집은 효과적인 기록보관 시스템을 필요로 한다.

일일 QC의 검토, 신빙도조사(PT)의 검토, 문제의 추적조사, 월별 QC 통계의 검토, 누적 QC 통계의 갱신, 시스템의 만성적 또는 장기적 문제의 파악, 추가적인 조사 또는 변경 혹은 개선의 권고를 위해서 특수 분석자, QC 전문가, 감독자에게 시스템의 책임을 부여하는 것도 중요하다. 이러한 사람은 검사법 평가 조사의 검토, 적절한 QC 절차의 선택, QC 설계의 주기적인 재평가 또는 확인에 대한 책임을 갖기도 한다.

이력으로부터 배우기

지난 것으로부터 배우기 위해 이력을 조사해야 한다. 이것은 정기적인 질 심사를 실행하는 것뿐만 아니라 매일, 주간 그리고 매월 QC 기록을 검토하는 것을 의미한다. 이러한 조사는 문제조정에 도움을 주고 검사법 평가 실험, 신빙도조사 및 환자의 검사결과로 얻어진 정보와 매일의 성능 데이터와의 상관성을 보는데 도움이 된다. 조사 결과들은 더 나은 예방점검, 검사자의 훈련개선, 검사과정 상의 다루기 힘든 단계의 재설계를 이끌어야 한다.

분석자가 많은 시간을 이러한 일로 보내지 않는다면 이 모든 정보를 자기 것으로 받아들이고 즉각적인 사용이 가능하도록 유지하기가 어렵다. 우리는 검사법 평가, 일상의 QC, 신빙도조사, 질관리계획(Quality Planning), 그리고 질 향상부터 모든 것의 최고를 유지하기 위해서는 QC 문제에 집중해서 최소한 업무시간의 절반을 사용하는 질 전문가(Quality Specialists)를 두는 것이 효과적이라는 것을 알고 있다. 지난 것을 조사해서 흥미를 자아내고, 데이터와 정보를 분류 및 체계화 하는데 익숙하고, 정량적 분석과 해석에 지향적이고, 사건의 특별한 원인을 알아내는데 통찰력이 있고, 데이터와 정보로부터 얻은 교훈을 이해하려 하고, 역사를 이야기 하고 문서화 하는데 열정적인 타고난 "역사가(historians)" 소질을 갖춘 특정인들이 있다. 이러한 재능은 그들이 분석적 질관리의 특별한 임무에 매우 적합하게 해준다.

참고문헌

1. How to Meet the Most Frequently Cited Laboratory Standards. Oakbrook Terrace, IL: Joint Commission on Accreditation of Healthcare Organizations, 1996.

10

Basic QC Practice

정도관리의 질을 어떻게 보증하는가?

How do you assure the Quality of Quality Control?

이번 장은 검사실에서 SQC를 실행하는데 중요한 요소들을 알아본다. "올바른 QC를 올바르게 한다"는 개념은 QC 자체의 질을 이해하는데 도움을 준다. QC에 대한 책임의 일부는 검사실에 있고 일부는 관리활동에 있다. 이번 장은 앞으로 전개될 학습에 대한 단계를 설정하고 있는데, 일부는 QC를 올바르게 하기에 대한 세부적인 내용에, 그리고 다른 것들은 올바른 QC를 선택하는 접근법에 초점을 맞추고 있다.

⁝⁝⁝ 목표

✓ SQC를 실행하는데 있어 자주 접하는 문제점을 확인한다
✓ SQC를 정확히 실행하는, 즉 QC를 올바르게 하는 것에 대한 필요성을 인식한다.
✓ SQC를 정확히 설계하는, 즉 올바른 QC를 하는 것에 대한 필요성을 인식한다.

⁝⁝⁝ 학습 준비물

✓ **QC – 올바른 것을 올바르게 하기(Doing the Right Thing Right)**
(James O. Westgard, PhD 저)

⁝⁝⁝ 할 것

✓ 준비물을 학습한다.
✓ 자신의 검사실에서 시행되는 QC의 설명서 또는 표준작업절차(SOP)를 검토한다.

⁝⁝⁝ 자가평가 질문

✓ "재검, 재검, 행운(repeated, repeated, got lucky)"의 교훈은 무엇인가?
✓ 2SD 관리한계가 재검에 어떤 영향을 주는가?
✓ 3SD 관리한계가 재검에 어떤 영향을 주는가?
✓ 설정된 SD의 정확성이 재검에 어떤 영향을 주는가?
✓ 올바른 QC 절차를 선택하는 목적은 무엇인가?
✓ 누가 QC를 올바르게 할 책임이 있는가?
✓ 누가 올바른 QC를 할 책임이 있는가?

QC - 올바른 것을 올바르게 하기

QC - Doing the Right Thing Right

James O. Westgard, PhD

많은 사람들은 QC를 시행하는 것으로 검사실 검사의 질이 관리될 것으로 생각한다. QC가 질을 관리한다는 것이 맞는가? 만약 올바른 QC 절차가 실행되고 있고 관리물질을 분석할 때마다 일상적인 작업이 올바르게 이루어지고 있다면 그것은 사실이다.

질(quality)에 대하여 "올바른 것을 올바르게 하기"는 폭넓게 적용될 수 있는 단순한 정의이다. 양질의 검사결과를 제공하기 위해서 올바른 검사를 올바르게 하자. 검사결과의 질을 보증하기 위해서 올바른 QC를 올바르게 하자. 중요한 점은 "올바른 QC를 하기"(doing the right QC)와 "QC를 올바르게 하기"(doing QC right)이다. 이들은 두 가지 독립된 기능이고 검사실 검사의 질을 보증하는데 모두 필수적이다.

"재검, 재검, 행운(repeated, repeated, got lucky)!"

이것은 바로 검사실의 질 실무에 대한 검토의 일부로써 QC를 검토했던 검사실 관리자로부터 들었던 이야기다. QC 기록을 검토했을 때 QC 관리기준 밖 상황이 발견되었고 개선조치로 "재검, 재검, 행운!"이라고 기록되어 있었다. 이 문구는 많은 검사실에서 '관리물질 결과가 허용한계에 들어올 때까지 계속 반복해서 시행하고 있음'을 내포하고 있다. 이 예에서 그 분석자는 다행히 관리물질 결과가 허용한계에 들었을 뿐 검사과정의 질에는 별다른 변화가 없을 것이라는 것을 알고 있었다.

검사의 질을 확인하기 위해 관리물질을 검사한 후, 그 결과가 무언가 잘못된 것으로 나왔을 경우 그 결과를 습관적으로 무시하는 것은 어리석어 보인다. 그러나 아직도 이런 일이 현재 여러 검사실에서 벌어지고 있다. 다음은 여러 검사실에서 관리물질 결과에 대처하는 전형적인 QC 프로토콜이다.

- 관리물질 결과가 관리범위-안이면 환자 검사결과를 보고한다.

- 관리물질 결과가 관리범위-밖이면 관리물질을 반복검사하고, 그 결과가 관리범위-안이면 환자 결과를 보고한다.
- 관리물질 결과가 계속 관리범위-밖이면 새로운 관리물질을 준비해서 다시 검사하고, 다행히 그 결과가 관리범위-안이면 환자 검사결과를 보고한다.
- 그래도 관리물질 결과가 관리범위-밖이면 새로운 관리물질을 다시 재검하고, 관리범위-안이면 환자 결과를 보고한다.
- 관리물질 결과가 계속 관리범위-밖이면 문제를 해결해야 한다.

만약 네 번의 반복 측정 후에도 행운이 없다면 검사 과정을 수정하기 위해 조치를 취해야 한다. 재검, 재검, 재검, 재검 - 행운이 없음, 문제를 해결하기. 당신이 상상한 것처럼 일부 검사실에서는 더 복잡한 프로토콜을 갖고 더 많은 수의 재검을 시행하기도 한다.

올바른 QC를 올바르게 하기

맨 처음 얘기했던 것처럼 검사실 검사과정의 결과물을 보고 그것이 옳은지(예를 들어, 환자의 검사결과 값 247) 알기는 어렵다. 이것이 바로 정확한 값이 알려진 안정된 샘플을 검사하는 QC 기법이 필요한 이유이다. 그러나 측정과정 자체가 어느 정도 변이를 내포하므로 정확한 값이 존재한다기보다는 기댓값의 범위가 존재하게 된다. 관리물질의 농도 범위를 설정하기 위해서는 변이를 관찰하기 위하여 여러 번 측정해야 하고 방법의 성능을 보여주는 평균과 표준편차를 구한 후 평균±2SD 또는 평균±3SD 같은 기대값 또는 "관리한계"의 범위를 계산한다.

설정된 관리물질의 관리한계에 따라 일정 수의 측정값은 이런 관리한계를 벗어나는데, 예를 들어 2SD이면 20번 검사 당 1회 벗어나게 되고 3SD이면 1,000번 검사 당 3회 벗어나게 된다. 2SD처럼 좁은 관리한계의 사용은 상당수의 "거짓거부(false rejection)"를 일으키는 반면에, 3SD처럼 넓은 관리한계의 사용은 검사과정에서의 오류나 변화를 알아내기 어렵다. 그래서 다른 관리기준은 거짓거부와 오류검출 성능 사이에 상반관계(trade-off)가 있게 된다. 좁은 관리한계는 오류를 더 잘 파악할 수 있으나 거짓거부가 자주 발생한다. 넓은 관리기준은 거짓거부는 줄어들지만 오류 검출이 잘 안 된다. 이런 딜레마에 대한 한 가지 해결법은 2SD 관리한계를 경고 표시로 사용한 다음, 낮은 확률의 거짓거부를 갖는 더 특이적인 규칙들을 이용해서 오류도 파악하고 거짓거부도 최소화하는 다중규칙 QC를 이용하는 것이다.

이런 상황에서 우수검사실의 QC를 위해서는 여러 가지 사항들을 올바르게 시행해야 한다.

- 의학적으로 중요한 결정수준에서 성능특성을 보기 위해서 적절한 농도의 안정된 관리물질을 선택해야 한다.
- 이러한 관리물질에 대한 결과 값의 변이는 적절한 기간(일반적으로 최소 20일)에 걸쳐 분석하여 결정해야 한다.
- 평균과 표준편차는 기대변이를 나타내도록 계산되어야 하고, 일정한 기간이 경과한 후에는 다시 측정해서 그때그때 검사 성능을 반영해야 한다.
- 올바른 관리규칙은 검사에 요구되는 질과 검사법에서 발견되는 정밀도와 바이어스를 감시하도록 선택되어야 한다.
- 선택된 관리규칙을 실행하기 위해서는 관리물질 한계를 설정하고 관리도나 QC 소프트웨어를 이용해야 한다.
- 신선한 관리물질은 일상적인 분석 중에 적절한 때에 준비되어야 한다.
- 관리물질은 적절한 시기를 두어서 검사해야 하는데 분석절차 중에 일어나는 중요한 변동 후와 더불어 최소한 분석수행마다 또는 매일 검사해야 한다.
- 관리물질 결과는 환자 검사결과를 통보하기 전에 검토해서 검사과정 상태를 평가해야 한다.
- 환자 검사결과는 관리물질 결과가 "관리범위-안(in-control)"일 때만 보고되어야 한다. 결과가 "관리범위-밖(out-of-control)"이면 검사과정을 검토하고 문제점을 파악해서 그 문제점을 해결한 후 분석수행을 반복한다.
- 모든 관리물질 결과와 수정 조치 사항들은 검사실 기록에 문서화되어야 한다.

올바른 QC를 올바르게 할 책임이 누구에게 있는가?

이 활동의 일부 책임은 감독자나 기술전문가에게 부여되지만, 나머지 일부는 특정 검사과정이나 분석시스템을 사용하는 검사자에게 있다. 전형적으로 검사자는 검사실의 표준작업과정(SOPs)에 적혀 있는 QC 프로토콜을 따른다. 관리물질을 선택하고 측정 결과를 검토하고 관리규칙을 설정하고 관리물질 측정횟수를 정하고 관리도나 QC 소프트웨어를 설정하는 것은 기술전문가나 감독자가 하는 관리업무이다. 관리물질을 일상적으로 준비하고 측정하고 분석하고 기록하는 것은 실제 검사를 수행하는 검사자에 의해 행해진다. 이렇듯 올바른 QC를 올바르게 하는 것은 검사실의 여러 사람에 의해 수행되고 이에 따라 각자에 맞는 책임이 따른다.

일부 검사실에서는 올바른 QC 절차를 선택하고 계획하는 관리의 책임을 알지 못할 수도 있다. 올바른 QC는 관리물질의 올바른 측정횟수와 그 결과해석에 대한 올바른 규칙에 관한 것이다. 이것은 분명히 관리 책임이라 할 수 있는데, 그것이 검사실 표준작업과정(SOP)의 선택, 설계와 확립의 일부이기 때문이다. 상위 관리의 책임자가 작업과정을 확립하는 것이 질 관리의 기본이다. 질 자체가 이런 작업과정의 결과물이기 때문에 검사실의 SOP가 우수검사실 실무를 대표하게 된다.

무엇이 잘못될 수 있을까?

잘못될 수 있는 것이 잘못된다는 것은 자연의 법칙이다. 그러므로 나쁜 일들이 발생하는 것을 막기 위해 무엇이 일어날지 알고 이를 예방하기 위한 모든 노력을 하는 것이 필요하다. 다음은 QC의 질과 관련된 우려들 중 일부이다.

관리물질이 불안정할 수도 있다. 이것은 관리범위-밖 문제에 대한 "재검, 재검" 대응 시 의심되는 것이다. 제조사의 설명서에 따라 상품화된 관리물질을 사용한다면 이런 문제를 최소화할 수 있다. 제조사는 관리물질의 안정성을 주의 깊게 평가해서 적절한 사용에 대한 지침을 제공한다. 비용을 줄이기 위해 유효기간을 초과해서 관리물질을 사용하게 되면 더 잦은 재검이 발생하여 실제로 비용이 더 증가한다. 동료집단-비교 프로그램

(peer-comparison program)의 참여는 다른 검사실들과 비교를 통해 안정성을 감시하는 기법을 제공한다. 신빙도조사(PT) 또는 외부정도관리(EQA)의 참여는 측정절차의 안정성을 평가하고 검사법의 바이어스를 평가하는 방법을 제공한다.

검사법이 불안정할 수도 있다. 물론 QC의 목적은 검사의 성능이 변동하는 상황을 파악하는 것이지만 관리물질의 변이와 불안정에서 생기는 변동으로부터 실제 검사수행 상태의 변동을 구분해내는 것이 매우 중요하다. 단기간에 일어난 변동은 일반적으로 시약이나 보정물질, 부품, 검사자, 검사환경의 변화와 같이 분석시스템의 변동으로부터 발생한다. 장기간에 일어난 추이(drift)는 단기간 발생 변동보다 평가하기가 더 어렵다. PT나 EQA, 동료집단-비교 프로그램을 통해 다른 검사실과의 검사 성능특성을 비교해서 도움을 받는 것이 좋다.

관리물질이 올바른 농도를 갖지 못할 수도 있다. 관리물질 농도는 의학적 결정수준, 즉 검사결과의 의학적 해석이 중요한 농도 부근에 있어야 한다. 일반적으로 두 가지 또는 세 가지 수준의 관리물질을 사용하는 것이 좋은데, 하나는 정상범위 이내에, 다른 것은 높거나 낮은 비정상 범위이어야 한다. 정상범위 이내의 관리물질은 낮거나 높은 비정상 범위에서 발생하는 문제를 검출하지 못할 수도 있다.

평균과 표준편차를 적정기간 동안 측정하지 못했을 수도 있다. 관리물질 농도 평가 기간을 단축하려는 것은 검사법의 SD에 대한 부정확한 추정치를 야기할 수 있다. 단기간 동안 일어나는 변이는 장기간 동안 일어나는 변이에 비해 더 작은 것이 일반적이므로 결국 더 작은 SD와 더 좁은 허용한계를 초래하게 될 것이다.

관리한계를 올바르게 계산하지 못할 수도 있다. 관리한계를 단순하게 얻는 방법은 여러 가지가 있는데 이런 방법들은 때때로 허용한계를 넓게 해준다. 관리한계는 적정기간, 즉 최소 20일 이상 동안 검사실에서 관리물질을 측정해서 계산해야 한다. 제품설명서에 적혀있는 값은 일반적으로 부적절하게 넓은 관리한계를 제공하게 되는데, 그것은 많은 검사실에서 관찰된 성능을 나타내기 때문이다. 동료집단의 평균과 표준편차의 사용도 검사실간 변이를 반영하므로 더 넓은 관리한계를 초래할 수 있다.

관리규칙이 올바르지 않을 수도 있다. QC 절차는 거짓거부의 가능성을 최소화하고 의학적으로 중요한 오류의 검출 가능성을 최대화할 수 있도록 선택해야 한다. 2SD 관리한계의 사용은 그 자체로 거짓거부가 자주 발생하는 문제가 있지만, QC 실무와 적용을 단순화하고자 하는 특히 작은 검사실에서 이 실무를 현재 널리 사용하고 있다.

관리물질 결과를 올바르게 해석하지 못할 수도 있다. 통계적 QC(SQC)를 올바르게 이해하고 통계학의 두려움을 극복하기 위해서는 교육과 훈련이 필요하다. 분석자는 SQC가 그들의 업무를 단속하는데 이용되고 있다고 염려하기보다는 업무의 질을 평가하는데 도움을 주는 도구라고 인식하는 것이 가장 중요하다.

관리물질 결과를 올바르게 실행에 옮기지 못할 수도 있다. 문제조정과 올바른 개선활동은 경험과 함께 과거의 것에 기초한 지침을 필요로 한다. 결과를 빨리 보고한다는 것만큼이나 올바른 결과를 보고하는 것도 중요한데, 이것은 QC 절차가 정확히 실행되는, 즉 거짓거부가 최소이고 중요한 문제들을 정확히 파악하는 자신감을 분석자들이 갖지 못한다면 달성하기 어려울 것이다.

관리절차를 체계적으로 실행하지 못할 수도 있다. 검사실 전반에 걸쳐 하나의 체계적인 개념과 방식이 필요하다. 이것은 모든 검사에 동일한 QC 절차를 적용해야 한다는 의미가 아니라 관리물질의 결과해석을 쉽게 수행할 수 있도록 각 검사에 맞는 적절한 QC 절차들을 적용하는 체계적인 접근이 필요하다는 것을 의미한다.

규정이나 인증의 필요조건이 정도관리보다는 질관리의 준수만을 이끌어낼지도 모른다. 이런 모든 지침과 권고에도 불구하고, 검사실은 질의 필요조건보다 규정이나 인증 요구사항을 충족시키는 것이 더 쉽다고, 즉 관리 상태보다 준수 상태로 되는 것이 더 쉽다고 결정할지도 모른다. 질은 고객의 요구를 만족시키는 것을 다루는 것이고, 의사와 환자가 검사실 조사자보다 더 중요한 고객이라는 것을 기억해야 한다.

통계적 QC에 관하여 무엇이 올바른가?

위에서 언급한 문제점들에도 불구하고 SQC가 왜 아직까지 검사실의 질을 보증하는 가장 좋은 접근법인지 여러분은 궁금하게 생각할 것이다.

- 첫째, SQC는 안정된 관리물질이 사용되는 모든 검사과정에 적용될 수 있는 기법이다. 이것은 의료검사실에서 일상적으로 실행되는 많은 검사에 대해 거의 보편적으로 적용 가능하도록 해 준다.
- 둘째, SQC 실행을 위한 상용화된 관리물질과 소프트웨어가 있다. 많은 장비 공급자들은 그들의 분석시스템에 통합된 QC 소프트웨어를 공급한다. 거의 모든 검사실 정보시스템(Laboratory Information System, LIS)에는 적용에 필요한 QC 모듈이 포함되어 있다.
- 셋째, SQC는 폭넓게 적용할 수 있는 단일 관리기법을 가르치는 것이 실제로 유리하다. 기본 QC 실무는 검사실 검사자들을 대상으로 하는 교육이나 연수훈련 프로그램의 일부이어야 한다. 관리물질 공급자들은 온라인 과정을 비롯해서 다양한 교육을 제공한다.
- 넷째, 외부정도관리와 동료집단-비교 프로그램은 동료집단의 검사실과 비교를 통해 각 검사실의 수행 능력을 평가하는 도구로 널리 이용되고 있다. 이들은 검사법과 관리물질 모두의 문제조정에 실제로 도움을 준다.
- 마지막으로, SQC 절차를 고안해서 ISO 15189 [1]에 만족하는 검사결과의 질에 도달하는지의 여부를 검증할 수 있다. 더구나 ISO 15198 [2]는 제조업자들의 사용 편의성 때문에 통계적 QC에는 장점이 많다고 인정하고 있다.

이러한 장점들에도 불구하고 많은 사람들이 아직도 QC, 특히 SQC에 대해 부정적인 느낌을 가지고 있다. 그들은 올바른 QC를 하지 않는 것(not doing the right QC)과 QC를 올바르게 하지 않는 것(not doing QC right)의 어려움을 자주 경험한다. 종종 잘못된 QC 절차가 잘못 실행되고 있는 것은 그들의 잘못이 아니다. 다시 한 번 더 **올바른 QC 절차를 실행하는 것은 검사실 관리의 책임이라는 것을 기억하자. 그러나 QC를 올바르게 실행하는 것은 여전히 모두의 책임이다.** 올바른 QC 실행를 위해서 관리자는 검사실 검사자에게 필요한 훈련을 제공해서 그들이 QC를 올바르게 할 수 있도록 해야 한다.

요점은 무엇인가?

질은 "올바른 것을 올바르게 하기(doing the right thing right)"로 묘사되어 왔다. 이것을 정도관리에 적용했을 때, 첫 번째 올바름(right)은 올바른 QC를 실행하는 것을 말하고, 두 번째 올바름(right)은 그 QC를 올바르게 실행하는 것을 말한다. 두 올바름은 QC가 정확하게 수행되는지를 보증하는데 반드시 필요하다. 다음 장에서 QC를 올바르게 시행하기 위한 세부적인 사항을 알아보고, 그 다음에 검사에 요구되는 질과 검사법의 정밀도와 바이어스에 근거한 올바른 QC를 어떻게 선택하는지 고찰하고자 한다.

참고문헌

1. ISO 15189. Medical laboratories - Particular requirements for quality and competence. ISO, Geneva, 2007.
2. ISO 15198. Clinical laboratory medicine - In vitro diagnostic medical devices - Validation of user quality control procedures by the manufacturer. ISO, Geneva, 2004.

11

Basic QC Practice

QC를 위한 최소의 필요조건은 무엇인가?

What are the minimum requirements for QC?

"올바른 QC를 올바르게 하기"는 의료검사실을 위한 실무의 전문적인 표준이 되어야 하지만, 미국의 검사실에서 적용되고 있는 Clinical Laboratory Improvement Amendments (CLIA)에 의해 설정된 최소 필요조건 같이 실무의 다른 표준들이 있다. ISO 15189 지침에 따른 인증에 대한 관심이 증가하고 있지만, 미국 검사실 인증은 CLIA 표준에 따라 시행되고 있다. 미국을 제외한 다른 나라에서는 ISO 15189가 우세한 실무의 표준이다. 미국에서는 여러 단체나 기관이 검사실 인증 실사를 시행하고 있다. 여기에서 사용되는 지침은 적어도 CLIA 규칙만큼 엄격할 것을 요구하지만, 더 많은 것을 요구할 수도 있다. 그러므로 미국 내 검사실들은 인증과 실사를 시행하는 이들 기관의 상세한 필요조건을 이해하고 있어야 한다.

목표

- ✓ CLIA 규칙에 사용된 규정 용어를 알아본다.
- ✓ 비면제검사에 대한 구체적인 QC의 필요조건을 확인한다.
- ✓ CLIA 규정에 의한 QC의 선택사항들을 이해한다.
- ✓ 여러 인증기관에 따라서 이러한 선택사항들이 어떻게 시행되어야 하는지를 이해한다.

학습 준비물

- ✓ **QC – 미국 CLIA 규정(The US Regulations)**[Sharon S. Ehrmeyer, PhD, MT(ASCP)]

할 것

- ✓ 준비물을 학습한다.
- ✓ CMS 웹사이트 상의 CLIA 규정에 접근한다.
- ✓ CMS 웹사이트 상의 State Operations Manual 부록 C에 접속한다.

자가평가 질문

- ✓ 면제검사와 비면제검사의 의미는 무엇인가?
- ✓ 면제검사에 필요한 QC는 무엇인가?
- ✓ 비면제검사에 대한 세 가지 선택사항은 무엇인가?
- ✓ 당신의 검사실은 어떤 기관이나 기구로부터 인증을 받고 있는가?
- ✓ 당신의 검사실에 영향을 주는 구체적인 QC의 필요조건은 무엇인가?

QC - 미국 CLIA 규정

QC - The US Regulations

Sharon S. Ehrmeyer, PhD

미국 CLIA 규정은 1992년 효력이 발효되었지만 2003년 최종규칙(Final Rule)이 발표되기 전까지 여러 번 갱신되었다[1,2]. CLIA는 검사하는데 필요한 "최소"의 필요조건을 정해 놓고 있지만, 미국의 검사실들은 CLIA 인정 자격이 있는 Joint Commission(JC)나 College of American Pathologists(CAP), COLA(Commission on Office Laboratory Accreditation)와 같은 인증기관의 더 엄격한 조건을 만족시키려고 한다. 또한 워싱턴주와 뉴욕주 정부에서 승인된 주립보건검사실 기구들도 특유의 필요조건을 만족시키고 있다.

질관리시스템과 전체검사과정

CLIA 최종규칙은 "질관리시스템(quality system)"에 초점을 맞추고 있는데, 질관리시스템은 2003년 CLIA 규칙 개정 시 처음 언급되었다. 미국 CMS(Center for Medicare & Medicaid Services)는 검사실의 질관리시스템에서 다음 요소들이 중요하다고 밝혔다.

- 일반 검사실시스템(General laboratory systems)
- 분석 전 시스템(Pre-analytic systems)
- 분석시스템(Analytic systems)
- 분석 후 시스템(Post-analytic systems)

이 요소들은 검사실 서비스의 질을 보증하는데 모두 중요하다. 이것들은 관리 · 감시 · 개선되어야 한다. CLIA 최종규칙에 검사실 검사의 질을 확인하는 과정을 질관리평가(quality assessment)라고 정의했는데 초기 규정에는 이 과정이 질보증(quality assurance) 또는 질관리(quality management)라고 불렸다.

사용된 용어에 상관없이 CLIA 최종규칙은 양질의 검사실 서비스를 개발 · 시행 · 전달 · 감시 · 개선하려는 의도를 가지고 있다. 이를 위해서는 효과적인 질관리시스템이 요구된다. 이 책에서 **질관리시스템(Quality system)**은 품질 관리를 시행하는데 필요한 조직, 구조, 자원, 과정, 절차를 나타낸다. **과정(process)**은 투입을 결과로 바꾸는 하나 이상의 밀접한 자원들 그리고/또는 활동을 의미한다. **절차(procedure)**는 활동을 수행하는 특정 방법이다.

CLIA 최종규칙은 검사실의 검체 이동 경로대로 정리되어 있다. 이 경로는 **전체검사과정(Total Testing Process)**으로 언급되고, 아래와 같이 분석 전, 분석, 분석 후 과정 및 절차로 이루어져 있다.

전체검사과정

분석 전	➡	분석	➡	분석 후
· *검사 처방*		· 검체 분주		· 결과 보고서 준비
· *환자 준비*		· 분석기 셋업		· 보고서 전송
· 검체 채취		· 보정		· *보고서 받기*
· 검체 처리		· 관리물질 분석		· *검사결과 검토*
· 검체 수송		· 검사결과 승인		· *임상 조치를 취함*

그림 11-1: CLIA 의료검사실에서의 전체검사과정

주요 과정(분석 전, 분석, 분석 후) 아래에 모든 단계가 열거된 것은 아니지만 주요 과정의 성격을 이해하는데 도움이 된다. 이탤릭체로 표시된 단계는 주로 검사실 영역 밖에서 이루어지는 것들로 검사 처방, 환자 준비, 보고서 받기, 검사결과 검토 및 임상 조치 등이 있다. 의사도 검체를 채취할 수 있지만 검체 채취는 검사실 영역에서 주로 이루어진다. 일부 사람들은 "분석 전 이전(pre-pre-analytic)"과 "분석 후 이후(post-post-analytic)"의 활동을 구별하는데 이것들은 환자의 안전에 대한 개선과 연관이 높다.

질관리평가(Quality Assessment)라는 용어는 평가나 감사와 같은 관련 용어뿐만 아니라 검증(validation)과 확인(verification)을 포함하여 측정 및 감시의 과정과 절차에 대한 실무를 포괄하는 의미로 사용되고 있다. 분석적 검사과정을 위한 질관리평가는 측정 또는 관찰한 성능을 정해진 질관리목표와 필요조건과 객관적으로 비교하기 위해서 올바른 과학적 방법과 데이터 분석(통계학)을 포함해야 한다.

검사실 질관리평가를 위한 일반적인 필요조건

비면제검사의 질관리시스템(Quality Systems for Nonwaived Testing)인 Subpart K는 다음과 같은 일반적인 필요조건으로 시작한다.

§493.1200 (a) 비면제검사를 시행하는 각 검사실은 일반검사실 시스템뿐만 아니라 전체검사과정(즉, 분석 전, 분석, 분석 후)에 적용되는 질관리시스템을 시행하고 감시하는 서면 방침과 절차를 설정하고 유지해야 한다. (b) 검사실의 질관리시스템은 문제를 찾아내고 평가하고 해결하는 지속적인 감시를 통해서 검사실의 서비스와 수행능력을 개선하는 질관리평가 항목을 가지고 있어야 한다. (c) 검사실의 질관리시스템의 여러 구성요소들은 Subpart K의 필요조건을 만족시키는데 이용되고, 검사실이 시행하는 검사, 그것이 제공하는 서비스, 그리고 그 대상인 고객에 대한 전문과 하위전문 분야에 적합하여야 한다.

§493.1250, 분석시스템은 검사실이 다음의 필요조건들에 만족하기를 요구하고 있다:

- *§493.1251 절차 매뉴얼*
- *§493.1252 검사 시스템, 장비, 기구, 시약, 원료, 소모품*
- *§493.1253 검사법 성능 규격에 대한 설정과 확인*
- *§493.1254 정비 및 기능 검사*
- *§493.1255 보정 및 보정검증 절차*
- *§493.1256 관리물질 절차*
- *§493.1261-1278 전문 분야 및 하위 전문 분야 필요조건*
- *§493.1281 검사결과 비교*
- *§493.1282 시정 조치*
- *§493.1283 검사 기록*
- *§493.1289 검사시스템 평가*

여기서 우리는 "관리절차(control procedures)"에 대한 필요조건에만 초점을 맞추도록 한다. QC에 대한 CLIA 규정은 검사의 난이도에 입각하고 있다. QC를 위해서 검사의 난이도에 따라 검사를 다음 3가지로 분류한다. 면제검사와 비면제검사, 그리고 특정 그룹의 의사들에 의해 행해지는 Provider-Performed Microscopy(PPM)이다. 검사 난이도에 대한 최근 정보는 CLIA 프로그램 홈페이지에서 얻을 수 있다[3].

QC와 검사의 난이도

면제검사(waived tests). 면제검사의 목록은 계속해서 확대되고 있고 현재 100개 이상의 검사항목이 해당된다. CLIA 최종규칙에서는 중등도 난이도 검사와 고도 난이도 검사의 구분을 없애고 함께 합쳐서 비면제검사로 정의했는데 과거 중등도로 지정되었던 많은 검사들이 현재 비면제검사로 설정되어 있다. Subpart K 즉, 비면제검사의 질관리시스템 부분은 다음과 같은 일반적인 필요조건으로 시작한다.

> *§493.1200 (a) 비면제검사를 시행하는 각 검사실은 일반검사실 시스템뿐만 아니라 전체검사과정(즉, 분석 전, 분석, 분석 후)에 적용되는 질관리시스템을 시행하고 감시하는 서면 방침과 절차를 설정하고 유지해야 한다. (b) 검사실의 질관리시스템은 문제를 찾아내고 평가하고 해결하는 지속적인 감시를 통해서 검사실의 서비스와 수행능력을 개선하는 질관리평가 항목을 가지고 있어야 한다. (c) 검사실의 질관리시스템의 여러 구성요소들은 Subpart K의 필요조건을 만족시키는데 이용되고, 검사실이 시행하는 검사, 그것이 제공하는 서비스, 그리고 그 대상인 고객에 대한 전문과 하위전문 분야에 적합하여야 한다.*

- CLIA와 COLA 규정의 경우[4], 면제검사를 시행하는 모든 검사실은 QC의 경우 최소한 제조사의 지침을 따라야 한다. 만약 제조사의 QC에 대한 필요조건이 없다면 검사는 우수검사실 실무에 따라야 하는데, 이는 보통 관리물질을 검사하고 환자의 결과를 보고하기 전에 수정을 위해서 결과를 문서화하고 검토하도록 하는 것이다.

Provider Performed Microscopy(PPM). 1993년에 CMS는 중등도 난이도 검사의 일부분으로 "Physician-Performed Microscopy"를 설정했다. 1995년에 이것은 "Provider-Performed Microscopy"로 명칭이 변경되었다. 이 범주는 전적으로 의사, 치과의사, 임상간호사, 조산사, 의사 보조원에 국한된다. PPM검사를 시행하는 주요 도구는 현미경이다.

모든 면제검사와 더불어 아래 언급된 9개의 PPM검사는 PPM CLIA 인증 아래 시행될 수 있다. 검사자는 제조사가 요구하는 QC를 따르고 우수검사실 실무도 따른다. 이 PPM 범주에는 모든 direct wet mount 표본(식염수나 물에 부유)과 KOH 표본, 요충 검사, fern test, 성교 후 질 점액 검사, 요침사 검사, 비즙도말 백혈구 검사, 대변 백혈구 검사, 정액검사(정자 유무와 운동성 파악에 국한) 등이 포함되어 있다.

비면제검사(nonwaived tests). 2003년에 발표된 CLIA 최종 규칙[1]은 새로 제정된 Subpart K(비면제검사의 질 시스템)에 맞게 QC 필요조건을 개정했다. 과거 중등도 난이도 검사와 고도 난이도 검사에 대한 QC의 필요조건을 아래 열거된 것처럼 비면제검사에 대한 QC로 변경하였다.

§493.1256 기준: 관리절차

(a) 각 검사시스템에 대해 검사실은 전체 분석과정의 정확도와 정밀도를 감시하는 관리절차를 가지고 있어야 한다.

(b) §493.1253(b)(3)에 명시된 것처럼 검사실은 만약 가능하다면 그 검사실에서 설정한 성능규격을 이용해서 관리물질 검사의 횟수 및 형태, 빈도를 설정해야 한다.

(c) 관리절차는 (1)검사 시스템 장애나 유해환경, 작업자의 실수에 의해 일어나는 즉각적인 오류를 찾아낼 수 있어야 한다. (2) 검사시스템 성능과 작업 환경, 작업자의 수행능력 등의 변화에 의해 영향을 받을 수 있는 검사성능의 정확도와 정밀도를 일정기간에 걸쳐 감시해야 한다.

(d) 만약 동등한 질 검사를 제공해주는 State Operations Manual (CMS Pub. 7) [6]의 부록 C에 명시된 절차를 승인하지 않는다면, 검사실은 다음을 시행해야 한다.

(1) §493.1261부터 493.1278까지 추가적인 전문분야 및 하부 전문분야 필요조건에 별도로 명시된 바가 없다면 이 항에서 정의된 관리 절차를 시행해야 한다.

(2) 각 검사 시스템의 경우 이 항의 (d)(3)의 필요조건을 최소한 충족시킨다면 제조사에 의해 명시되었거나 검사실에서 설정한 횟수와 빈도로 관리절차를 시

행해야 한다.

(3) 환자 검체가 최소한 매일 한번 검사가 이루어지면 다음 사항을 시행해야 한다.

(i) 각 정량검사법의 경우, 다른 농도의 관리물질 2개를 측정한다.

(ii) 각 정성검사법의 경우, 음성과 양성 관리물질을 측정한다.

(iii) 역가검사의 경우, 음성 관리물질과 역가가 명시된 양성 관리물질을 각각 측정한다.

(iv) 추출과정이 있는 검사의 경우, 추출과정 동안 일어나는 오류를 파악할 수 있는 관리물질을 포함해서 두 가지 관리물질을 측정한다.

(v) 분자증폭과정이 있는 검사의 경우, 두 가지 관리물질을 측정하는데 만약 반응억제가 위음성 결과에 중요 원인이라면 한 개의 관리물질은 반응억제 발생을 찾아낼 수 있어야 한다.

(4) 박층크로마토그래피(thin layer chromatography, TLC)의 경우

(i) TLC에 의해 측정되고 검사실에서 보고되는 잘 알려진 성분이나 약물이 적절히 포함되어 있는 보정물질을 적용할 각 검사 플레이트나 카드에 찍는다.

(ii) 적용할 각 검사 플레이트나 카드에 최소 한 가지 관리물질을 포함시키는데, 추출과정을 포함해서 환자 검사의 모든 단계에서 이루어져야 한다.

(5) 전기영동검사의 경우, 밝혀져 있거나 측정된 물질을 포함한 최소 한 개의 관리물질을 환자 검체와 함께 측정해야 한다.

(6) 시약이 교체될 때나 중대한 예방정비를 시행할 때, 그리고 검사에 영향을 줄 수 있는 중요한 변경이 있을 때에는 환자 검체를 검사하기 전에 이 단락에 명시된 것처럼 관리물질 측정을 시행해야 한다.

(7) 시간이 지나면 검사를 시행하는 모든 검사자가 교대로 관리물질 검사를 시행해야 한다.

(8) 환자 검체와 똑같이 관리물질을 검사해야 한다.

(9) 보정물질을 관리물질로 이용할 때는 기준값(cut-off value)을 결정하거나 검사시스템을 보정하는데 사용했던 것과 다른 로트번호(lot)의 보정물질을 이용해야 한다.

(10) 모든 관리물질의 수용성에 대한 기준을 정하거나 검증해야 한다.

(i) 정량검사용 관리물질을 이용할 때 각 로트번호의 관리물질마다 통계적 지표(평균과 표준편차)가 설정되어 사용할 수 있어야 한다.

(ii) 검사실은 그 검사실에서 사용하는 방법과 장비가 관리물질에 명시되어 있

고 검사실에서 검증되었다면, 분석값이 있는(assayed) 상업용 관리물질에 제시된 값을 사용할 수 있다.

(iii) 분석값이 없는 관리물질에 대한 통계적 지표들은 일정기간 동안 과거 설정된 통계적 지표가 있는 관리물질과 함께 측정하면서 설정해야 한다.

(e) 시약과 배지, 소모품 확인을 위해 검사실은 다음 사항을 반드시 시행해야 한다.

(1) 가능하다면, 등급화 된 반응도뿐만 아니라 양성과 음성의 반응성을 위해서 준비했거나 개봉된 시약, 디스크, 염색액, 항혈청, 동정 시스템(2가지 이상의 기질 그리고/또는 시약을 사용하는 것)의 각 묶음(자가제조용), 로트번호(상업용), 선적을 확인한다.

(2) (이 subpart에서 특별한 언급이 없다면) 사용하는 동안 염색이 제대로 되는지 염색 재료를 매일 시험해야 한다. 또한 양성과 음성의 반응성을 위하여 관리물질도 함께 시험한다.

(3) 형광 검사와 면역조직화학 염색을 할 때마다 매번 양성과 음성에 대해 반응 정도를 확인한다.

(4) 이전이나 첫 사용과 동시에 –

(i) 만약 검사할 때 무균 상태이어야 한다면 배지의 각 묶음마다 무균 여부를 확인해야 한다.

(ii) 배지의 각 묶음마다 균이 잘 자랄 수 있는지 특정 균주의 성장 여부나 생화학반응 여부로 확인해야 한다.

(iii) 배지의 물리적 특징을 문서화해 놓고 만약 배지 상태의 변화가 있다면 제조사에 보고해야 한다.

(5) 시약과 배지, 소모품을 사용할 때 제조사의 규격을 따르고 결과에 책임을 져야 한다.

(f) 환자 검사결과를 통보하기 전에 먼저 관리물질의 결과가 검사실과 제조자의 검사 시스템 기준에 적절하게 맞아야 한다.

(g) 검사실은 실행된 모든 관리절차를 문서화해야 한다.

(h) 만약 관리물질을 사용할 수 없다면 검사실은 즉각적인 오류를 찾아내고 일정 기간 동안 검사시스템의 수행 상태를 감시할 수 있는 다른 방법을 가지고 있어야 한다. 이러한 대체 관리절차는 반드시 문서화되어야 한다.

전문분야에 대한 관리 절차는 §493.1261~§493.1278 절에 있는데 세균학, 항산균학(.1261), 진균학(.1262), 기생충학(.1263), 바이러스학(.1264), 일반화학(.1267), 혈액학(.1269), 면역혈액학(.1271), 조직학(.1273), 세포학(.1274), 임상세포유전학(.1276), 조직적합성(.1278) 등이다. 일반화학과 혈액학은 다음 부분에서 추가적으로 설명한다.

§493.1267 기준: 일반화학.

혈액가스분석의 경우, 검사실은 다음을 반드시 시행해야 한다:

(a) 제조사의 지시대로 일정 주기로 보정하고 보정을 검증해야 한다.

(b) 8시간마다 1개의 관리물질을 측정하는데 관리물질은 저농도와 고농도 두 가지를 포함해야 한다.

(c) 만약 장비 내부에서 자동으로 최소 30분마다 보정하지 않는다면 검체를 검사할 때마다 한 개의 관리물질을 측정해야 한다.

(d) 이 절에서 명시된 것처럼 관리물질 수행과정 모두는 문서화되어 있어야 한다.

§493.1269 기준: 혈액학.

(a) 혈구계산기를 이용해서 수기로 세포를 셀 때
(1) 작업 8시간마다 1개의 관리물질을 측정해야 한다.
(2) 환자 검체와 관리물질은 중복 측정되어야 한다.

(b) 수기가 아닌 모든 응고검사 시스템의 경우, 검사실은 작업 8시간마다 그리고 시약이 바뀔 때마다 두 가지 관리물질을 측정해야 한다.

(c) 수기 응고검사의 경우,

(1) 환자 검체를 검사하기 전마다, 그리고 시약이 바뀔 때마다 2가지 관리물질을 측정해야 한다.

(2) 환자 검체와 관리물질은 중복 측정되어야 한다.

(d) 이 장에서 명시된 것처럼 검사실은 관리물질 수행과정을 모두 문서화해야 한다.

제조사가 전자 QC나 다른 방법으로 일일 QC의 필요조건을 만족시키는 방법을 명시한 검사법에 대해서는 QC-동등한 질의 검사(QC-equivalent quality testing)에 대한 새로운 선택사항을 §493.1256 절에 기술하고 있다. State Operation Manual(SOM)의 부록 C, 즉 검사실과 검사실 서비스에 관한 규정과 해석지침(Regulations and Interpretive Guidelines for Laboratories and Laboratory Services)에서 더 많은 정보를 제공한다[6].

모든 경우에 있어서 QC 결과와 "관리범위-밖 결과(out of control results)" (§493.1282 Corrective Actions)에 대한 특정한 교정조치는 문서화되어야 하고 이 조치에 대한 방침과 절차를 심사원(inspector)에게 보일 수 있어야 한다.

질 감시와 관리시스템에 대한 JC 필요조건

CMS(CLIA)에서 언급한 필요조건은 Joint Commision(JC, 과거 JCAHO로 알려진)에도 적용가능하다. JC의 경우 정도관리의 목표가 검사실 검사의 질을 유지하고 최선의 결과를 얻는 것이다.

면제검사. JC는 CLIA에서 정의된 것처럼 면제검사를 인정하지만, 다음의 추가적인 질과 QC의 필요조건을 확인할 수 있다[3]:

- *기준 WT.01.01.01: 면제검사에 대한 방침과 절차가 설정되고 승인되어 현재 이용가능하다.*
- *기준 WT.02.01.01: CLIA 인증서 명단의 사람은 면제검사를 시행하고 감독하는데 책임 있는 직원을 확인한다.*
- *기준 WT.03.01.01: 면제검사를 시행하는 직원과 면허취득 검사자는 자격이 있다.*

- *기준 WT.04.01.01: 기관은 면제검사에 대해 각 절차마다 관리점검을 시행한다. 주석: 내부 QC는 전자, 액상, 또는 관리물질 영역을 포함할 수 있다. 외부 QC는 전자 또는 액상 영역을 포함할 수 있다.*
- *기준 WT.05.01.01: 기관은 면제검사에 대한 기록을 유지한다.*

비면제검사. 일반적인 질 감시와 관리시스템의 필요조건
(각 전문분야는 추가적인 필요조건이 있다):

- *QSA.01.01.01: 검사실은 규정된 모든 검사항목에 대해 CMS 승인 신빙도조사 프로그램에 참여한다.*
- *QSA.01.02.01: 검사실은 신빙도조사 프로그램에 참여해서 얻은 누적결과들을 유지한다.*
- *QSA.01.03.01: 검사실은 신빙도조사용 검체를 다루고 검사하는 과정(process)이 있다.*
- *QSA.01.04.01: 검사실은 다른 검사실과는 다른 독자적인 신빙도조사를 시행한다.*
- *QSA.01.05.01: 검사실은 적합한 신빙도조사 검체가 불가능한 경우 규정된 분석물질과 규정되지 않은 분석물질에서 얻은 결과들의 정확도와 신뢰도를 검증한다.*
- *QSA.02.01.01: 검사실은 QC 절차를 설정하기 위해 검사항목, 방법, 장비를 검증한다. 주석: 이 기준은 원래 장비가 수리 상태에서 대여한 기기에도 적용된다.*
- *QSA.02.02.01: 검사실은 보정과 재보정을 시행한다.*
- *QSA.02.03.01: 검사실은 보정 검증을 시행한다.*
- *QSA.02.04.01: 검사실은 통상적인 QC를 적용하기 전에 전자 또는 내부시스템으로 장비-기반 검사(instrument-based testing)를 평가한다.*
- *QSA.02.05.01: 검사실은 통상적인 QC를 적용하기 전에 내부시스템으로 noninstrument-based testing을 평가한다.*
- *QSA.02.06.01: 각 검사실은 전문분야와 하위 전문분야에 대한 QC 방침을 가진다.*
- *QSA.02.07.01: 검사실은 각 절차마다 통계적으로 입증된 자체의 QC 범위를 가진다.*
- *QSA.02.08.01: 검사실은 다른 방법이나 장비에서, 또는 다른 장소에서 시행되는 동일 검사결과를 평가하기 위해서 상관성을 본다.*
- *QSA.02.09.01: 검사실은 환자 검체를 검사한 동일한 방법으로 QC 검사를 시행한다.*
- *QSA.02.10.01: 검사실은 검사과정의 정확도와 정밀도를 감시하기 위해 QC 검사를*

시행한다. 주석: 이 기준은 QSA 장(예를 들어, 혈액가스검사는 환자 검사를 시행하는 매일 3가지 수준의 관리물질이 필요하다)에서 언급된 전문분야/하위 전문분야의 조합으로 생각된다.

- *QSA.02.11.01: 검사실은 QC 프로그램의 일환으로 환자 검사결과와 이와 관련된 기록을 감독한다.*
- *QSA.02.12.01: 검사실은 QC 감시를 통해 확인된 결점을 조사하고 수정조치를 취한다.*
- *QSA.02.13.01: 검사실은 시약을 보관하고 준비하며 평가하고 기록한다.*
- *QSA.02.14.01: 검사실은 시약과 용매를 정확하고 완벽하게 표지한다.*

임상화학 QC 필요조건:

- *QSA.06.01.01: 검사실은 정도관리물질을 이용해서 각 임상화학 검사시스템을 검증한다.*
- *QSA.06.02.01: 검사실은 정도관리물질을 이용해서 각 혈액가스검사 장비의 작동을 검증한다.*

혈액학 및 응고검사 QC 필요조건:

- *QSA.11.01.01: 환자 검사를 시행하는 날마다 검사실은 임상적으로 중요한 값의 범위 내의 알려진 표준물질이나 관리물질에 대한 검사지표와 각 혈액학 절차를 검증한다.*
- *QSA.11.02.01: 검사실의 응고검사는 정확한 결과를 제공한다.*

정도관리에 대한 CAP 검사실 인증 프로그램의 필요조건

최근까지 CAP의 철학은 모든 임상검사실이 CMS 분류에 따른 검사 난이도에 상관없이 동일한 질의 필요조건을 따라야 한다는 것이었다. 이제 이것은 더 이상 정당한 주장이 아니다. CAP은 면제검사에 대한 예외규정을 만들었고 지금 현재 CAP의 필요조건은 CLIA의 것과 더 밀접하다. 검사실은 현장검사의 점검사항 같이 특정 검사 영역에 있는 질의 필요조건뿐만 아니라 검사실의 일반점검사항(Laboratory General Checklist, GEN)에 있는 것도 잘 지켜야 한다. CAP은 또한 해당 분야 전문가가 최소한 매달 QC 데이터를 검토해서 장기간의 추세와 불일치를 파악하도록 요구하고 있다.

일반적인 필요조건의 경우, CAP은 검사실의 일반점검사항(GEN, 2009년 6월)에서 *검사실의 전체적인 정도관리 프로그램에 대한 문서화를 명시했다. 여기에는 일반적인 검사실 방침과 책임 할당도 언급되어 있다. 또한 (1) 관리물질 측정 횟수와 빈도, (2) 관리물질 검사의 허용범위 설정, 그리고 (3) 정도관리 데이터에 따른 시정조치를 포함해서 분석성능을 지속적으로 감시하기 위한 명확히 문서화된 절차가 필요함을 언급했다. 정도관리 기록은 잘 정리되어 있어서 관리자(검사실 책임자, 감독자, 또는 정도관리 코디네이터)에 의해 정기적으로 검토가 이루어져야 한다.*

- *(GEN.30000) 분석성능을 감시하기 위한 방침과 절차가 명확히 설정된 문서화된 정도관리 프로그램이 존재하는가?*
- *(GEN.30070) 만약 검사실이 보정이나 관리물질을 사용하지 않고 검사를 시행한다면 환자 검사결과의 신뢰도를 검증할 수 있는 어떤 절차가 있는가?(이 점검항목은 면제검사에 적용되지 않는다)*

다른 항목의 점검사항-POC(현장검사, 2009년 6월), CHM(화학 및 독성학, 2009년 6월), 그리고 HEM(혈액학 및 응고검사, 2009년 6월)으로부터 QC 필요조건의 예는 다음과 같다:

- *(POC.03500, CHM.10500, HEM.20000) 검사실은 검사 전, 검사, 검사 후 과정에서 질을 보증할 수 있는 문서화된 QC 프로그램이 있는가?*
- *(POC.06450, CHM.10700, HEM.20150) 모든 근무교대 시 모든 절차에 대하여 기기의 점검과 기능, 온도 등의 기록에 대한 지속적인 평가가 있는가?*
- *(POC.07300, CHM.13900) 정량검사와 정성검사의 경우 관리물질을 매일 수행하는가?*
- *(CHM.14000) 정량검사의 경우 관리물질의 각 로트번호마다 유효한 허용범위가 설정되었거나 검증되었는가?*
- *(POC.07484, HEM.20143) 관리물질 결과가 정해진 허용범위를 벗어났을 때 수정조치의 증거가 있는가?*
- *(CHM.14500, HEM.20050) 숫자로 된 QC 데이터에 대하여 분석 비정밀도를 파악하기 위해 매달 계산된 통계지표(예를 들어 SD 또는 CV)가 있는가?*

차이점은 무엇인가?

QC의 필요조건들은 매우 유사한데, 이는 모든 기관들이 CMS의 심사에 의해서 검사실 인증을 받아야 하므로 그러한 것이다. 그러나 각 인증기관의 심사문항에는 약간의 차이가 있어서 검사실을 심사할 때 주의 깊게 보고 중요시 여기는 부분에는 차이가 있다. COLA와 CMS는 작은 검사실의 실무적인 면을 더 지원하는 편이다. CAP은 대형 검사실의 경우 더 엄격한 실무의 기준을 제시하고 또한 현장검사에 대해서도 이런 실무를 부과하려고 한다. JC는 어떤 면에서는 중간 정도이지만, 전체적인 JC는 기관의 광범위한 질향상 활동에 대해서 더 엄격한 필요조건을 요구한다. JC-인증 기관의 검사실이 CAP 심사를 선택할지라도 JC는 기관의 광범위한 질관리계획에 대한 검사실의 역할을 심사할 것이다.

그 외 실무 표준들이 있는가?

CLSI와 ISO는 검사실의 QC 실무를 다루는 검사실 실무를 위한 다른 표준의 근원이자 지침이다.

C24-A3 [7]은 분석수행의 정의, QC 절차의 계획 또는 선택 단계, 바람직한 관리물질의 특성을 포함하는 통계적 QC뿐만 아니라, 관리물질 샘플의 빈도와 위치, 결정기준이나 관리규칙, 누적평균과 SD에 근거한 관리범위의 계산, 관리범위-밖 상황에서 해야 할 일을 포함하는 일상적인 QC 절차에 필요한 실무지침을 제공한다.

EP23-P [8]은 간이검사(unit-use devices)에 대한 질관리시스템 개발 기준을 제시한다. 이것은 통계적 QC가 현장검사에서는 시행되기 어려우므로 이것보다는 개별 방법에 더 초점을 맞추어 특정한 오류의 발생을 감시한다. CLIA는 아직까지 최소한의 QC 표준에도 따르지 못하고 있는 의원 내 검사실과 현장검사(NPT/POC)를 주요 목표로 해서 동등한 QC 절차에 대한 추천으로써 EP18-A를 인용한다.

ISO 15189 [9]는 특별히 의료검사실에 대한 기준을 제시하는 국제표준이다. QC에 대한 필요조건은 5.6.1 단락의 "검사실은 의도한 검사결과의 질에 도달했는지 검증하는 내부정도관리 시스템을 설계한다"라는 단락에서 볼 수 있다. 비록 의도는 명확하지만 여기에는 이것을 도달하기 위해 무엇을 해야 하는지 세부적인 정보가 없다. ISO는 매우 유능한 전문가가 무엇을 해야 할지를 알고 효과적인 QC 절차를 시행하기 위한 책임을 질 것이라고 가정한다. 이것은 CMS가 최소한의 교육과 능력을 가진 비전문가에 의해 시행될 수 있는 가장 낮은 기준을 목표로 하는 CLIA와 대조된다.

요점은 무엇인가?

우리는 앞에서 규칙을 "준수"하는 것이 질관리에 충분하다고 간주하는 태도가 일종의 규정에 의한 효과인 것으로 언급했다. 그러나 미국의 규정은 *최소* 기준으로 하면서 과거 전문적인 기준에 적용받지 않았던 검사실의 질을 *올리려는* 의도였다는 것이 중요하다. 규정의 필요조건을 만족시키는 것도 중요한 반면에, 검사실이 이 최소 기준을 넘어서 "올바른 QC를 올바르게 하기(do the right QC right)"라는 우수성이 요구된다.

참고문헌

1. U.S. Department of Health and Human Services. Medicare, Medicaid and CLIA programs: Regulations implementing the Clinical Laboratory Improvement Amendments of 1988 (CLIA). Final rule. Fed Regist 1992;57:7002-186.
2. US Centers for Medicare & Medicaid Services (CMS). Medicare, Medicaid, and CLIA Programs: Laboratory Requirements Relating to quality Systems and Certain Personnel Qualifications. Final Rule. Fed Regist Jan 24 2003;16:3640-3714 (http://www.cdc.gov/clia/regs/toc.aspx)
3. Laboratory Accreditation Standards. The Joint Commission (JC). Oakbrook Terrace, IL. 60181. http://www.jointcommission.org
4. CAP Laboratory Accrditation Program Checklists. College of American Pathologists (CAP). Northfield, IL 60093-2750. http://www.cap.org

5. COLA Accreditation Manual. Columbia, MD 21046. http://www.cola.org
6. CMS State Operations Manual Appendix C, Regulations and Interpretive Guidelines for Laboratories and Laboratory Services, http://www.cms.hhs.gov/CLIA/03_Interpretive_Guidelines_for_Laboratories.asp#TopOfPage
7. CLSI C24-A3. Statistical Quality Control for Quantitative Measurement Procedures: Principles and Definitions. Clinical Laboratory Standard Institute, Wayne PA, 2005. (Member cost $60, nonmember cost $120).
8. EP23-P. Laboratory Quality Control Plan Based on Risk Management; Proposed Guideline. CLSI, Wayne PA, 2010.
9. ISO 15189. Medical laboratories - Particular requirements for quality and competence. ISO, Geneva, 2007.

온라인 자료

JC: http://www.jointcommission.org

CAP: http://www.cap.org

CLOA: http://www.cola.org

CLIA information (waived tests, test complexities, federal registers, etc.)

CMS: http://www.cms.hhs.gov/CLIA

CDC: http://www.cdc.gov/clia

12

Basic QC Practice

관리물질이란 무엇이며, 어떤 특성이 중요한가?

What are control materials and what characteristics are important?

관심대상 검사에 필요한 적절한 관리물질의 선택에 대해 배우도록 한다. **QC - 관리물질(QC - The Materials)**에서 Elsa F. Quam, BS, MT(ASCP)는 통계적 QC의 목적을 고찰하고 기질, 안정성, 바이알 간(vial-to-vial) 변동성, 분석값이 있는 관리물질과 분석값이 없는 관리물질, 분석물질 농도 및 전처리 절차와 같은 관리물질의 주요 특성에 대하여 기술하고 있다. 의학적 결정수준(Medical Decision Levels)의 요약표는 Dr. Bernard Statland의 허락을 받아 제시하였다.

목표

✓ 관리물질의 선택에 중요한 특성을 확인한다.
✓ 의학적 결정수준을 위한 지침을 찾는다.

학습 준비물

✓ **QC - 물질(QC - The Materials)**[Elsa F. Quam, BS, MT(ASCP) 저]
✓ **의학적 결정수준(Medical Decision Levels)**[Bernard Statland, MD, PhD 저]

할 것

✓ 학습 준비물을 익힌다.
✓ 관리물질 제품의 설명서를 찾아 그 정보를 검토한다.
✓ 미리 선택한 관심대상 검사에 대하여, 어떤 의학적 결정수준이 중요한지 알아낸다.
✓ 해당 검사에 대해 검사실에서 사용하는 관리물질과 의학적 결정수준을 확인한다.

자가평가 질문

✓ 관리물질을 선택할 때는 어떤 특성을 고려해야 하는가?
✓ 액상 관리물질의 장점은 무엇인가?
✓ 측정법 설명서(assay sheet)에서는 어떤 정보를 이용할 수 있는가?
✓ 분석값이 없는(unassayed) 관리물질은 어떻게 사용할 것인가?
✓ "의학적 결정수준(medical decision level)"이란 무엇인가?
✓ 칼슘 검사에서 적절한 의학적 결정수준은 무엇인가?

QC - 관리물질

QC - The Materials

Elsa F. Quam, BS, MT(ASCP)

통계적 정도관리 절차의 목적은 안정적인 검사 동안 측정의 분석적 질을 감시하고, 안정적인 검사로부터 벗어나는 변화를 감지하여 의학적으로 중요한 오류를 가진 결과가 보고되는 것을 방지하는 것이다[1]. 검사자의 관점에 따른 정도관리 과정의 목표는 측정법에 문제가 있는 경우에는 "**경고(alert)**"하고 측정법이 올바르게 작동 중일 때에는 "**경고하지 않는(don't alert)**" 것이다. 이것들은 "참경고(true alarm)"와 "거짓경고(false alarm)" 상황에 해당되며 QC 절차의 특성이다. 요컨대, 분석자는 실제 문제들을 알고자 하지만 측정법이 적절히 작동하고 있을 때에는 시간을 소비할 여유가 없다. 측정법에 대한 문제해결에 도움이 되는 모든 부가적인 정보는 "추가 보너스(extra bonus)"에 해당된다.

정도관리 절차에 필요한 통계학적 계산을 수행하는 법, 관리규칙을 선택하는 법, 관리규칙을 적용하는 법, 관리도를 만드는 법, 정도관리 절차의 결과를 해석하는 법에 대한 많은 글들이 나와 있지만, 이것들은 적절하고 안정적인 관리물질의 확보를 가정으로 하고 있다. 관리물질을 선택할 때에는 매우 신중할 필요가 있다. 중요한 특성으로는 안정성, 바이알 간(vial-to-vial) 변동성, 분석값이 있는(assayed) 관리물질과 분석값이 없는(unassayed) 관리물질, 적절한 분석물질의 농도 및 전처리 절차가 있다. 정도관리 절차의 성공은 바로 이 속성들에 달려있다.

관리물질 용액(control solution), 관리물질(control material)

ISO 및 CLSI에 따르면, ***관리물질(control material)**은 검사시스템의 신뢰도를 감시하고 설정된 한계 이내로 그 성능을 유지하기 위해서 정도관리 과정에 쓰이는 장비(device), 용액, 또는 동결건조된 조제물이다(주: 관심대상 분석물질에 대한 예측된 반응이나 농도는 조제 중에 확인되고 사용 시 검증된 한계 내에 있게 된다).*

관리물질 또는 관리물질 제품(control product)이라는 용어는 액상, 동결, 또는 동결건조된 형태로 매일매일 사용하기에 적당하도록 작은 병에 담겨 보통 상품화로 이용 가능한 관리물질 용액(control solution)을 지칭한다.

이런 관리물질은 오늘날 대부분의 검사실에서 널리 쓰이고 있다. 이것들은 관리물질의 생산이 특화되어 있는 제조사로부터 구할 수 있으며 때로는 시약, 측정법 및 장비 시스템을 판매하는 회사와 동일한 곳에서 제공받기도 한다. 요즘에는 필요한 관리물질이 포함된 일체형 검사 패키지를 구입하는 경우도 흔하다.

기질(Matrix)

기질은 사용자가 원하는 제품을 만들기 위해 추가된 소량 첨가물질(spiking materials), 방부제 등과 같은 모든 종류의 첨가물에 더해서 관리물질을 제조하는 물질(substance)이나 주요소(base)를 지칭한다.

CLSI/ISO의 통일된 용어집[2]에서는 *분석물질을 제외한 물질계(material system)의 전체 구성요소*로서(물질계의) 기질을 뜻한다(ISO 17511).

기질효과(matrix effect)는 다음으로 정의된다.

측정량(measurand) 이외의 검체 속성이 특정한 측정법에 따른 측정량의 측정과 그 측정값에 미치는 영향(ISO 17511); 주1: *기질효과의 구체적인 원인은 영향의 양(influence quantity)이다(ISO 17511);* 주2: *'기질 효과'라는 용어는 변성된 분석물질 또는 모의 분석물질의 목적으로 추가된 가짜요소['대리 분석물질(surrogate analyte)']로 인한 교환가능성(commutability)의 부족이란 뜻으로 종종 잘못 사용되곤 한다 [ISO 17511];* 주3: *점도, 표면장력, 혼탁도, 이온강도 및 pH가 기질 효과의 흔한 원인이다;* 주4: *측정법이 분석물질을 정확하게 측정하는 능력에 대한 기질의 물리화학적 효과(예, 간섭).*

CLSI C24-A3 [3] 지침서는 관리물질에 대해서 다음의 지침을 검사실에 제시한다:

관리물질은 의도한 환자 검체 유형으로 측정할 때 측정절차에서 일어나는 정보를 제공할 수 있는 특성을 가져야 한다. 새 로트(lot)의 관리물질로 측정법에 대한 통계적 특성의 기준을 잡기 위한 부가적인 검사를 시행하고 데이터 분석의 필요성을 최소화하기 위해서 검사실은 실질적으로 적어도 1년 동안 유지될 정도로 충분히 균질하고 안정적인 관리물질을 확보해야 한다. 관심대상 분석물질에 있어서 관리물질은 그 바이알 간 변동성이 감시하고자 하는 측정법에서 기대되는 변이보다 훨씬 더 작아야 하며, 보증된 보관기간(shelf life)과 용기개봉 후 보관기간 동안 안정성이 확보되어야 한다. 상품화된 관리물질이 없는 경우에 검사실은 이런 목적으로 환자(검체) 풀(pool)을 조제하여 소분(aliquot)할 수 있다.

이 지침은 기질 문제와 관련하여 의도된 검체 유형과 같은 성질, 분석물질의 농도, 그리고 교환가능성(commutability)과 같이 다수의 중요한 특성을 밝히고 있다. 보관가능기간, 바이알 간 변동성 및 바이알 개봉 후 기간을 포함한 유통의 안정성은 중요하다. 또한 환자(검체) 풀을 사용하려면, 검사실은 이런 물질이 감염성일 수도 있음을 고려해야 하고 안전한 사용을 보증하기 위한 검사를 해야 함을 명심하도록 한다.

이상적으로 관리물질은 실제 검체와 동일하게 반응하도록 검사할 검체와 동일한 기질을 가져야 한다. 예를 들면, 현장(point-of-care) 검사 혈당 측정기와 혈액가스 및 전혈 전해질 분석기에 대해서는 기질을 유사하게 하기 위해 전혈 관리물질을 채택하고, 혈청이나 혈장으로 검사를 시행하는 분석기에 대해서는 혈청/단백질 기반의 관리물질을 사용한다. 소변과 척수액을 기질로 가지는 관리물질도 나와 있다. 일반적으로 과거에는 인간 유래 제조물질이 선호되었으나 오늘날에는 잠재적인 생물학적 위험 때문에 소 기반(bovine-based) 정도관리 제품이 더 널리 보급되고 있다.

적절한 기질을 갖도록 채택된 경우라 하더라도 관리물질은 그 생산과정 동안 기질의 특성이 변할 수 있는 많은 조작을 거친다. 이런 변화에는 동결건조(freeze drying 또는 lyophilization)와 같이 물질에 대한 물리적 변화뿐만 아니라 특정한 농도 또는 안정성을 달성하기 위한 인간 및 비인간 유래 첨가물이 포함된다. 이런 변화는 사람의 신선한 검체라면 나타나지 않을 검사과정 상의 간섭(interference)을 유발할 수 있다.

어떤 검사법은 관리물질을 채택하는 데 영향을 미칠 수도 있다. 예를 들어, 소 기반(bovine-based) 관리물질은 사람의 알부민에 대해 최적화된 브롬크레졸 퍼플(bromcresol purple) 알부민 검사법으로는 일반적으로 낮게 측정된다. 이와는 반대로, 덜 특이적인 브롬크레졸 그린(bromcresol green) 알부민 검사법에는 소 기반 관리물질이 적합하다. 지질단백(Lipoprotein) 검사에 사용되는 몇몇 검사들에서는 신선 또는 동결 사람 (검체) 풀이 가장 적절한 관리물질이 될 수 있다[4]. 관리물질의 기질에 대한 주의 깊은 고려는 질관리계획과정(Quality-Planning process)에서 중요한 고려사항이다.

전처리 단계(pre-treatment steps)에도 비슷한 고려사항이 필요하다. Digoxin, HbA1c 및 TIBC 같이 많은 검사에서 분석과정에 의한 측정 전에 검체에 대한 전처리가 필요하다. 이런 절차는 종종 분석 측정 중 문제가 더 발생하는 수기 피펫 작업과 혼합과정을 필요로 한다. 이런 작업에 대해서는 관리물질을 전처리 단계에 넣어 검체를 검사할 때와 동일하게 처리하는 것이 최선이다. 분석법에도 문제가 발생하기 쉬운 경우에는 전처리를 하는 한 두 개의 관리물질에 추가하여 전처리과정을 거치지 않는 한 두 개의 관리물질을 채택하는 것이 유리할 수 있다. 이런 전략은 오류가 발생하는 경우에 전처리과정으로부터 분석과정을 분리함으로써 분석자에게 도움이 될 것이다.

이러한 모든 고려사항들은 관련 있는 다른 유형의 관리물질에 동일한 절차를 적용할 때 구해지는 관련 기대치 간의 측정값에서 얻어지는 동일한 수리적 관계(numerical relationship)와 같이, 같은 양을 측정하고자 주어진 한 세트의 측정법으로부터 분석된 결과들 사이에서 그러한 관계의 동일성을 얻을 수 있는 물질의 능력이라고 정의한 ISO/CLSI [2]의 "교환가능성(commutability)"에 대한 일부 개념에서 나온 것이다(ISO 15197, ISO/DIS 17593). 교환가능성은 관리물질에서도 바람직하지만 보정물질(calibrator)에는 훨씬 더 필수적이다.

안정성(stability)

가능하다면 동일한 로트(lot)나 묶음(batch) 번호로 적어도 1년의 공급분을 구매하는 것이 바람직하다. 현재 유효기간이 2년 이상인 제품들도 많이 나와 있다. 관리물질 제품의 바람직한 유효기간은 구매 시점의 규격사양(specification) 목록에 포함되어야 한다. 이 계획단계는 새 로트번호의 관리물질에 대한 점검기간 동안에 필요한 교차검사(crossover testing)를 최소화함으로써 비용을 줄이는 동시에, 많은 검사법과 장비의 변화

속에서 분석과정을 지속적으로 감시할 수 있는 역할을 할 수 있다. 대부분의 공급자들은 원하는 기간 동안 특정 로트번호를 보유하고 매월, 격월 또는 분기별로 자동 수송과 청구일정을 정하기 때문에 예상되는 사용기간 동안에 필요한 전체 로트를 구입해서 보관할 필요가 없다. 이 방식은 관리물질을 사용할 필요가 있을 때까지 그것에 대한 지출이나 보관을 필요로 하지 않는 이점도 있다.

바이알 간 변동성(vial-to-vial variability)

검사법을 감시할 때에 관찰되는 변이는 거의 모두 측정 비정밀도(imprecision)와 관리물질 자체의 바이알 간 변동성에 기인하며 보통 후자는 관찰되는 총 변이의 작은 부분을 차지한다. 동결건조하여 만든 상품화 된 관리물질은 물이나 특별한 희석액을 써서 액상으로 만들어 재조성해야 하므로 이 단계를 표준화하는 것이 매우 중요하다. 재조성 과정으로 인한 바이알 간 변동성을 최소화하기 위하여 A형 부피측정용 피펫, 1형 탈이온수, 혼합 시간과 재조성 시간이 명시되어 있는 설명서를 사용하도록 한다.

요즈음 재조성 과정을 없앤 많은 액상 관리물질 제품이 나와 있다. 보통 이런 제품들은 더 비싸고 특정 검사법에 대한 기질 문제로 인한 오류의 원인이 될 만한 첨가제나 보존제를 포함하는 경우가 종종 있다. 감소한 바이알 간 변동성으로 인한 이득이 감시할 분석법에 따라서 비용 상승보다 더 중요할 수도 있다. 또한 동결건조 제품은 보통 재조성 후 48시간 이내에만 안정적인 반면, 액상 관리물질 제품은 일반적으로 바이알 개봉 후 14일~30일 동안 안정적이다. 안정성으로 인한 낭비의 감소, 바이알 간 변동성의 제거, 재조성 과정으로 인한 조작상의 오류 감소 때문에 경우에 따라 액상 관리물질이 "더 나은 구매"가 될 수도 있다.

분석값이 있는 관리물질(assayed control material)과 분석값이 없는 관리물질(unassayed control material)

관리물질 제품은 분석값이 있는 물질이나 분석값이 없는 물질로 사용할 수 있다. 일반적으로 분석값이 있는 관리물질은 다양한 검사법과 장비 시스템으로 측정된 분석물질에 대한 예측 값의 분석 시트(assay sheet)가 포함되어 있다. 보통 이런 분석 시트에는 각 성분에 대한 예측 범위뿐만 아니라 예측 평균값도 기재되어 있다. 어떤 분석물질에 대해서는 참고 측정법(reference method)에 대한 값도 있다. 이 범위는 검사실에서 자체적인 통계적 한계를 수립할 때까지 가이드라인으로만 사용된다. 일반적으로 분석값이 있는 관리물질은 수치설정 과정(value-assignment process)에서 발생하는 비용 때문에 분석값이 없는 관리물질보다 더 비싸다. 그러나 CLIA 규정의 준수와 문제해결을 위해서 소규모의 검사실에서는 그쪽이 더 나을 수 있다.

분석물질 수준

관리물질 성분의 수준은 의학적 의사결정농도 및/또는 직선성 범위의 상한과 하한 같은 검사법 성능의 중요한 한계에서 선택되어야 한다. 각 분석물질 당 종종 2개나 3개의 서로 다른 농도가 필요하다(의학적 및/또는 성능 측면). 중요한 농도에서 관리물질을 선택하면, 분석자는 안정적인 작동 동안 그 검사법의 중요 수준에서의 무작위오차를 추정할 수 있고 그 분석물질에 대한 가장 중요한 성능 수준에서 감시할 수 있다. Statland는 여러 검사에 있어서 결정수준에 대한 권고를 제시했으며[5], 요약표를 이 장의 끝에 제시했다. 제조사들은 종종 중요한 의학적 의사결정농도수준을 포함하고 검사법의 보고가능범위(Reportable range)의 상한과 하한을 모니터하는 물질을 제공한다. CLSI C24-A3 [3]은 일반적으로 최소한 2개 수준의 관리물질이 필요하지만, 추가된 수준이 임상적으로 관련된 다른 수준에서 성능을 감시하기에 적절할 수 있다고 인정하고 있다.

공급자에 대한 고려사항

월별 평균 및 표준편차 계산, Levey-Jennings 관리도 작성, 개별 검사실의 평균과 표준편차를 어떤 검사실 집단과 비교하는 동료집단비교(peer-comparison) 보고서의 제공 같은 데이터 분석 서비스를 관리물질의 공급자가 제공할 수도 있다. 이런 데이터 분석 서비스는 현장의 기술적 자원에 한계가 있는 소규모 검사실에 가장 유용하다. 중요한 요소 한 가지는 데이터를 분석하고 검사실로 돌아오는 데에 걸리는 시간이다. 데이터의 빠른 전송과 분석, 그리고 동료집단비교 보고서와 통계량에 대한 빠른 접근이 인터넷 프로그램으로 가능하다. 그러나 이러한 프로그램이 분석실행의 허용과 거부, 그리고 환자 검사결과의 보고를 결정하는 데에 필요한 즉각적인 데이터분석을 대체할 수는 없다. 그보다는 검사법의 장기적인 성능, 특히 검사실의 평균을 어떤 검사실 집단의 평균과 비교함으로써 비정확도나 바이어스에 대한 부가 정보를 제공한다.

일부 관리물질 공급자들은 관리물질을 구입하는 검사실에 "무료" QC 소프트웨어를 제공한다. 물론, 이 소프트웨어의 비용은 관리물질의 비용 안에 포함되어 있다. 종종 무료 QC 프로그램은 공급자의 관리물질과 사용하도록 제한된다. 즉, 검사실은 다른 공급자의 관리물질에 관한 데이터는 입력할 수 없다. 이것은 다양한 검사를 시행하고 복수의 공급자 관리물질을 사용하는 검사실에서 문제가 된다. 이런 검사실에서는 장비 시스템, 데이터 인터페이스 관리 및 검사정보시스템(LIS)에서 쓸 수 있는 여러 개의 QC 프로그램을 사용해야 한다.

검사실이 (장비)제조사의 관리물질을 사용하는 경우, 장비제조사는 문제해결 지원을 제공한다. 이번에도 이런 서비스의 비용은 관리물질과 장비시약의 비용에 이미 포함되어 있다. 어떤 검사실은 관리물질, 표준물질, 시약, 소모품 등 모두를 한꺼번에 장비 제조사와 계약한다. 다른 검사실은 문제해결 지원을 받는 것을 유지하기 위해 제한된 양의 관리물질을 장비제조사로부터 구매한다.

장비제조사가 공급하는 관리물질만 사용하는 경우의 주의사항: 미국의 검사실에서 분석시스템에 대한 문제가 발생한 후 FDA는 검사법이 적절히 수행되는지를 더욱 보증할 수 있도록 장비제조사와 *다른* 회사가 생산한 관리물질을 포함시킬 것을 검사실들에 권고했다. 관리물질과 보정물질의 제조사와 동일한 제조사를 이용하는 경우, 물질들이 동일한 방식으로 생산될 수 있으며 검사과정이 바뀌어도 일정한 성능을 보일 수 있다.

결론

적절한 관리물질을 선택하기 위해 많은 요소를 고려해야 하며 이것은 질관리설계 및 계획과정(Quality Design and Planning process)의 일부가 되어야 한다. 다중검사 분석기에 적합한 관리물질을 선택할 때, 이 과정은 더욱 복잡해진다. 측정할 서로 다른 관리물질의 개수를 제한하려면 절충안이 마련되어야 한다. 신선한 사람 검체와 동일하게 반응하는 완벽한 관리물질은 없는 것과 마찬가지로, 한 검사법에 대한 관리물질을 선택하는 데에 맞거나 틀린 방법이 있는 것은 아니다. 비용, 안정성, 사용 편의성, 기질, 성분의 농도수준을 고려해야 하며 각 검사실 자체의 적용에 따라 저울질하여 선택한다.

사용 중인 관리물질에 대한 연간 검토가 검사법 및 QC 방법에 대한 연간 검토와 함께 있어야 한다. 공급자들은 그들의 제품과 서비스를 지속적으로 변경, 개선시키고 있다. 새로운 검사와 분석시스템에 맞는 새로운 성분을 가진 새로운 제품이 시장에는 항상 존재한다.

참고문헌

1. Westergard JO, Barry PL. Cost-Effective Quality Control: Managing the Quality and Productivity of Analysis Proces Washington DC;aacc pRESS,1986
2. CLSI Hamonized Terminology Database: htt;//www.clsi.org/source/custom/termsall.cfm?Section=Harmonized_Terminology_Database
3. CLSI C24-A23. Statistical Quqlity Control for Quantitative Measurement Principles and Definitions. Clinical Laboratory and Standards Institute, Wayne PA, 2005.
4. Miller WG, Matrix Effects in the Measurement and Standardization of Lipids and Lipoproteins. Chapter 11 in Handbook of Lipoprotein Testing, Nader Rifai, G. Russell Warnick, Marek H. Dominiczak, eds. Washington DC, AAC Press, 1997.
5. Statland BE. Clinical Decision Levels for Lab Tests. Oradell, NJ; Medical Economic Books, 1987.

의학적 결정수준(Medical Decision Levels)

Medical Decision Levels

Bernard E. Statland, MD, PhD

의학적 결정 레벨에 대한 자세한 사항은 Statland BE.의 *검사실 검사용 임상적 결정수준(Clinical Decision Levels for Laboratory Tests)* [Oradell NJ, Medical Economic Books, 1987]을 참조한다.

온라인 자료

의학적 결정수준(Medical Decision Levels)

http://www.westgard.com/decision.htm

단백과 효소			결정수준				
검사	단위	참고범위	1	2	3	4	5
Alanine aminotransferase	U/L	5-40	20	60	300		
Albumin	g/dL	3.5-5.0	2.0	3.5	5.2		
Alkaline phosphatase	U/L	35-120	50	150	400		
Amylase	Somogyi U	60-180	50	120	200		
Aspartate aminotransferase	U/L	8-40	20	60	300		
Carcinoembryonic antigen	ng/dL	<2.5	2.5	10	20		
Creatine kinase	U/L	10-180	100	240	1800		
Glutamyl transferase	U/L	5-40	20	50	150		
Lactate dehydrogenase	U/L	60-220	150	300	500		
Total protein	g/dL	6.0-8.0	4.5	6.0	8.0		

전해질			결정수준				
검사	단위	참고범위	1	2	3	4	5
Calcium	mg/dL	9.0-10.6	7.0	11.0	13.5		
Chloride	mmol/L	98-109	90	112			
CO_2 Content	mmol/L	23-30	6.0	20	33		
Magnesium	mEq/L	1.2-2.4	1.2	2.0	5.0		
mmol/L	0.6-1.2	0.6	1.0	2.5	300		
Phosphorous	mg/dL	2.5-5.0	1.5	2.5	5.0		
Potassium	mmol/L	3.7-5.1	3.0	5.8	7.5		
Sodium	mmol/L	138-146	115	135	150		

대사물질			결정수준				
검사	단위	참고범위	1	2	3	4	5
Bilirubin	mg/dL	0.1-1.2	1.4	2.5	20		
Cholesterol	mg/dL	150-175	90	240	260	350	
Creatinine	mg/dL	0.7-1.5	0.6	1.6	6.0		
Glucose	mg/dL	60-95	45	120	180		
Iron	ug/dL	50-165	50	220	400		
Triglycerides	mg/dL	20-180	40	150	400		
Urea Nitrogen(BUN)	mg/dL	8-26	6	26	50		
Uric acid	mg/dL	2.5-7.0	2.0	8.0	10.7		

호르몬			결정수준				
검사	단위	참고범위	1	2	3	4	5
Cortisol	ug/dL	7-20 @8am	5	10	18	25	
Cortisol(Free) in urine	ug/24hrs	20-90	50	100			
Follicle-stimulating hormone Follicular phase, Luteal phase	mIU/mL	2-15 Adult M 3-15 Adult F	1	35	60		
17-Hydroxycorticosteroid	mg/24hrs	3-10	3	15	20		
17-Ketosteroids in urine	mg/24hrs	8-20 Adult M 5-15 Adult F	20	25	40		
Luteinizing hormone Follicular phase	mIU/mL	5-25 Adult M 5-30 Adult F	1	50	100		
Metanephrine in urine	mg/24hrs	〈1.3	1.3	2.5			
Prolactin	ng/mL	1-20 M 1-25 F	30	100	300		
Thyroxine	ug/dL	5.5-12.5	5	7	10	14	
Vanillymandelic acid in urine	mg/24hrs	〈6.8	6.8	13			

혈액학 관련 검사			결정수준				
검사	단위	참고범위	1	2	3	4	5
Antithrombin-III	% of normal	80-120	50	75			
Bleeding Time	min	2.3-9.2	10	15			
Fibrinogen in plasma	mg/dL	200-400	30	100	500		
Folate in serum	ng/mL	2.15	1.5	4.0			
Hematocrit	%(L/L)	0.43-0.5 M 0.38-0.46 F	0.14	0.33	0.56	0.70	
Hemoglobin	g/dL	14-17.8 M 12-15.6 F	4.5	10.5	17	23	
Mean corpuscular volume	fL(cu u)	84-96	80	100			
Partial thromboplastin time	sec	30	35	45	90		
Plasminogen	%	80-120	50	75	135		
Platelet count	K/uL	150-400	10	50	100	600	
Prothrombin time	sec	11.5	14	16	30		
Vitamin B12	pg/mL	200-900	170	250	1200		
White blood cell count	K/uL	4-11	0.5	3	12	30	

약물			결정수준				
검사	단위	참고범위	1	2	3	4	5
Amikacin	ug/mL	20-30 (최고) 1-8 (최저)	10	20	32		
Carbamazepine	ug/mL	4-12	4	9	14		
Digoxin	ug/dL	0.9-2.0	1.0	1.6	2.5		
Disopyramide	ug/mL	2.5-5.0	2.5	4.5	7.0		
Ethousuximide	ug/mL	50-100	50	120			
Gentamicin	ug/mL	6-10 (최고) 0.5-1.5 (최저)	0.5	2	6	12	
Kanamycin	ug/mL	20-30 (최고) 1-8 (최저)	10	20	32		
Lidocaine	ug/mL	1.5-5.0	1.5	5.0	7.0		
Lithium	mmol/L	0.5-1.2	0.4	0.8	1.5		
Phenobarbital	ug/mL	15-40	15	30	60	120	
Phenytoin	ug/mL	10-20	10	20	50		
Primidone	ug/mL	5-12	5	9	12		
Procainamide	ug/mL	4-10	4	12	16		
Quinidine	ug/mL	2-5	2	5	7		
Salicylates	ug/mL	150-300	150	300	500		
Theophylline	ug/mL	10-20 천식 5-10 신생아기	10	20	35	60	
Tobramycin	ug/mL	6-10 (최고) 0.5-1.5 (최저)	0.5	2	6	12	
Valproic acid	ug/mL	50-100	50	90	120		

13

Basic QC Practice

어떤 계산을 해야 하는가?

What calculations do you have to perform?

월별 QC 통계량(평균, 표준편차 또는 SD, 변동계수 또는 CV), 관리한계와 누적통계량, 누적 관리한계의 계산을 학습한다. **QC - 계산(The Calculations)**에는 QC 통계량의 계산에 사용되는 수식이 설명되어 있으며, 하나의 문제 세트가 제공된다.

목표

✓ 월별 QC 통계량 및 관리한계를 계산한다.
✓ 누적 QC 통계량 및 관리한계를 계산한다.

학습 준비물

✓ **QC – 계산(The Calculations)**(James O. Westgard, PhD 저)

할 것

✓ 준비물을 학습한다.
✓ 문제 세트의 검사 데이터에 대한 월별 및 누적 통계량을 계산한다.
✓ 검사실에서 정도관리 데이터의 통계량을 어떻게 계산하는지 검토한다.
✓ 검사실에서 관심 대상 검사의 관리한계를 어떻게 정하는지 검토한다.

자가평가 질문

✓ 정도관리 데이터로부터 일반적으로 계산되는 통계량 3개는 무엇인가?
✓ "누적" 통계량은 어떻게 계산되는가?
✓ 누적 정도관리 통계량을 이용할 경우, 어떤 이점이 있는가?
✓ Z–점수란 무엇인가?
✓ Z–점수가 유용한 경우는 언제인가?
✓ SDI란 무엇인가?
✓ 언제 SDI를 보게 되는가?

QC - 계산

QC - The Calculations

James O. Westgard, PhD

SQC의 원리를 먼저 정립하고 관리 데이터에 대한 해석지침을 제공하기 위해 지금까지 우리는 통계적 계산의 세부사항은 피해왔다. 계산이 어렵지는 않지만 어떤 검사자들은 통계학에 관심이 거의 없거나 어쩌면 통계학을 두려워한다. 수학적 접근으로 독자들을 겁주지 않기 위해서 이 장에서는 문답 형식을 사용하여 여러분들이 흥미있어 하고 관심이 있을 만한 문제들로 넘어갔다. 여러분의 경험이 쌓임에 따라, 이 질문들의 대부분이 의의를 가지며 내용전체에 대한 검토나 연구가 유용하다는 것을 알게 될 것이다.

어떤 계산인가?

검사법에 대한 허용값(acceptable value)의 범위가 기재되어 있는 분석시트(assay sheet)가 관리물질에 포함되어 있을지라도 계산이 필요한가?

그렇다. 자체적으로 관리물질 측정값을 모아 검사실에 적용할 관리한계를 계산해야 한다. 분석시트에 제시된 값과 한계는 서로 다른 여러 검사실에서 특정 검사법으로 관찰된 성능을 나타내며 이것은 검사실 간의 변이가 그 값에 포함되었을 수 있다는 것을 의미한다. 그러므로 그런 한계는 검사실의 개별 검사법에 있어서는 너무 넓기 마련이다. 관리한계가 너무 넓을 경우에는 검사실의 문제를 발견할 수 없게 된다.

CLIA 규정[1]은 평균 및 표준편차를 검사실이 자체적으로 구할 것을 요구하고 있다. [493.1218(5d) *"보정물질이나 관리물질을 사용할 때에는, 반복 측정을 통해 보정물질과 관리물질의 각 로트번호에 대한 통계적 지표(예, 평균과 표준편차)를 구해야 한다."*]

자체적인 관리한계를 설정하기 위해 어떤 통계량을 계산해야 하나?

각 관리물질에 대해 모은 관리물질 측정값으로부터 평균과 표준편차를 계산해야 한다. 또한, 표준편차는 변동계수 또는 CV를 계산함으로써 백분율로 표현하는 것이 보통이다.

평균, SD, CV

이 계산을 하려면 얼마나 많은 관리물질 측정값을 모아야 하는가?

경험상 최소 2주나 평일로 10일에 걸쳐서, 그리고 더 낫게는 최소 4주나 평일로 20일 동안 적어도 20개의 측정값을 모아야 한다. 적절한 기간 동안 관리물질의 측정을 일상의 업무로 포함시켜 검사실에서 예측되는 변이를 관찰한다. 기간이 너무 짧으면 표준편차의 추정값이 너무 작아진다. 일반적으로 관찰 기간이 길면 그 추정값에는 더 많은 검사자, 사전(pre-) 및 사후(post-) 정비 성능(maintenance performance) 같은 더 많은 검사법의 변화, 시약 로트번호, 검체 탐침 및 피펫 등의 변화가 포함되기 때문에 더 좋다. 따라서 한 달도 오히려 짧은 기간일 수 있다. 실질적으로, 평균과 표준편차는 월별로 계산되며 월별 데이터는 이전 달의 데이터에 추가되어 관리한계의 설정을 위해 사용되는 누적 또는 lot-to-date 평균 및 표준편차를 계산한다. 이런 누적 또는 lot-to-date 관리한계는 장기간의 검사성능을 잘 보여준다.

통계적 QC[2]에 대한 CLSI C24-A3은 다음의 지침을 제공한다.

- 6.3.1 **비정밀도(imprecision):** *비정밀도는 검사법이 안정적인 조건에서 작동하는 시기에 일정 기간 동안 안정적인 관리물질을 반복 측정함으로써 추정된다. 초기 평가는 각 정도관리 농도수준에 대해 서로 다른 날에 이루어진 최소 20개의 관리물질 측정값을 얻음으로써 할 수 있다는 것이 일반적으로 받아들여지고 있다. 동결건조된 관리물질을 사용한다면(20일 동안) 20개의 서로 다른(조제된) 관리물질 병을 사용하는 것이 권장된다… 관리물질 측정의 수가 많으면 비정밀도에 대해 보다 더 신뢰할 수 있는 추정값을 얻을 수 있다.*

평균 및 표준편차를 추정하는 데 사용되는 관리물질 결과에 얼마나 많은 유효숫자가 필요한가?

평균과 표준편차의 추정값을 좋게 하고 적절한 관리한계를 설정할 수 있도록 관리물질 결과는 환자 검사결과로 보고되는 값보다 적어도 하나 이상의 유효숫자를 더 가져야 한다. 임상적 유효성을 위해 검사결과를 반올림하는 장비시스템에서 관리물질 측정결과의 보고가 정수로만 되면 관리물질 측정값은 기대되는 연속형 변수의 정규분포 대신에, 가능한 결과값이 몇 개 없는 이산분포를 보인다. 그래서 계산된 관리한계가 보고되는 이산형 정수값과 맞지 않을 수 있기 때문에 실제로 관리한계를 설정할 때에 문제가 될 수 있다.

평균을 구하는 수식은 무엇인가?

평균은 일단의 측정값들을 더한 다음 측정 수의 합으로 나눔으로써 구한다. 이는 다음과 같이 쓴다.

$$mean = \bar{x} = \frac{\Sigma x_i}{n}$$

여기에서 평균은 $\bar{x}$(x-bar)라는 기호로 나타낼 수 있으며 x_i는 개별 측정값을 나타낸다. Σ는 모든 x_i값을 합하는 연산을 나타내며 n은 x_i값의 수를 나타낸다. 예를 들어 3개의 수만 이용하면(최소한 20개의 결과를 얻는 오늘날 검사실의 업무에 비하면 충분한 데이터가 아님), 100, 105, 98의 경우, Σx_i는 이 3개의 합 또는 303이며 평균은 303/3 또는 101이 된다.

평균을 계산하는 실질적인 방법은 무엇인가?

간단하게 소형 계산기로 일단의 측정값들의 합을 계산하여 그 합을 측정값의 수로 나눌 수 있다. 일반적으로 공학용 계산기에는 평균과 표준편차를 구하는 프로그램이 내장되어 있다. 보통 Excel®과 같은 스프레드시트에는 데이터 열에서 평균과 표준편차를 계산할 수 있는 함수가 내장되어 있다.

Minitab®, SPSS, SAS, Systat® 같은 통계 프로그램들은 평균과 표준편차를 계산하는 함수뿐만 아니라 관찰된 중앙값, 최빈값, 범위, 최저값, 최고값 등 집단을 기술하는 함수를 가진다.

대부분의 검사실에서는 검사실 컴퓨터 시스템의 QC 프로그램이 온라인이나 수기 입력을 통해 획득한 정도관리 데이터를 계산한다. 장비 시스템과 일부 현장검사 장비에 포함되어 있는 QC 프로그램도 유사한 기능을 가진다. 개인용 컴퓨터의 독립형 QC 프로그램도 나와 있어 관리도에 대한 계산, 그래픽 디스플레이와 결과의 저장 기능을 완벽하게 지원한다. 결과를 돌려받기까지 데이터 분석에 한 달까지 걸릴 수도 있지만, 장비나 정도관리물질의 제조사가 제공하는 외부조사 프로그램의 참가 기관들은 정도관리 데이터를 공급자에게 보내 분석할 수도 있다.

평균이 검사법 성능에 대해 알려주는 것은 무엇인가?

검사법 성능이 안정적인 경우에 관리물질에 대한 평균값은 예측되는 분포에 대한 중심경향의 추정값을 제공한다. 계통적 이동(systematic shift)이나 추이(drift) 같은 정확도의 변화는 관리물질 측정결과 분포의 이동이나 추이로 나타나고 관리물질에 대한 평균값이 변화한다. 평균은 정확도나 계통오차와 관련되어 있으며 표준편차는 정밀도나 무작위오차와 관련되어 있다는 점을 항상 기억한다. 관리물질 측정결과 분포의 평균이 관리도의 평균과 관리한계와 어떻게 관련되어 있는지 살펴보려면 **QC - 의미**(The Idea)를 참고한다.

표준편차를 구하는 수식은 무엇인가?

표준편차는 먼저 평균을 계산하고, 각 관리물질 측정결과와 평균의 차이를 취하여 제곱하고 제곱한 값을 합하여 $n-1$로 나눈 다음 제곱근을 취함으로써 구한다. 이 모든 연산은 다음의 수식에 포함되어 있다:

$$s = \sqrt{\frac{\Sigma(x_i - \bar{x})^2}{(n-1)}}$$

s는 표준편차를 나타내고 Σ는 모든 $(\Sigma x_i - \bar{x})^2$ 값의 합을 의미하며 x_i는 관리물질의 각 측정결과이고 $\bar{x}$는 관리물질 측정결과의 평균이며 n은 포함된 관리물질

측정결과의 총 개수이다.

컴퓨터로 계산하여 누적 표준편차를 추정하는 경우, 흔히 쓰이는 수식의 형태는 다음과 같다:

$$s = \sqrt{\frac{n\Sigma x_i^2 - (\Sigma x_i)^2}{n(n-1)}}$$

Σx_i^2은 모든 개별 값을 제곱하여 더한 것이며 $(\Sigma x_i)^2$은 모든 개별 값의 모든 합을 제곱한 것이다.

표준편차를 계산하는 실질적인 방법은 무엇인가?

공학용 계산기, 스프레드시트나 통계 프로그램에는 모두 일단의 측정값들에 대한 표준편차를 계산할 수 있는 함수가 내장되어 있어 사용하기가 쉽다. 표준편차를 계산하는 함수는 종종 "SD"로 표시되어 있다. 검사실 정보 시스템, 장비와 개인용 컴퓨터 워크스테이션에 특화된 QC 소프트웨어는 축적된 데이터에 대한 표준편차를 자동으로 계산해 준다. 장비와 관리물질의 제조사가 제공하는 외부정도관리 프로그램도 참가기관들의 데이터를 처리, 가공해서 계산된 결과를 포함한 보고서를 제공한다.

표준편차가 검사법 성능에 대해 알려주는 것은 무엇인가?

표준편차는 관리물질 측정결과가 예측되는 평균 주위로 퍼짐이나 분포와 관련이 있다. 평균은 중심 경향의 지표이므로 정확도나 계통오차와 관련이 있는 반면, 표준편차는 분포의 폭에 대한 척도이므로 비정밀도나 무작위오차와 관련이 있다. 표준편차가 클수록 분포가 더 넓고 무작위오차가 더 크고 검사법의 정밀도는 더 안 좋은 것이고, 표준편차가 작을수록 분포가 더 좁고 뾰족하고 무작위오차가 더 작고 검사법의 정밀도는 더 좋은 것이다.

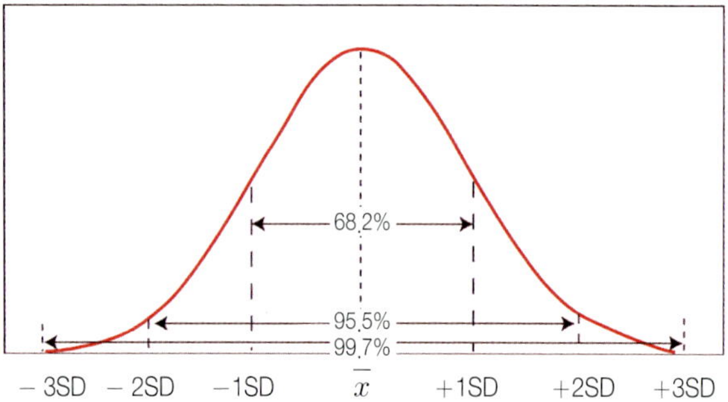

한 측정법에 있어서 관리물질의 측정결과는 일반적으로 위에서처럼 정규 또는 가우스(Gauss) 분포를 할 것으로 예측된다. 가우스 분포의 경우, 어떤 한계를 가지고 기대되는 측정결과의 백분율을 예측할 수 있다. 예를 들면, 가우스 분포에 맞는 관리물질 측정결과의 경우, 관찰된 측정결과의 68.2%는 평균의 ±1s 이내에, 95.5%는 평균의 ±2s 이내에, 99.7%는 평균의 ±3s 이내로 기대된다.

CV란 무엇인가?

CV는 "변이계수(coefficient of variation)"를 지칭하며, 다음 수식과 같이 표준편차를 평균의 백분율로 나타낸 것이다.

$$\mathrm{CV} = \left(\frac{s}{\bar{x}}\right) \times 100$$

여기에서 s는 표준편차이고 $\bar{x}$는 평균이며 100을 곱하는 것은 $s/\bar{x}$의 비율을 백분율로 바꾸기 위해서이다.

왜 CV가 유용한가?

한 검사법의 표준편차는 종종 농도에 따라 변한다. 즉, 농도가 높아지면 표준편차도 커지므로 일반적으로 관심대상인 농도수준에서 표준편차를 추정하는 것이 필요하다. 변이계수는 표준편차와 농도의 비를 나타내기 때문에 일정한 농도범위에 걸친 검사법 성능의 추정값으로 더 좋다.

예를 들면, 중요한 의사결정 농도인 200mg/dL에서 필요한 성능을 근거로 QC 방법을 계획하는 데에 관심이 가고 이용 가능한 가장 근접한 관리물질은 평균이 190mg/dL이다. 그러므로 190mg/dL에서의 관찰된 결과로부터 CV를 계산하고 그 CV를 200mg/dL 의사결정 농도수준에 적용하는 것이 가장 좋은 방법이다.

관리한계

관리한계는 어떻게 계산하는가?

관리물질에 대한 평균과 표준편차가 주어진 경우, 관리한계는 평균±표준편차의 특정 배수(예, 2s나 3s)로 계산된다. 관리물질의 평균이 200mg/dL이고 표준편차가 4mg/dL인 콜레스테롤의 경우, 2s 관리한계는 192 및 208mg/dL이고 3s 관리한계는 188 및 212mg/dL이 된다.

관리한계를 계산하려면 얼마나 많은 유효숫자가 사용되어야 하는가?

관리물질 측정결과와 계산된 표준편차는 대략, 환자 검사결과의 임상적 유의성에 필요한 것보다 적어도 1개 이상의 유효숫자를 더 가져야 한다. 관리물질의 평균에는 환자 검사결과의 임상적 유의성에 필요한 것 보다 적어도 2개 이상의 유효숫자가 더 포함되어 있어야 한다. 의심스러운 경우에는 필요한 것보다 더 많은 유효숫자를 가지고 관리한계가 계산된 마지막에 반올림한다. 대부분의 계산기와 컴퓨터 프로그램은 유효숫자를 여분으로 많이 가지므로 마지막에 반올림할 수 있다.

평균과 SD는 어디에서 얻는가?

병에 있는 값, 설정값(assigned value) 그리고 고정된 기간, 이동 기간 및 지금까지의 누적에 대한 계산값 같이 관리물질의 평균과 표준편차에 대한 정보에는 여러 출처가 있다. 이들 각각은 관리한계의 설정에 있어서 그 용도가 있다.

병에 있는 값(bottle value)은 제조사의 표지 값을 가리키며 제품설명서를 통해 제공되곤 한다. 이용 가능한 다른 데이터가 없어 이 값들을 처음에만 사용하는 경우를 제외하고, 일반적으로 이 값들을 관리한계의 계산에 사용하는 것은 권장되지 않는다. 일단 관리물질 측정값이 10~20개 모여 쓸 수 있으면 그 값들로 평균과 SD를 계산해야 한다.

"분석값(assayed values)"이라는 용어를 사용하는 CLSI C24-A3은 다음의 지침을 제공한다.

8.6.2 분석값이 있는 관리물질(assay control materials): 분석값이 있는 관리물질을 사용하면, 제조사가 제공한 분석지에 기술된 값은 새로운 관리물질을 검사하기 위한 초기 관리한계 설정의 길잡이로만 사용해야 한다. 평균과 표준편차의 실제 값은 검사실에서 일련의 검사를 하여 정해야 한다. 관찰된 평균은 제조사가 발행한 범위 이내에 있어야 한다. EQA와 동료집단비교 프로그램은 다른 검사실에서 관찰된 평균과 SD에 대한 유용한 척도를 제공한다.

설정값(assigned value)은 여기에서 사용된 대로, 평균과 SD의 예측 값에 대한 검사실 자체의 정의를 나타낸다. 설정값은 특히 관리물질의 유효기간이 짧은 경우에 관리물질의 서로 다른 2개의 로트번호 사이에서 교차하여 쓰곤 한다. 일반적으로 새 관리물질의 평균은 첫 10개의 측정값으로 계산해야 하지만 이전 로트번호의 관리물질에서 구한 CV를 이용해 SD를 계산하고 관리한계도 계산한다.

고정기간값(fixed interval values)은 일정한 기간에 얻은 관리물질 측정값에서 계산된 평균과 표준편차를 나타낸다. 월별로 기간을 잡아 1개월 동안의 데이터에서 평균과 SD를 계산하는 것이 일반적이다. 어떤 검사실은 다음 달의 관리한계를 설정하기 위해 매월 평균과 SD를 계산한다. 일반적으로 한 달이라는 기간은 관리한계의 계산에 사용할 데이터를 모으는 가장 짧은 기간으로 간주된다.

누적기간값(cumulative interval values)은 어떤 날이나 시간에서 시작하여 또 다른 특정한 날이나 시간까지의 관리물질 측정값으로 계산한 평균과 SD를 나타낸다. 관리물질 측정 데이터가 있는 2개월 이상이 이 기간에 포함될 수 있다. CLSI C24-A3 지침은 3개월에서 6개월까지의 누적 기간을 이용해 평균, SD, 관리한계를 계산하도록 권고한다.

이동기간값(moving interval values)은 가장 최근의 관리물질 측정의 지정된 수 (날짜, 주 또는 달) 동안 얻은 관리물질 측정값으로 계산한 평균과 SD를 나타낸다. 본질적으로 이것은 관리물질 측정값의 가장 최근의 지정된 주 또는 달의 수를 포함하는 고정된 기간이다. 예를 들어, 검사실은 관리한계를 매달 개정하기 위해 최근 3개월에서 6개월 동안의 데이터를 사용할 수 있다.

현재누적값(cumulative-to-date values)은 종종 **lot-to-date 값**으로 불리기도 하며 특정 날짜나 시간에서 시작하여 현재 날짜나 시간까지의 관리물질 측정값으로 계산한 평균과 SD를 나타낸다. 기간이 계속 늘어나면서 모이는 데이터도 점점 더 커진다. 이것의 시작 시점은 고정되어 있지만 종료 시점은 관리물질이 측정될 때마다 변하며 항상 현재의 측정보다 한 측정이 적다. 검사실에서 사용하는 QC 소프트웨어에 이런 특성이 포함되어 있으면 이러한 유형의 관리한계를 사용할 수 있다.

CLSI C24-A3은 다음의 지침을 제공한다.

8.6.5 누적값(cumulative values): 월별 정도관리 데이터로부터 구한 표준편차(그리고 그보다는 덜하지만 평균)의 추정값은 측정값의 수가 불충분하기 때문에(예를 들면, 20개의 측정값으로는 표준편차의 추정값이 표준편차 참값으로부터 최대 30%까지 달라질 수 있으며 100개의 측정값으로도 그 추정값은 10%까지도 변할 수 있다) 매달 상당한 변이를 가질 수 있다. 보다 대표성 있는 추정값은 장기간의 관리물질 데이터를 기반으로 한 누적값을 계산함으로써(예를 들면, 측정법 표준편차의 누적 추정값을 구하기 위해 연속된 6개월 동안의 정도관리 데이터를 결합) 구할 수 있다. 이 누적 값은 재보정(recalibration), 시약 로트번호 변경, 보정물질의 로트번호 변경, 유지보수 주기 및 온도와 습도를 포함한 환경적 요인 같은 여러 요인들의 영향에 대해 보다 강력한 대표성을 제공한다. 결합한 6개월의 기간 동안 검사법이 안정적이었는지, 그리고 예를 들어 보정물질이나 관리물질의 변성에 의해서 평균이 지속적으로 낮아지거나 높아지는 추이(drift)를 보이고 있지는 않은지 확인하기 위해 주의를 기울여야 한다.

누적 표준편차 또는 lot-to-date 표준편차는 어떻게 계산하는가?

이 계산은 검사실 컴퓨터 시스템, 개인용 컴퓨터 워크스테이션 그리고 많은 자동화

장비뿐만 아니라 일부 현장검사장비의 QC 프로그램에서도 자동적으로 수행된다.

이 계산을 직접 할 필요가 있으면, 실용적인 접근법 하나는 월별 통계량을 계산한 다음, 월별 n, Σx_i 및 Σx_i^2을 표로 만들고 합쳐 누적 추정값을 구하기 위한 아래의 수식에서 사용할 수 있다.

$$s = \sqrt{\frac{n_t(\Sigma x_i^2)_t - (\Sigma x_i)_t^2}{n_t(n_t - 1)}}$$

여기에서 $(\Sigma x_i^2)_t$은 개별 값의 제곱을 모두 더한 합이고 $(\Sigma x_i)_t^2$은 개별 값의 모든 합을 제곱한 값이며 n_t는 관심 있는 기간의 총 측정 수이다.

누적 또는 lot-to-date 평균은 어떻게 계산하는가?

계산된 월별 통계량으로 월별 n과 Σx_i의 표를 만들고 관심대상 기간(2개월, 여러 달) 동안 합하여 아래의 수식을 써서 누적 평균을 구한다:

$$\bar{x} = \frac{(\Sigma x_i)_t}{n_t}$$

여기에서 $(\Sigma x_i)_t$는 개별 값의 월별 합의 총계이며 n_t는 관심대상 기간 동안의 월별 n의 합이다.

누적 또는 lot-to-date CV는 어떻게 계산하는가?

일단, 누적 또는 lot-to-date SD와 평균을 계산했다면 이것은 쉽다. 누적 또는 lot-to-date SD를 누적 또는 lot-to-date 평균으로 나눈 다음 100을 곱하여 누적 또는 lot-to-date CV수를 구한다.

누적 또는 lot-to-date 관리한계는 어떻게 계산하는가?

위에서 계산한 대로, 누적 또는 lot-to-date 평균과 표준편차의 추정값이 누적 또는 lot-to-date 관리한계의 계산에 사용된다. 여기에 있는 표는 전체과정을 보여주며 누적 항은 괄호 안에 제시되어 있다.

표 13-1: 월별 및 누적 통계량

월	월별 합 (누적 합)			계산된 통계량		관리한계
	n	Σxi	Σxi2	평균	s	평균 +/- 3s
1	20	3983	793465	199.15	3.63	188.3 - 210.0
2	20 (40)	3993 (7976)	797537 (1591002)	199.65 (199.40)	4.20 (3.86)	187.1 - 212.2 (187.8 - 211.0)
3	20 (60)	4002 (11978)	801138 (2392140)	200.10 (199.96)	4.22 (3.97)	187.5 - 212.7 (187.7 - 211.6)
4	20 (80)	4020 (15998)	808182 (3200322)	201.00 (199.96)	2.92 (3.77)	192.2 - 209.8 (188.7 - 211.3)
5	20 (100)	3995 (19993)	798259 (3995851)	199.75 (199.93)	3.68 (3.73)	188.7 - 210.8 (188.7 - 211.1)

새로운 로트번호의 관리물질이 있는 경우에는 무엇을 해야 하는가?

관리물질이 새로운 로트번호로 변경될 때에는 이상적으로는 새로운 관리물질을 측정하는 겹침(overlap) 기간이 있어 새로운 관리한계를 설정해야 한다. 겹침 기간이 충분하지 않은 경우에는 5일에 걸친 짧은 기간에 새 관리물질의 평균값을 정립하거나 제조사가 표지한 평균값으로 시작할 수 있다. 그런 다음, 이전의 변이 추정값(가급적이면 CV)을 적용하여 관리한계를 정한다. 이 관리한계는 새 관리물질의 평균과 SD의 좋은 추정값을 얻기 위한 데이터가 충분하게 모일 때까지 일시적이어야 한다. CLSI C24-A3 문서[2]는 다음 페이지에 나와 있는 지침을 제시하고 있다.

8.6.3 새로운 로트번호의 QC 물질에 대한 평균값 정하기: *새로운 로트번호의 정도관리물질은 관심대상인 각 분석물질에 대하여 현재 사용 중인 로트번호의 관리물질과 함께 동시에 측정해야 한다. 기존 로트번호의 QC 측정결과를 근거로 측정 시스템이 안정인 것으로 알고 있는 각각의 날에 이상적으로는 최소한 적어도 20개의 측정이 이루어져*

야 한다. 의도했던 20개의 데이터 값을 20일 동안 얻지 못한 경우에는 20일이 안 되는 기간 동안 모은 데이터로부터 잠정적인 값을 정해야 될 수도 있다. 가능한 접근법은 서로 다른 5일 동안 하루에 단지 4번의 관리물질 측정을 하는 것을 포함한다.

8.6.4 새로운 로트번호의 QC 물질에 대한 표준편차값 정하기: *측정법의 안정적인 운용이 확장된 기간으로부터 정도관리 데이터의 이력이 있는 경우에 관심대상 분석물질에서 새 로트번호의 물질이 이전 로트번호와 유사한 목표 농도수준을 갖는다면, 정립된 표준편차 추정값을 새로운 로트번호의 관리물질과 함께 사용할 수 있다. 표준편차의 추정값은 정기적으로 재평가해야 한다. 정도관리 데이터 이력이 없으면, 가급적 20일 동안 최소 20개의 데이터 값으로 표준편차를 추정해야 한다. 작동이 안정된 보다 오랜 기간의 데이터가 생기면, 이 초기 표준편차 값은 더 강력한 추정값으로 대체해야 한다.*

QC 성능의 감시에 유용한 다른 계산 값에는 어떤 것들이 있는가?

관리범위-밖(out-of-control) 문제가 발생한 경우, 시간에 따른 변질로 인해 관리물질 자체가 문제를 유발했는지 걱정이 있을 수도 있다. 검사법 성능의 효과와 관리물질 자체의 가능한 효과를 구별하는 가장 좋은 방법은 그 관리물질이 다른 검사실에서는 어떤지 알아보는 것이다. 여기에는 로트번호가 동일한 관리물질에 대한 동료집단 데이터로 접근이 필요하다. 일반적으로 관리물질 제조사는 인터넷의 동료집단비교 조사(peer comparison survey)를 통해 이 정보를 제공한다. 외부정도관리(External Quality Assessment)는 다음 장에서 더 자세히 다루지만 만나게 될 몇몇 계산 값을 확인해 보는 것은 유용할 것이다.

z 점수(z-score)란 무엇인가?

z 점수는 관리물질 측정결과가 그 물질에서 예측되는 평균값으로부터 표준편차의 몇 배만큼 떨어져 있는지 말해주는 계산된 값이다. 이것은 관리물질 측정결과와 예측되는 평균 사이의 차이를 그 관리물질에서 관찰된 표준편차로 나눔으로써 계산된다. 예를 들면, 평균이 100이고 표준편차가 5인 어떤 관리물질에서 관찰된 관리물질 측정결과가 112인 경우, z 점수는 2.4[(112-100)/5]이다. z 점수가 2.4라는 것은 관찰된 관리물질의 측정 결과값이 예측된 평균으로부터 표준편차의 2.4배만큼 떨어져

있어 이 결과 값은 2s 관리한계는 초과했지만 3s 관리한계는 초과하지 않았음을 뜻한다.

z 점수는 왜 유용한가?

동시에 2개 이상의 관리물질로부터 관리물질 측정결과를 볼 때나 다중검사장비(multitest analyzer)에서 여러 검사와 여러 관리물질에 대한 관리물질 측정결과를 볼 때에는 z 점수가 매우 유용하다. 어떤 결과가 하나의 관리한계를 넘어도 금방 알 수 있다. 예를 들면, z 점수가 3.2라는 것은 3s 관리한계가 초과되었다는 것을 뜻한다. 예를 들면, 2개의 서로 다른 관리물질의 z 점수가 연속으로 2 이상인 경우처럼, 서로 다른 관리물질들을 가로질러 발생하는 계통적 변화(systematic change)나 추세(trend) 또한 볼 수 있다.

SDI는 무엇인가?

외부정도관리 프로그램이나 신빙도조사 프로그램에 참여하는 경우에는 다른 검사실의 결과와 비교할 수 있도록 일련의 미지 검체를 측정하고 그 검사결과를 제출해야 한다. 일반적으로 모든 검사실로부터의 데이터를 분석하여 해당 군의 전체 평균과 표준편차를 구한다. 프로그램은 일반적으로 집단에 대한 상대적인 성능을 보고한다. 당신의 검사결과와 전체 평균 사이의 차이는 종종 표준편차 지수 또는 SDI로 표현되는데 이것은 전체 평균으로부터 표준편차의 몇 배수만큼의 차이인지를 표현한 것이다. 예를 들어, SDI가 1이면 결과가 평균으로부터 표준편차의 1배만큼 떨어져 있는 것을 나타낸다. 일련의 검체에서 SDI가 +1.5, +0.8, +2.0, +1.4 및 +1.0 (모두 양수)으로 관찰된 경우, 이것은 검사법이 전반적으로 높은 쪽으로 시행되었고 평균 +1.3 SDI만큼 치우쳐 있음을 뜻한다. 이 평균 바이어스의 크기를 농도 단위로 계산하려면 집단 SD의 실제 값을 곱해야 한다.

SDI와 z 점수의 계산 사이에 있는 유사점을 보라. 기본적으로 그 둘은 같은 것이지만, Z 점수는 *내부* QC 프로그램에서 개별 QC 결과값을 그 관리물질에 대한 예측값에 비교하기 위해 사용하고, SDI는 외부 QC 프로그램용에서 개별 검사실의 성능을 설정된 비교군(defined comparative group)의 전체 평균이나 정립된 목표값과 비교하기 위해 사용하는 데 도움이 된다.

SDI가 왜 유용한가?

SDI의 한 가지 장점은 단위의 상이함과 각 검사에서 실제로 변화하는 정도를 생각하지 않아도 다양한 많은 검사의 결과를 동시에 점검할 수 있도록 해 준다는 점이다. 일반적으로, SDI가 2.0이상이면 그 검사가 무엇이든지간에 특별한 관심을 기울여야 한다. 평균 SDI가 1.0이상인 검사는 그 검사법이 집단으로부터의 계통적 차이를 보이는 것이므로 모두 특별한 주의를 기울여야 한다. 이런 바이어스가 나중에는 허용할 수 없는 결과로 될 수도 있다.

CVI는 무엇인가?

동료집단비교 프로그램은 검사법의 정밀도를 집단에서 관찰된 평균에 비교하기 위해 SDI와 유사한 값을 제공하곤 한다. 이것은 CVI 또는 변이계수 지표(coefficient of variation index)라고 불리며 특정 관리물질에 대한 검사실의 CV와 집단 CV의 비로 계산된다. CVI가 1.0 미만이면 검사실의 CV가 집단의 평균 CV보다 더 작거나 좋다는 것을 가리킨다. CVI가 1.0보다 크면 검사실의 CV가 집단의 평균 CV보다 더 크거나 나쁘다는 것을 가리킨다.

온라인 자료

QC 계산기(The QC Calculators)
http://www.westgard.com/bqctools.html

참고문헌

1. US Centers for Medicare & Medicaid Services (CMS). Medicare, Medicaid, and CLIA Programs:Laboratory Requirements Relating to Quality Systems and Certain Personnel Qualifications. Final Rule. Fed Regist Jan 24 2003;16:3640-3714.
2. CLSI C24-A3. Statistical Quality Control for Quantitative Measurement Procedures:

Principles and Definitions; Approved Guideline-Third Edition. Clinical Laboratory Standards Institute, Wayne, PA 2006.

QC 문제 세트

다음 페이지에는 평균, SD, CV 및 누적 평균, SD, CV를 계산하는 연습을 할 기회가 있다. 이 문제를 풀기 위해 온라인 계산기를 방문하거나 이 장 전반부의 구체적인 수식을 이용하라. 해답은 다음 페이지에 나와 있다.

표 13-2: QC 계산 문제 세트

날짜	관리물질 데이터					
1	199	202	199	196	199	196
2	195	200	200	203	196	205
3	201	194	197	204	207	197
4	205	204	201	195	194	200
5	205	203	198	197	199	197
6	207	195	206	205	188	198
7	191	202	199	202	200	200
8	199	202	194	207	205	204
9	204	206	192	197	203	197
10	196	198	214	197	194	206
11	197	200	200	200	207	199
12	193	189	198	202	195	202
13	193	202	207	209	208	203
14	196	205	198	204	192	194
15	197	198	197	206	201	200
16	192	194	200	192	196	199
17	198	201	191	197	200	201
18	198	205	205	201	202	198
19	201	196	197	193	211	198
20	199	200	199	198	200	195
Mean						
SD						
CV						
Cum Mean						
Cum SD						
Cum CV						

표 13-3: QC 계산 문제 세트 해답

날짜	관리물질 데이터					
1	199	202	199	196	199	196
2	195	200	200	203	196	205
3	201	194	197	204	207	197
4	205	204	201	195	194	200
5	205	203	198	197	199	197
6	207	195	206	205	188	198
7	191	202	199	202	200	200
8	199	202	194	207	205	204
9	204	206	192	197	203	197
10	196	198	214	197	194	206
11	197	200	200	200	207	199
12	193	189	198	202	195	202
13	193	202	207	209	208	203
14	196	205	198	204	192	194
15	197	198	197	206	201	200
16	192	194	200	192	196	199
17	198	201	191	197	200	201
18	198	205	205	201	202	198
19	201	196	197	193	211	198
20	199	200	199	198	200	195
Mean	**198.30**	**199.80**	**199.60**	**200.25**	**199.85**	**199.45**
SD	**4.52**	**4.41**	**5.27**	**4.78**	**5.90**	**3.27**
CV	**2.28%**	**2.21%**	**2.64%**	**2.39%**	**2.95%**	**1.64%**
Cum Mean		**199.1**	**199.2**	**199.5**	**199.6**	**199.5**
Cum SD		**4.47**	**4.71**	**4.72**	**4.95**	**4.70**
Cum CV		**2.25%**	**2.37%**	**2.37%**	**2.48%**	**2.35%**

14

Basic QC Practice

외부정도관리(External Quality Assessment)란 무엇인가?

What is external quality assessment?

검사실 QC에는 내부와 외부 프로그램이 있다. 검사실은 자발적 동료집단 비교(peer comparison) 프로그램 및 의무적 신빙도조사(proficiency testing) 프로그램에 참여할 수 있다.

목표

- ✓ 외부정도관리 프로그램의 주된 목적을 안다.
- ✓ 동료집단비교와 신빙도조사 프로그램을 구별한다.
- ✓ 외부정도관리 보고서의 결과를 평가한다.

학습 준비물

- ✓ **QC-External Quality Assessment**(David Plaut, BA와 James O. Westgard, PhD. 저)

할 것

- ✓ 준비물을 학습한다.
- ✓ 당신의 검사실이 사용하는 동료집단비교 프로그램을 알아본다.
- ✓ 당신의 검사실이 사용하는 신빙도조사 프로그램을 알아본다.
- ✓ 당신의 검사실의 동료집단비교 프로그램과 신빙도조사 프로그램의 보고서를 살펴본다.

자가평가 질문

- ✓ 외부정도관리와 내부정도관리의 차이는 무엇인가?
- ✓ 왜 검사실은 신빙도조사 프로그램에 참여하는가?
- ✓ 왜 동료집단비교 프로그램에 참여하는가?
- ✓ 동료집단비교와 신빙도조사 프로그램에서 측정되는 검체 간의 차이는 무엇인가?
- ✓ 보고되는 정보의 차이는 무엇인가?
- ✓ 검사실 평균이 206 mg/dL, 동료 집단 평균이 200 mg/dL, 검사실의 SD가 4 mg/dL (CV는 1.94%), 그리고 동료 집단 SD가 6 mg/dL (CV는 3.0%)일 때의 SDI를 계산해보자.
- ✓ 위의 예에서 CVI를 계산하라.
- ✓ 위의 예에서 총오차(total error)를 계산하라.
- ✓ 이 분석물질에 대한 적합 판정 성능의 CLIA 기준이 10%라면 검사실의 총오차는 적합한가?
- ✓ 신빙도조사에서 "만족"스러운 회차(event)의 의미를 정의한다.
- ✓ 신빙도조사에서 "합격"받은 성능의 의미를 정의한다.

QC - 외부정도관리

QC - External Quality Assessment

David Plaut, BA & James O. Westgard, PhD

이전 장들에서는 단일 검사실에서의 데이터와 결과에 중점을 두어 정도관리를 설명하였다. 이런 "내부 QC" 혹은 "검사실내 QC"는 검사법들의 일상적인 가동에서 발생하는 문제들은 감지하는 데에 필수적이다. 이런 문제들은 검사법의 불안정성, 즉 이전에 관찰되던 성능과 비교할 때 그 차이에 의해서 유발된다. 본질적으로, 내부 QC는 이전에 관찰된 성능이 정확한 검사결과를 나타낸다고 가정하여 일정기간 동안의 검사성능을 자체 비교한다. 이 가정은 검사법 검증시험(method validation experiment)에 의해 초기에 검증되어야 하고 "외부정도관리 프로그램(EQA)"에 의해 지속적으로 검증되어야 한다.

SQC의 원칙에 대한 CLSI C24-A3 [1]에서는 검사실이 외부정도관리(EQA) 프로그램에 참여할 것을 권고하고 있다:

9.0 검사실간(interlaboratory) QC 프로그램: *검사실들이 공통의 정도관리물질 풀(로트번호)을 공유하여 결과값을 검사실간 프로그램에 보고하면, 통계적 정보를 제공할 수 있는 데이터베이스가 구축되고 이것은 다음을 정의하거나 설명하는 데에 사용될 수 있다: (1) 검사실내(intralaboratory) 및 검사실간(interlaboratory) 비정밀도; (2) 동료집단에 상대적인 개별 검사실의 바이어스 (3) 비정밀도와 상대적 바이어스를 나타내는 분석적 그리고 통계적 지표들의 관계. 검사실의 자체 평가를 위해서 동료집단에 대한 바이어스와 상대적 비정밀도는 유용한 지표들이다. 검사실간 프로그램의 참여는 외부정도관리(신빙도 조사) 프로그램을 보완하는 효과적인 장치이다...*

외부정도관리란 무엇인가?

외부정도관리 프로그램에서 한 집단의 검사실은 동일한 검체(보통 완전히 동일한 로트번호의 동일한 관리물질)를 측정하여 그 결과를 중앙의 기관에 제출하며 이곳에서는 이상치를 검사하고 검사실 집단의 성능을 규정하기 위해 평균과 표준편차를 계산하며 개별 검사실의 성능을 동료집단, 때로는 참고검사법(reference method)이나 기준 검사실(reference laboratory)에 의해 확립된 목표값(target value)과 비교하기 위한 보고서를 작성한다.

왜 검사실에 외부정도관리가 필요한가?

개별 검사실은 최근의 정도관리 결과에서 평균, 표준편차, 변이계수를 계산함으로써 검사 법의 정밀도를 쉽게 구할 수 있다. 충분한 기간에 걸쳐 얻은 충분한 양의 데이터만 있으면 정밀도 성능에 대한 신뢰할만한 추정값을 구할 수 있다.

검사법의 정확도(accuracy)를 지속적으로 구하는 것은 훨씬 더 어렵다. 검사실은 그 검사결과를 참값(true value or correct value)과 비교해야 한다. 종종 "참값"은 다른 기존의 검사법에 의해 얻어진 결과들을 사용하여 근사치로 계산한다. 예를 들면, 검사법의 초기 검증시험에서는 보통 환자 검체들을 새로운 검사법과 기존의 검사법으로 측정한다. 새로운 검사법에 의한 결과의 평균을 기존의 검사법에 의한 결과의 평균과 비교하여 두 검사법 사이의 바이어스(평균의 차이)를 추정한다. 외부정도관리 프로그램의 중요한 특징은 다른 검사실에서 다른 검사법으로 얻은 결과들과 비교할 수 있다는 점이다. 외부정도관리 프로그램 고유의 능력은 검사법의 정확도를 감시하고 사용 중인 검사법의 안정적인 성능이 참값을 향하고 있는지를 확인시키는 점이다.

동료집단비교와 신빙도조사의 차이는 무엇인가?

미국에서 검사실들은 자발적인 동료집단비교 프로그램과 CLIA 규정[2]이 요구하는 신빙도조사 프로그램에 참여한다. 다른 국가들에서는 외부정도관리 프로그램들이 동료집단비교와 신빙도조사 프로그램의 특성을 복합적으로 띠고 있을 수 있다.

일반적으로 동료집단비교 프로그램은 검사실에서 수집한 일상의 QC 데이터로서 매달 수백 개의 결과를 사용한다. 물론 검사실들은 동일한 제조사나 공급자에서 구매한 완전히 동일한 관리물질을 측정하고 있어야 한다.

미국의 신빙도조사 프로그램에서는 5개로 된 한 조의 검체를 일 년에 3회 분석하도록 요구하고 있다. 이 5개 검체들의 결과는 적합(acceptable) 혹은 부적합(unacceptable)으로 등급이 매겨져 검사실의 성능을 평가하고 기록하는 데에 사용된다. 일반적으로 5개의 결과 중 4개가 허용한계이내에 들면 성능이 만족스러운(satisfactory) 것으로 판단한다. 허용한계는 CLIA 규칙과 규정에서 정의된다.

동료집단비교 프로그램은 어떻게 운용되는가?

대부분의 관리물질 제조사는 자신들의 관리물질을 구매하는 검사실들에게 동료집단비교 프로그램을 제공한다. 동료집단은 동일한 로트번호의 관리물질을 공유하는 검사실들로 이루어진다. 개별 검사실은 관리물질을 일상적으로 측정하고 통계적 분석을 위한 데이터를 제조사에 보낸다. 그러면 제조사는 동료집단의 평균이나 참고 검사법으로 확립한 목표값과 개별 검사실을 비교하여 보여주는 보고서를 제공한다. 프로그램에 따라서 데이터와 보고서가 문서나 컴퓨터 파일 형태, 또는 인터넷을 통해 전송된다.

동료집단 비교 프로그램에 처음 등록 할 때에 검사실은 자신의 검사실과 검사법과 검사장비의 확인이 필요하다. 처음에 등록 양식을 알맞게 작성하지 않을 경우 향후 문제가 발생할 수 있다.

- 보고서를 받을 주소를 정확하게 제공해야 한다. 보고서가 제때에 도착해도 주소가 잘못되어 있으면 무용지물이 된다. 보고서를 검토할 책임자의 변경이 있을 경우에는 적합한 사람에게 보고서가 발송될 수 있도록 공급자에게 알려야 한다.

- 검사장비와 검사법의 코드를 정확히 해야 한다. 동일한 분석물질에 대하여 한 검사장비에 두 개(이상)의 검사법이 있는 경우(예, 알부민에서 bromcresol green과 bromcresol purple), 양식에 검사법을 정확히 표시해야 한다.

등록이 완료되면 보통은 한 달, 일정기간 동안 데이터를 모아 제조사에 전송한다.

- 관리물질의 조제를 바꾸지 말아야 한다. 검사실의 결과를 다른 검사실과 비교하려면 제조사의 지시를 따라야 한다.

- 한 장비의 단위를 변경하여 다른 장비의 단위로 결과를 제출해서는 안 된다.

- 관리범위-안(in-control)인 것으로 확인된 검사수행(run)에서 수집된 모든 데이터를 전송해야 한다.

동료집단비교 서비스는 모든 데이터를 분석한다. 데이터 중 이상치가 있는지 조사한다. 보통 검사실 평균으로부터 3SD를 이상치의 기준으로 삼는다. 이상치를 제외한 후, 동료 집단의 평균과 SD를 각 관리물질에 대해 계산한다. 측정된 관리물질에 대하여 참값을 나타내는 참고값과 비교하거나 동료집단의 것에 비교한 성능을 기술하는 보고서를 각 참여 검사실에 대해 작성한다.

동료집단 비교 결과는 어떻게 보고되는가?

오늘날 인터넷을 통해 신속한 결과를 제공하는 것이 추세이다. 과거에는 모든 데이터 분석과정이 완료된 후 문서보고서를 제공하였다. 여기에 종종 수주나 수개월이 걸려서 검사실에서 보고서를 받을 때쯤이면 동료집단비교 결과가 이미 때늦은 것이 되기도 하였다. 요즘에는 유선이나 인터넷으로 직접 데이터를 전송할 수 있다. 데이터는 30일 이내에 전송되어 즉시 분석되고 조회 시 보고서가 제공된다.

보고서에는 통상적으로 다음 항목들이 포함된다:

- 각 참가기관에 고유한 검사실 식별 번호(laboratory identification number)
- 검사할 물질의 검체 혹은 로트번호(specimen or lot number)
- 검사할 분석물질(analyte)
- 각 분석물질을 검사하는 데 사용한 특정 장비, 검사법, 또는 키트에 해당하는 검사법 코드(method code)
- 검사한 각 분석물질과 관리물질에 대한 검사실의 이번 달 평균, SD, CV와 측정횟수

- 검사한 각 분석물질과 관리물질에 대한 검사실의 누적 또는 lot-to-date (LTD) 평균, SD, CV와 측정횟수
- 각 분석물질과 관리물질에 대한 동료집단 검사실의 이번 달 평균, SD, CV와 측정횟수
- 각 관리물질과 분석물질에 대한 동료집단 검사실의 누적 또는 lot-to-date (LTD) 평균, SD, CV와 측정횟수
- 이번 달 및 lot-to-date 측정치에 대해 개별 검사실의 평균을 집단 평균과 비교하여 보여주는 SDI 값
- 이번 달 및 lot-to-date 측정치에 대해 개별 검사실의 SD를 집단 SD와 비교하여 보여주는 CVI 값
- 검사한 각 분석물질에 대해 개별 검사실의 바이어스와 비정밀도의 복합 효과를 보여주는 총오차 그래프
- 서로 다른 농도수준의 개별 검사실 평균을 동일한 물질에 대한 집단 평균이나 참고치에 대비하여 나타낸 유덴 플로트(Youden plot)

SDI란 무엇인가?

SDI는 "표준편차지수(standard deviation index)"를 지칭하며 검사법의 계통오차(systematic error) 또는 바이어스를 집단에서 관찰되는 표준편차의 배수로 나타낸 것이다. 계산을 위한 공식은 다음과 같다:

SDI = (검사실의 평균 - 집단의 평균) / 집단의 표준편차

예를 들어 SDI 0.0은 검사실의 평균이 집단의 평균과 정확히 같다는 것을 의미한다. SID 2.0은 검사실의 평균이 집단의 평균보다 집단 표준편차의 2배만큼 더 높다는 것을 의미하며 이는 검사실의 정확도에 경계성 정도(borderline)의 문제가 있음을 나타낸다. 2.0을 초과하는 SDI에 대해서는 검사실에서 원인분석을 해야 한다.

CVI란 무엇인가?

CVI는 "변이계수지수(CV index)"를 지칭하며 검사실의 CV를 집단의 CV에 비교하는 개념이다. 계산을 위한 공식은 다음과 같다:

CVI = 검사실의 CV / 집단의 CV

CVI 1.0은 검사실의 CV가 집단의 CV와 같다는 뜻이다. CVI가 1.0 미만이면 검사실의 비정밀도가 집단에서 관찰되는 비정밀도보다 작은 것을 시사한다. CVI가 1.0을 초과하면 검사실의 비정밀도가 집단에서 관찰되는 비정밀도보다 높은 것을 시사한다.

총오차란 무엇인가?

아래의 그림에서 보는 것처럼 총오차는 한 검사법에서 관찰되는 계통오차(바이어스)와 무작위오차(비정밀도)의 합을 나타낸다. 바이어스와 비정밀도의 추정값을 합하기 위해서는 단위가 동일해야 한다. 일반적으로 % 단위를 사용하는데 흔히 비정밀도는 CV로 표현한다. 검사법 바이어스는 다음과 같이 백분율로 환산할 수 있다:

% 바이어스 = (검사실의 평균 - 집단의 평균)(100) / 집단의 평균

총오차는 다음과 같이 계산할 수 있다:

총오차 = % 바이어스 + 2CV

총오차는 "최악의 경우"에 한 검사법의 바이어스와 비정밀도가 동일한 방향으로 오류를 유발할 때 예상되는 최대 오차를 나타낸다.

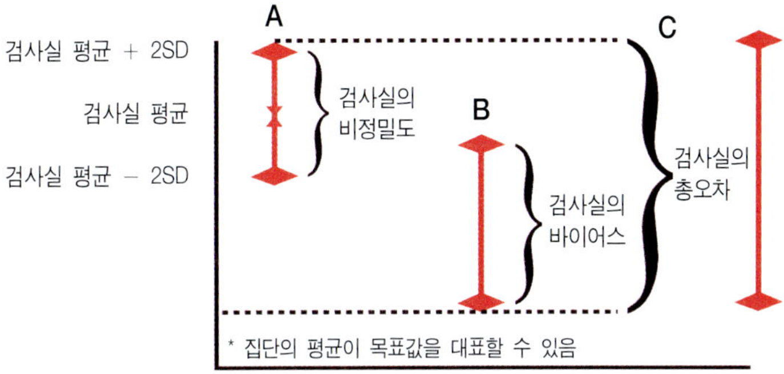

그림 14-1: A는 검사실의 비정밀도 또는 QC 값의 분포를 나타냄
B는 검사실의 바이어스 또는 검사실 평균과 집단 평균의 차를 나타냄
C는 검사실의 총오차 또는 집단의 평균에 비교한 검사실 결과의 분포를 나타냄

총오차 그래프란 무엇인가?

일반적으로, 검사법에서 관찰되는 총오차는 신빙도조사의 적합한 성능(acceptable performance)에 대한 CLIA 기준과 같은 허용오차(allowable error)의 규격과 비교된다. 관찰되거나 계산된 총오차가 CLIA 기준보다 작을 경우에는 검사법의 성능이 허용한계(acceptable limit) 이내이다. 관찰되거나 계산된 총오차가 CLIA 기준을 초과할 경우에는 검사법이 신빙도조사에 합격하지 못할 가능성이 있다.

동료비교 프로그램에서는 허용총오차를 상자로, 관찰된 총오차를 상자 안의 직선으로 나타내는 그래프를 제공하기도 한다. 직선이 상자 안에 있으면 관찰된 총오차가 허용한계보다 작은 것이다. 직선이 상자 밖으로 넘어가면 관찰된 총오차가 총오차 허용한계를 초과하는 것이다.

정확도와 비정밀도가 결합된 효과(수직선)가 CLIA 신빙도조사 기준으로 규정된 허용총오차와 어떻게 비교될 수 있는지 보여주는 그래프의 예가 여기에 있다.

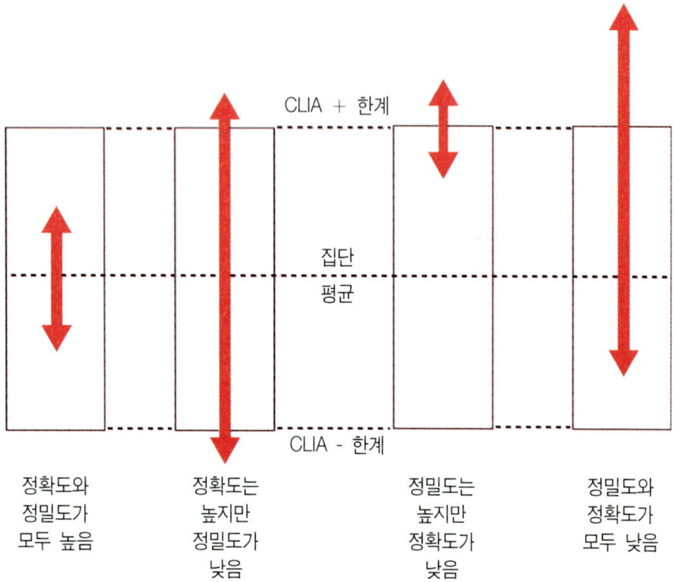

그림 13-2: 총오차 도식

동료집단비교 보고서는 어떤 형태인가?

실제 상황에서는 다양한 종류의 보고서와 양식을 보게 된다. 각 동료비교 프로그램에는 결과를 보여주는 고유한 방식이 있다. 일반적으로는 모든 프로그램에서 동일한 정보가 있지만, 그것이 어디에 나와 있는지 찾아야 하고 그 양식을 이해해야 한다. 차별화를 꾀하고자 어떤 프로그램들은 특별한 통계량(statistics)이나 그래프를 장점으로 내세우기도 한다. **가장 중요한 정보는 동료집단의 평균과 검사실의 평균의 차이이며 모든 프로그램에서는 이것이 가장 두드러지게 제시되어야 한다.**

동료집단과 검사실의 성능을 비교한 보고서의 예

이것은 개별 검사실의 성능을 동료집단과 비교하고 이를 CLIA 총오차 기준과 비교하여 평가한 기본적인 보고서의 예이다.

콜레스테롤 Normax 관리물질 농도 1 로트번호# 123-Nx1

	기간	평균	SD	CV	측정수	SDI	CVI
검사실 38	Feb	191.7	4.1	2.14	28	-0.85	0.81
집단 평균	Feb	196.1	5.2	2.65	1307	(45개 검사실)	
검사실 38	LTD	195.1	4.7	2.40	143	-0.10	0.81
집단 평균	LTD	195.7	5.8	2.96	7839	(45개 검사실)	

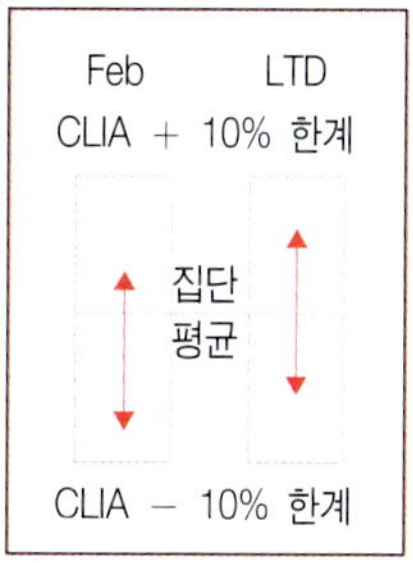

그림 14-3: 총오차 그래프

- 콜레스테롤 검사이다.
- 관리물질은 Normax 관리물질 농도 1이다.
- 관리물질의 로트번호는 123-Nx1이다.
- 월 통계량은 2월에 대한 것이며 28개의 데이터 값에서 관찰된 평균은 191.7 mg/dL, SD는 4.1 mg/dL, CV는 2.14%이다.
- 45개의 검사법과 1,307개의 데이터 값에서 관찰된 동료 집단 월 평균은 196.1 mg/dL, 집단 SD는 5.2 mg/dL, 집단 CV는 2.65%이다.
- 월 데이터에 대한 SDI는 −0.85, 즉 검사실의 평균 191.7에서 집단의 평균 196.1을 빼면 −4.4 mg/dL이고 이것을 집단의 SD인 5.2로 나누면 0.85가 된다. 음수 기호는 검사실의 평균이 집단의 평균보다 낮음을 나타낸다.
- 2월의 CVI는 0.81, 즉 검사실의 월 CV 2.14%를 집단의 월 CV 2.65%로 나누면 0.81이 된다.
- 143개의 데이터 값으로부터 계산된 Lot-to-date 통계량으로는 평균이 195.1 mg/dL, SD가 4.7 mg/dL, CV가 2.40%이다.
- 45개의 검사법과 7,839개의 데이터 값으로부터 계산된 Lot-to-date 동료집단 평균은 195.7 mg/dL, 집단 SD는 5.8 mg/dL, 집단 CV는 2.96%이다.
- Lot-to-date SDI는 −0.10이다[(195.1-195.7)/5.8)].
- Lot-to-date CVI는 0.81(2.40/2.96)이다.
- 2월 데이터에서 총오차는, 이 경우에는 동료집단 평균인 목표값의 10% 이내를 적합한 성능(acceptable performance)으로 규정한 CLIA의 요구조건을 충족하는 것으로 나타난다. 그러나 총오차는 집단 평균의 정중앙에 위치하고 있지는 않은데 이는 검사법이 이 달 동안 계속 낮았던 것으로 관찰되었기 때문이다.
- Lot-to-date 총오차 역시 CLIA 요구 조건인 10% 이내에 들며, LTD 검사실 평균에 대하여 일치도가 좋기 때문에 동료집단 평균의 위아래로 균형을 이루고 있다.

검사실 성능의 월간 비교 보고서의 예

이것은 6개월 동안의 검사실 성능을 요약한 보고서이다. 여기에는 매월 평균, SD, CV, 관리물질 측정 횟수가 총오차 그래프와 함께 월별로 제시되어 있다. 이 보고서는 무작위 또는 계통오차에 영향을 미치는 수개월에 걸친 추세(trend)를 감지하는 데에 매우 유용하다. 이는 시약, 보정물질, 장비 정비의 변화에 대한 유의성을 평가하는 데 도움이 된다.

월별 비교 보고서

Prothrombin Time		Coag 1-101		본 검사실		
평균	12.7	12.8	13.2	12.9	12.4	12.8
SD	0.27	0.34	0.28	0.38	0.32	0.35
CV	2.1	2.7	2.1	3.0	2.8	2.8
#	32	31	30	32	31	31

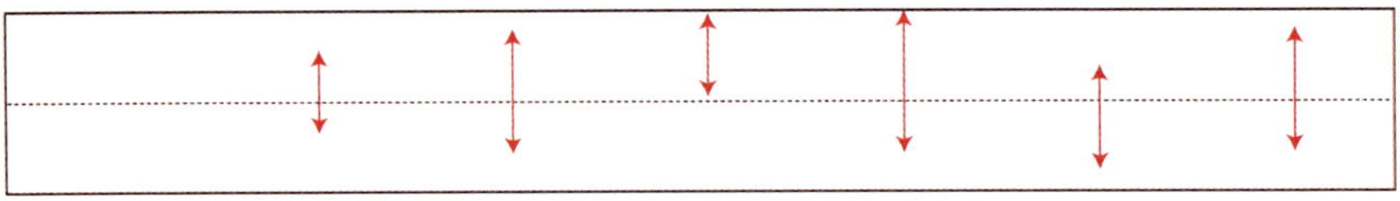

검사법의 비교에 대한 보고서의 예

또 하나의 유용한 보고서가 검사별 성능요약이다. 이 정보는 해당분야에서 흔히 사용되는 검사법 사이에서 관찰되는 차이를 평가하는 데 도움이 된다.

Prothrombin Time		Coag 1-101	2002년 1월	검사법 비교 보고서		
Level 1						
검사법	평균	CV	SD	−2SD	+2SD	#동료집단
A	12.2	3.2	0.4	11.4	13.0	46
B	12.0	2.9	0.35	11.3	12.7	23
C	12.0	3.1	0.37	11.3	12.7	35
D	12.1	2.7	0.33	11.4	12.8	11
합	12.08	3.0	0.36	11.4	12.8	115

Prothrombin Time		Coag 2-101	2002년 1월	검사법 비교 보고서		
Level 2						
검사법	평균	CV	SD	−2SD	+2SD	#동료집단
M	23.3	3.4	0.79	21.7	24.8	45
N	23.5	2.9	0.68	22.1	24.9	24
P	26.8	6.2	1.66	23.5	30.1	8
R	23.4	3.1	0.73	22.0	24.8	12
합	24.2	3.9	0.96	22.3	26.15	99

Coag Level 1 관리물질에 대한 보고서는 흔히 사용되는 4가지 검사법의 집단 평균, CV, SD 그리고 ±2SD 범위를 보여준다. 4가지 검사법 모두 유사한 평균과 SD를 보여 이 검사법들은 검사실마다 동등한 결과를 보일 것으로 예측된다.

Coag Level 2 관리물질에 대한 보고서는 검사법 P가 다른 검사법들에 비해 평균이 높고 CV가 큼을 보여준다. 이 검사법은 다른 검사법과 일치율이 높으며 동등한 검사결과를 낼 것으로 기대할 수가 없다. 검사법 P는 다른 검사법들 중의 하나를 사용하는 검사실에서 현장검사(POCT)용 검사법으로 부적절하며 백업용 또는 교체용 검사법으로 고려해서도 안 된다.

유덴 플로트(Youden plot)는 무엇인가?

유덴 플로트는 발생하는 분석오차의 유형에 대해 추가적인 통찰을 제공하는 그래프로서 외부정도관리 프로그램의 초창기부터 사용되어 왔다. Youden은 1969년의 발표에서 처음으로 이것을 2 검체 도표(two-sample plot)로 기술하였다[1]. 두 검체는 서로 다른 2개의 관리물질로서 그 평균을 하나는 x축에 다른 하나는 y축에 표시한다. 1개 이상 검사실의 성능을 동일한 유덴 플로트에 나타낼 수 있다.

여기 유덴 플로트의 예가 있다. 동료집단비교 보고서에서 나와 있는 Normax Level 1 물질처럼 관리물질 A에서 관찰된 평균값을 x축에 표시한다. Normax level 2에 해당하는 두 번째 관리물질의 평균값은 y축에 표시한다. 수직선과 수평선으로 이상적인 성능범위가 설정된다. 개별 검사실의 성능은 점 1개로 표현된다.

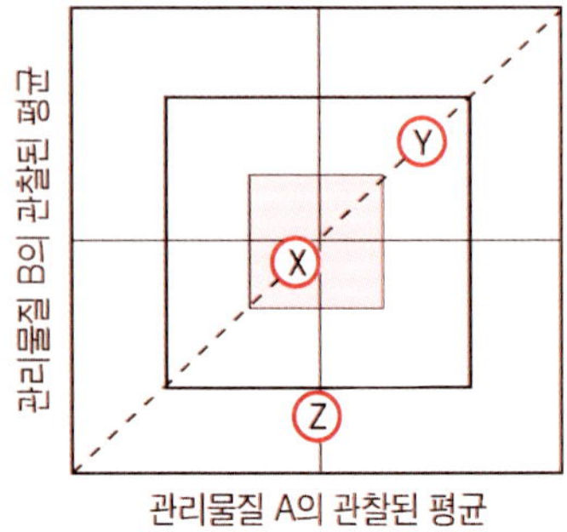

그림 14-5: 유덴 플로트

검사실 X는 관리물질 2개 모두에서 목표와 거의 일치하는 것으로 보인다. 즉, 관찰된 평균은 동료집단 또는 목표 평균에 매우 근접해 있다.

검사실 Y는 관리물질 2개 모두에서 높으며 이는 비례적 계통오차(proportional systematic error)를 유발하는 보정(calibration) 상의 문제로부터 기인했을 수 있다.

검사실 Z는 관리물질 A는 목표에 일치하나 관리물질 B는 매우 낮다. 관리물질 B가 높은 농도의 관리물질이라면 그것이 낮아진 것은 높은 농도구간에서 직선성이 소실되었기 때문일 수 있다.

유덴 플로트의 상자가 보여주는 것처럼 어떤 프로그램들은 검사실의 성능이 특정한 성능한계에 들어있는지에 따라서 점수를 매긴다.

신빙도조사 프로그램은 어떻게 운용되나?

CLIA 규정에 따라 미국에서는 신빙도조사(PT)가 의무화되어 있다. 검사실은 여러 개의 PT 공급자들 중 하나를 선택하여 그 프로그램에 등록할 수 있다. PT 공급자는 통상적으로 값이 알려지지 않은 한 조의 5개 검체를 매년 3회 발송한다. 검사실은 환자의 검체를 측정하는 것과 동일한 방식으로 각 검체를 측정하며, 검체당 보통 1회만 측정한다. 검사한 결과는 PT 공급자에 제출되어 통계적 분석과 점수화가 이루어진다. 참값 또는 목표값은 집단 평균으로 설정할 수 있으며 어떤 경우에는 참고검사법이나 기준검사실 집단에 의해 설정될 수 있다. 연방정부 공보(Federal Register) [3]에 제시된 적합성(acceptability)에 대한 CLIA 기준을 사용하여 목표값으로부터 허용가능 결과의 범위를 계산한다. 이들 CLIA 기준은 서로 다른 3가지 형식으로 되어 있다.

- 절대농도 한계, 예를 들면, 칼슘에서는 목표값 ± 1 mg/dL
- 백분율, 예를 들면, 알부민, 콜레스테롤, 그리고 총단백에서는 목표값 ± 10%
- 조사 집단에서 관찰되는 분포, 예를 들면, TSH에서는 목표값 ± 집단의 3SD

각 검체를 정확(correct) 또는 부정확으로 등급을 매긴다. 매 검사 회차(event)(즉, 5개의 검체들)는 정확성의 %로 등급을 매긴다.

- 80% 이상이 정확하면 회차 성능은 **만족(satisfactory)**이 된다.
- 80% 미만이 정확하면 회차 성능은 **불만족(unsatisfactory)**이 된다.

누적 성능(cumulative performance)은 3개의 회차로 등급을 매겨 검사실이 CLIA 성능을 따르고 있는지 판단한다.

- 검사실이 최근의 3개 회차 중 2번에서 만족이면 검사실의 성능은 **합격(successful)**이다.
- 검사실이 최근의 3개 회차 중 적어도 2번에서 불만족이면 검사실의 성능은 **불합격(unsuccessful)**이다.

PT 공급자는 검사실의 성능을 CMS(Centers for Medicare and Medicaid Services)에 의무적으로 보고해야 한다.

PT 프로그램의 운용에 대한 세부사항은 각 공급자로부터 확인할 수 있다. CAP(College of American Pathologists)은 가장 큰 PT 프로그램 중의 하나를 제공하고 있으며 세부 사항은 웹사이트에서 확인할 수 있다(http://www.CAP.org).

동료집단비교에 참여할 것인가 신빙도조사에 참여할 것인가?

외부정도관리의 목적은 검사실마다 그리고 검사법마다의 검사결과의 차이를 평가하는 것이다. 이런 프로그램에서 유추되는 중요한 정보는 검사법의 바이어스나 정확도와 관련되어 있다. 검사실들이 검사법의 정확도를 유지하거나 개선하는 것이 의도하는 결과이다.

CLIA 이전의 외부정도관리 프로그램들은 일차적으로 교육적인 것이었으며 검사실의 성능을 개선하려는 것이 목표였다.

CLIA의 출현으로 중등 난이도(moderate complexity)의 검사를 수행하는 모든 검사실은 신빙도조사 프로그램에 의무적으로 참여해야 한다. 신빙도조사의 *규제적(regulatory)* 측면이 불행히도 *교육적(educational)* 측면을 가리고 있다. 동료집단비교 프로그램은 주로 교육과 개선의 측면에 중점을 둘 수 있다.

규모가 큰 검사실의 경우, 동료집단비교 프로그램의 참여는 선택사항으로 여겨진다. 규모가 큰 많은 검사실에서, 내부 비교의 기반을 제공하는 여러 가지 방법들을 이미 수행해 오고 있기 때문에 이익에 비해 추가되는 업무가 더 크다고 여긴다. 또한 큰 검사실들은 검사법의 정확도를 유지하기 위해 참고물질과 참고검사법에 대한 접근이 용이하다.

규모가 작은 검사실의 경우, 동료집단비교 프로그램의 참여가 비교 결과를 자주 얻을 수 있는 유일한 방법일 수 있다. 작은 검사실은 내부 비교를 위해 여러 검사법을 유지하기 위한 자원이 한정되어 있다. 동료집단비교 프로그램은 적어도 매달 또는 인터넷을 사용하는 프로그램의 경우에는 그보다 더 잦은 빈도로 비교 결과를 제공해준다. 어떤 소규모 검사실들은 신빙도조사에서의 좋은 성능을 보증하기 위해서 동료집단비교 프로그램이 필요하다고 여긴다. 동료집단비교 프로그램의 공급자들도 그런 생각을 고취시킨다.

여러 군데에 흩어져 있는 검사실들은 동료집단비교 프로그램을 서로 다른 장소의 검사실 성능을 비교하는 좋은 도구로 여긴다. 환자들은 치료 과정 중 서로 다른 장소에서 검사를 받을 수 있으므로 검사결과는 어디에서 검사하든 상관없이 일관되어야 한다. 이런 응용과 비교를 용이하게 하고자 일부 공급자들은 보고서의 양식을 사용자의 필요에 맞게 제공하기도 한다.

참고문헌

1. CLIA C24-A3. Statistical Quality Control for Quantitative Measurement Procedures: Principles and Definitions; Approved Guideline-Third Edition. Clinical Laboratory Standards Institute, Wayne, PA 2006.
2. US Centers for Medicare & Medicaid Services (CMS). Medicare, Medicaid, and CLIA Programs: Laboratory Requirements Relating to Quality Systems and Certain Personnel Qualifications. Final Rule. Fed Regist Jan 24 2003;16:3640-3714.

15

Basic QC Practice

검사수행 거부(run rejection)의 가능성은 얼마인가?

What are the chances of run rejection?

흔히 사용되는 관리한계인 2 SD와 같은 좁은 관리한계에서 오는 거짓거부(false rejection)의 문제를 인식하도록 한다. QC - Rejection Characteristics and Power Curves에서 웨스트가드 박사는 화재경보기와 화재경보기의 오류감지 기능을 비유로 들어 거짓경보와 참경보(또는 거짓거부와 참 거부)의 면에서 검출기의 성능에 관해 설명한다.

목표

✓ 거부율이나 가능성의 측면에서 QC 방법의 성능특성(performance characteristics)을 기술한다.

✓ 거짓거부율과 오류검출 확률을 구별한다.

✓ 흔히 사용되는 QC 방법에서 예상되는 거부 특성을 비교한다.

✓ Power function graph를 사용하여 다양한 QC 방법들의 거짓거부와 오류검출에 관한 정보를 얻는다.

학습 준비물

✓ **QC - 거부 특성과 Power Curves** (James O. Westgard, PhD 저)

✓ **QC Simulator Tool** http://www.westgard.com/bqctools.html

할 것

✓ 준비물을 학습한다.

✓ QC Simulator Tool을 사용하여 N이 2, 3, 4이고 관리한계가 2 SD와 3 SD일 경우의 거짓거부를 비교한다.

✓ 자신의 검사실에서는 어떤 관리한계를 사용하는지 확인한다.

자가평가 질문

✓ 2s 관리한계를 사용할 경우 거부가 많은 이유는 무엇인가?

✓ N=2이면서 1_{2s} 규칙일 때 기대되는 거짓거부은 몇 퍼센트인가?

✓ N=1과 N=2이면서 1_{3s} 규칙일 때 거짓거부는 몇 퍼센트인가?

✓ 1_{2s} 와 1_{3s} 중 어느 규칙이 오류검출을 더 잘하는가?

✓ 3s 관리한계를 사용할 경우 거부가 감소하는 이유는 무엇인가?

QC - 거부의 가능성

QC - The Chance of Rejection

James O. Westgard, PhD

당신이 있는 건물이나 방에는 아마도 화재경보기나 화재감지 시스템이 있을 것이다. 만약 화재의 원인이 다음과 같을 경우 그 경보 시스템에 의해 화재가 검출될 확률은 얼마인가?

- 성냥개비 한 개
- 성냥첩 한 개
- 쓰레기통
- 당신의 책상 전체

직관적으로, 성냥개비 한 개에서 불이 날 경우 화재경보기가 작동할 확률은 낮다는 것을 안다. 또한 성냥첩에서 불이 날 경우에는 불이 더 크고 화재경보기가 작동할 확률도 증가할 것은 알 수 있으나 검출될 정도로 클지는 알 수 없다. 쓰레기통 전체에 불을 붙이면 화재경보기가 작동할 확률은 확실히 증가되며 만약 책상 위에 있는 모든 서류들에 불을 붙인다면, 확실히 화재경보기가 작동할 만큼 큰 불이 날 것이라는 것을 안다.

우리 모두는 경보기가 그 기능을 다하여 우리는 안전하게 대피할 수 있다고 믿고 싶지만, 이는 경보기가 세심한 계획으로 설치되었다는 가정 하에서 가능하다. 실제의 검출가능성은 설치된 화재경보기의 수, 그것들이 어디에 위치하는지, 그리고 감지기가 얼마나 민감한지에 달려있다. 만약 심각한 화재가 일어난다면(즉, 당신의 책상에서) 통제 불가능 시점에 도달하기 전에 검출이 될 것이라는 확신, 즉 100%의 감지가능성 혹은 참경보를 바랄 것이다. 반면에 심각한 화재가 아닌 이상 화재경보로 하고 있는 일이 방해받는 것을 원하지는 않기에 0%의 거짓경보율을 원한다.

그림 15-1에서 보는 것처럼 경보의 "민감도"를 화재의 규모에 연관시킨 "반응곡선"으로 화재경보기의 성능을 보다 정량적으로 설명할 수 있다. 화재가 커질수록 검출확률은 증가한다. 화재경보 시스템은 연기감지기의 알려져 있는 거부 특성을 기반으로 설계되어야 한다.

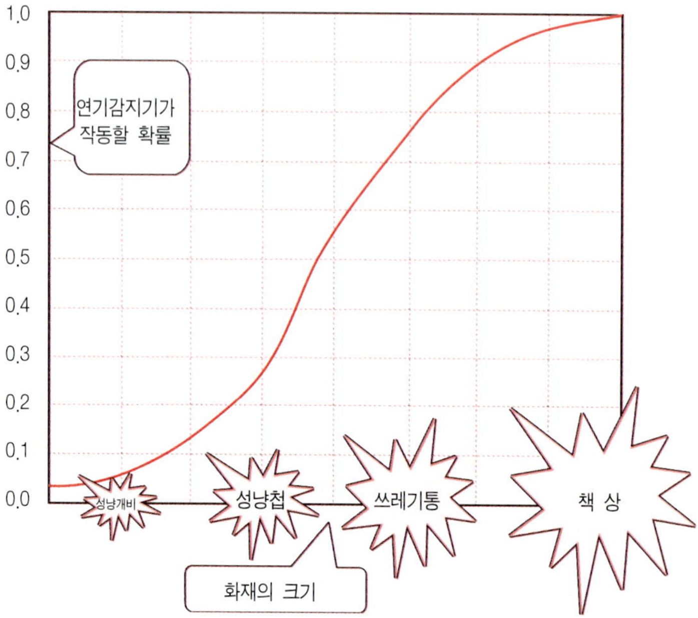

그림 15-1: 경보기의 반응곡선 : 거짓경보의 확률은 반응곡선의 Y-절편으로 나타나며; 참경보의 확률은 "화재"의 크기에 비례한다.

QC 오류경보

분석적 검사과정(analytical testing process) 중 우리가 검출하고자 하는 화재는 임상의사나 환자에게 "화상을 입힐 수 있는", 즉 임상의사나 환자에게 제공하는 검사결과의 가치를 파괴하는 모든 분석적 오류이다. 화재감지기와 마찬가지로, QC 방법은 분석적 검사과정이나 "검사법"에 무슨 일이 일어났을 경우, 경보를 울리는 분석적 오류검출기이다. 이 경보는 100%의 확실성(또는 1.00의 확률)으로 검사법 성능의 불안정한 상태를 검출해야 하며, 성능이 안정적이고 검사법이 올바르게 실행되면 이상적으로는 어떠한 거짓경보도 울려서는 안 된다(0%의 가능성 또는 0.00의 확률). 우리는 분석상의 문제를 검출할 가능성이 발생한 오류의 크기, 검사법의 성능을 감시하는 데 사용하는 관리물질의 수, 그리고 적용되는 통계적 규칙의 민감도에 달려있다고 직관적으로 생각한다. 우리는 임상적으로 중요한 오류를 검출하는 높은 가능성이나 확률을 바라지만, 검사법이 제대로 작동할 때에 거짓경보에 의해 방해받는 것은 원하지 않는다.

QC 거부 특성

어떠한 검출기도 완벽하지는 않다. 의심할 여지없이 당신은 화재가 나지 않았는데도 화재 경보가 울리는 경험을 한 적이 있을 것이다. 또한 불이 시작되어 통제 불능이 된 후에야 감지된 상황에 대해서 들은 적이 있을 것이다. 검사성능을 모니터하는 데 사용되는 관리시스템에서도 똑같은 일들이 일어날 수 있다. 바로 이 때문에 적절한 관리규칙과 적절한 수의 관리물질 측정을 선택하는 것이 대단히 중요하다. QC 절차는 임상적으로 중요한 오류를 감지하고, 업무의 질(보고되는 검사결과들)이 적합함을 보증할 수 있도록 세심하게 고안되어야 한다. 또한 업무의 효율성과 생산성을 증진시키기 위해 거짓경보를 최소화할 필요가 있다.

감지기의 성능을 기술하는 용어로는 참경보의 빈도와 거짓경보의 빈도가 있다; QC 절차에서는 이 특성들을 각각 오차검출률(probability for error detection)과 거짓거부율(probability for false rejection)이라는 용어로 부른다.

오차검출률, Ped는 측정법의 안정적인 비정밀도(imprecision)에 추가되어 발생한 오류가 있는 분석수행을 거부할 확률이다. 이상적으로 P_{ed}는 1.00이 되어야 하는데, 이는 오류감지 가능성이 100%라는 의미이다. 실제 설계에서 목표 P_{ed}는 0.90이며 이것은 분석상 문제를 감지할 확률이 90%라는 의미이다.

거짓거부율, Pfr는 측정법의 안정적인 비정밀도 외에는 오류가 없는 분석수행을 거부할 확률이다. 이상적으로 P_{fr}는 0.00이 되어 거짓거부 가능성은 0%가 되어야 한다. 실제 설계에서 목표 P_{fr}는 0.05이며 이것은 거짓거부 가능성이 5% 이하라는 의미이다.

측정의 안정적인 비정밀도는 검사법의 초기 평가에서 수행하는 반복실험 같이 동일한 환자 검체나 관리물질을 반복적으로 측정할 때 관찰되는 무작위 변이를 의미한다.

상이한 QC 규칙들의 예상 반응

"확률"이라는 용어들을 두려워할 필요는 없다. 당신이 QC 방법에 대해 알아야 할 것은 규칙과 N의 각 조합이 검사법의 성능상 문제를 감지하는 특정 가능성을 갖으며, 검사법 성능이 정상일 때에도 거짓거부 신호를 보내는 특정 가능성을 갖는다는 점이다. 이런 거짓거부는 높은 거짓거부율을 갖는 특정 관리규칙과 N의 사용을 피함으로써 최소화할 수 있다. 오류감지의 최대화는 민감한 단일규칙절차의 선택, 다중규칙 조합의 구성, 그리고 적절한 수의 관리물질 측정을 확보하여 이룰 수 있다.

상이한 관리규칙들은 다른 종류의 오류들에 대해 서로 달리 반응하거나 상이한 민감도를 가질 것으로 예측된다. 이런 반응을 이해하기 위해 첫 번째 그림에서 관리도 상에서 오차의 분포가 어떻게 나타나는지 살펴보고 QC의 "개념"을 정리한다. 분포의 중앙은 관리도의 중앙과 일치함을 확인한다. 분포의 양 말단은 관리한계에 해당하며 이 부위에서 관리물질 측정값들이 보이는 것은 이상한 것이므로 그러한 관리물질의 관찰 값들은 검사법에 문제가 있음을 종종 나타낸다는 점에 주목한다.

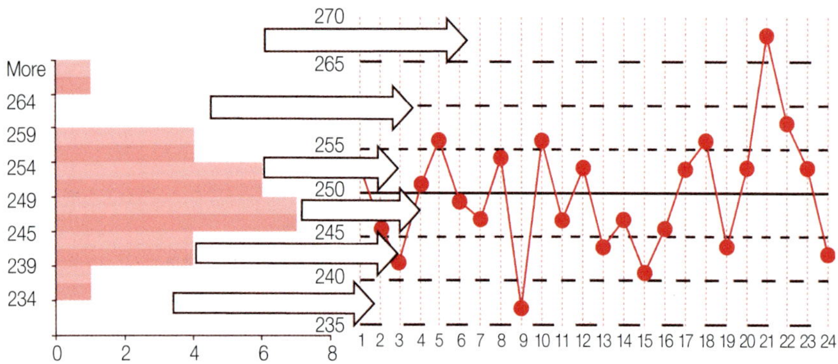

그림 15-2: 정상적인 수행 중 예상되는 QC 결과의 분포

관리도 상 관찰 값들의 분포는 정확도(계통오차)와 정밀도(무작위오차)의 변화에 따라 달라질 것으로 예측할 수 있다. 관심의 대상이 되는 두 가지 경우는 아래와 같다:

- 정확도 문제 또는 계통오차의 증가는 히스토그램의 평균을 변화시켜 모든 관리물질

측정값을 한 방향으로, 더 높게 또는 더 낮게 이동시킨다.

- 정밀도 문제 또는 무작위오차의 증가는 표준편차를 증가시키고 관리물질 측정값의 예측 분포를 넓혀 일부 값은 더 높고 일부는 더 낮게 된다.

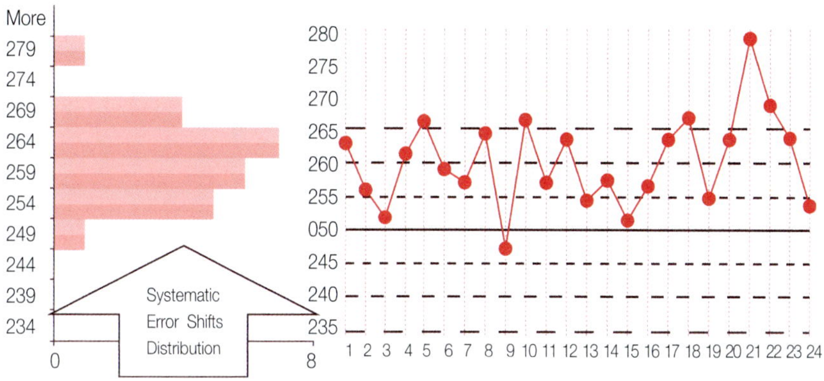

그림 15-3: 검사법의 바이어스나 계통오차 증가 등으로 정확도의 이상이 생겼을 경우 예상되는 QC 결과의 분포

정확도 문제 또는 계통오차를 감지하는 경우는 위의 그림에서 보이는 변화로 나타낼 수 있다. 이 경우 관리물질 측정값들이 평균의 한 쪽 방향으로 더 많이 분포하고 평균의 한쪽에 설정된 어떤 관리한계도 벗어날 것으로 예측된다. 관리한계가 평균에 가까울수록(예를 들어 2s 대 3s 관리한계처럼) 더 많은 측정값들이 관리한계를 벗어날 것으로 예측된다. 물론 안정된 성능 중에는 개별 측정값이 평균에 가까운 관리한계를 벗어나는 것을 관찰할 확률이 높기도 하다. 안정된 성능과 불안정한 성능을 구분하는 방법 중 하나는, 2s 관리한계를 벗어나는 연이은 2개(2_{2s} 규칙), 1s 관리한계를 벗어나는 연이은 3개나 4개(각각 3_{1s} 및 4_{1s} 규칙), 그리고 평균의 한 쪽 방향에 6, 8, 10, 또는 12개가 연달아 있는(각각 6_x, 8_x, 9_x, 10_x, 12_x 규칙) 것처럼 관리한계의 한 쪽에 위치하는 연속적인 측정값을 찾는 것이다.

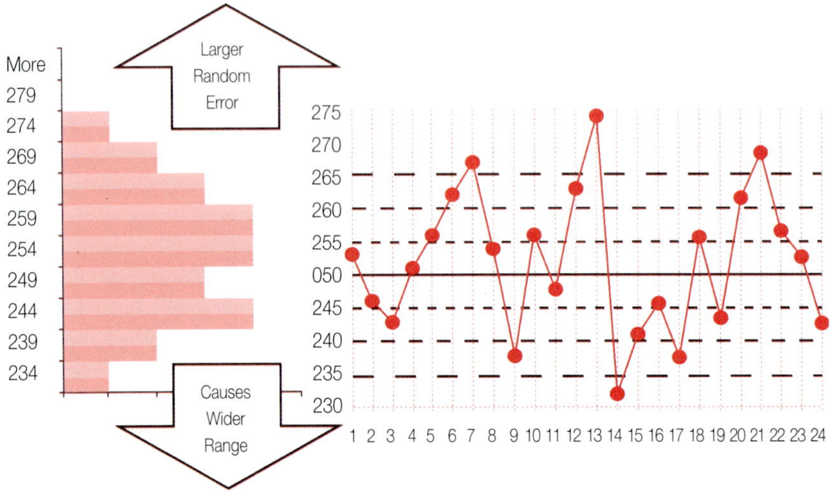

그림 15-4: 검사법의 SD나 무작위오차가 증가하여 정밀도의 이상이 생겼을 경우 예상되는 QC 결과의 분포

정밀도 문제 또는 무작위오차의 증가를 감지하는 경우는 위의 그림에서 보이는 것처럼 분포의 폭이 넓어지면 측정값이 관리한계의 높은 쪽과 낮은 쪽 모두에서 벗어나게 되므로 상당히 다르다. 무작위오차를 감지하는 규칙들은 3s 또는 2.5s(각각 1_{3s} 또는 $1_{2.5s}$ 규칙)처럼 개별 관찰 값이 꽤 넓은 관리한계를 벗어나는지 찾거나 관리물질 측정값들 중 높은 값과 낮은 값의 범위나 차이가 4s(R_{4s} 규칙)처럼 넓은 관리한계를 벗어나는지를 찾는다. 이 R_{4s} 규칙은 관리물질 측정값 1개가 +2s 관리한계를 벗어날 때 다른 측정값은 −2s 관리한계를 벗어나는지 확인하는 정성적 "계수" 형식(qualitative counting type)의 범위규칙(range rule)으로서 시행될 수 있다; 일반적으로 범위규칙 방식은 계통오차를 감지하기 위해 역시 일련의 계수규칙을 시행하는 다중규칙 QC 절차에서 사용된다. 정량적 "계산" 형식(quantitative calculation type)의 범위규칙은 높은 값과 낮은 값 사이의 실제 차이를 계산함으로써 시행될 수 있다. 예를 들면, +1.5, +2.3, −0.8, 그리고 −1.8의 값들에서 범위는 4.1(+2.3과 −1.8의 차이)이 된다.

알려져 있는 거부 특성

QC 방법의 거부율은 컴퓨터 시뮬레이션 연구에 의해 밝혀져 왔다. 이런 컴퓨터 시뮬레이션 연구는 흔히 사용하는 QC 방법의 성능을 입증하기 위해 20여 년 전에 처음으로 수행되었다[1]. 그 양을 알고 있는 분석적 오류를 가진 데이터 세트가 만들어졌다. 이런 데이터 수 백 개를 관심 대상인 관리규칙과 N으로 시험하여 서로 다른 QC 방법과 서로 다른 오류 조건에서 거부되는 수행의 비율을 추정하였다.

Power Function 그래프. 이런 거부 특성들은 *power function 그래프*로 나타낼 수 있다. 이 그래프는 거부율을 y축에, 오류의 크기를 x축에 나타낸다[2]. 이 명칭은 통계학적 개념인 검정력(power)에서 유래하였는데, 검정력이란 변화를 감지하는 확률이고 이 경우에 변화는 측정법에서 일어나는 오류를 지칭한다.

다음 페이지에 power function 그래프의 예가 있다. y축은 0.00에서 1.00에 이르는 값을 갖는다. 1.00의 확률은 거부의 가능성 100%에 해당하며 0.00의 확률은 거부의 가능성 0%에 해당한다. 분석적 오류의 크기는 x축에 나타낸다. 이 예는 검사법 표준편차의 0.0에서 4.0배의 범위를 갖는 계통적 이동(systematic shift) 또는 검사법 정확도의 변화에 대한 것이다. 무작위오차나 검사법의 비정밀도 증가의 감지를 나타내는 데에 유사한 그래프를 사용할 수 있다.

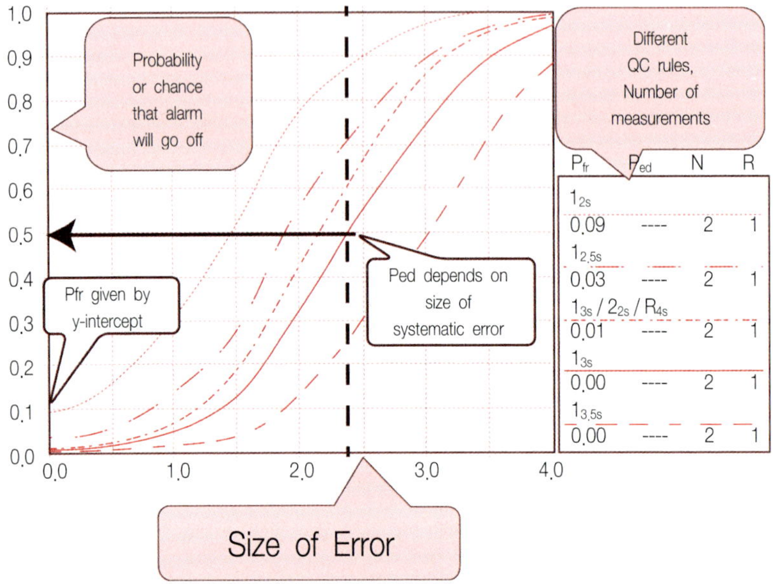

그림 15-5: Power function 그래프

각각의 선 또는 검정력 곡선은 관리규칙과 관리물질 측정의 수의 특정 조합에 대한 거부율을 나타내며 이는 그래프의 오른쪽에 있는 기호 설명표에서 확인할 수 있다. QC 방법의 거짓거부율은 검정력 곡선의 y 절편으로 알 수 있다. 오차검출은 발생하는 오차의 크기에 따라 달라진다. 예를 들어, 가장 위에 위치한 검정력 곡선은 N=2일 때 1_{2s} 관리규칙, 즉 관리한계가 2 SD이면서 매 분석수행마다 정도관리물질 측정이 2인 Levey-Jennings 관리도의 성능을 보여준다. 이 곡선의 y 절편으로 나타나듯이 거짓거부율은 약 0.09 또는 9%이다. 반면, N=2이면서 1_{3s} 관리규칙(가장 아래쪽에서 두 번째 곡선)에 대한 거짓거부율은 매우 낮아 거의 0으로 예측된다. 검사법 표준편차의 2.35배만큼의 계통적 이동이 있는 경우에는 굵은 수직 점선으로 나타낸 것처럼, N=2이면서 1_{3s} 관리규칙에 대한 오차검출률은 약 0.50 또는 50%의 거부 가능성이 된다. 다중 규칙법과 N=2를 사용하면 P_{ed}가 증가하여 약 0.60 또는 60%의 감지가능성을 가지며, 2.5s 관리한계와 N=2를 사용할 경우 P_{ed}는 증가하여 약 0.70 또는 70%의 감지가능성을 갖는다. 2s 관리한계를 사용할 경우 약 85%를 감지하게 되지만 아쉽게도 거짓거부율이 높아 실제적인 성능은 매우 떨어지게 된다.

동일 그래프 상에서 여러 개의 검정력 곡선을 보여줌으로써 서로 다른 관리규칙과 N에 대한 거부 특성을 비교할 수 있다. 예를 들면, N이 2일 경우에는 흔히 쓰이는 QC 방법들 – *2SD 관리한계를 제외한* – 은 상대적으로 낮은 거짓거부율인 0.03 이하, 즉 안정적인 작동조건 하에서 분석적 수행의 3% 이하만 불합격됨을 나타낸다. 이 관리규칙들 중 2.5s 관리한계를 사용하는 경우의 오차검출이 가장 좋다.

임계오차(Critical Error) 그래프. 임상적으로 중요한 오차의 크기를 계산할 경우, 오차검출에 대해 보다 정량적인 평가가 가능하다. 예를 들면, 아래의 그림에서 수직 실선으로 표시된 것처럼, 검사법 표준편차의 3.35배가 되는 계통오차를 감지하는 것이 임상적으로 중요하다면, 위로부터 3개의 검정력 곡선은 P_{ed}가 0.90 또는 임계 계통오차 감지가 90% 이상이 된다.

임계크기의 오차를 보여주는 power function 그래프는 *임계오차 그래프*로도 알려져 있다. 감지가 필수적인 계통오차(ΔSE_{crit})는 다음처럼 계산될 수 있다.

$$\Delta SE_{crit} = [(TE_a - bias_{meas}) / s_{meas}] - 1.65$$

- TE_a는 허용 총오차의 형식으로 표현된 검사에 대한 질의 필요조건(quality requirement)이며
- $bias_{meas}$는 검사법의 관찰된 부정확도이고
- s_{meas}는 검사법의 관찰된 비정밀도이다.

예를 들어, 적합성능에 대한 CLIA 신빙도조사 기준에 따르면 콜레스테롤 검사법은 10% 이내로 정확해야 한다.

- 검사법의 바이어스가 2.0%이고 변이계수(CV)가 2.0%라면, ΔSE_{crit}는 2.35 [(10 - 2) / 2 - 1.65]가 된다.
- 검사법의 바이버스가 0.0%이고 변이계수(CV)가 2.0%라면, ΔSE_{crit}는 3.35 [(10 - 0) / 2 - 1.65]가 된다.

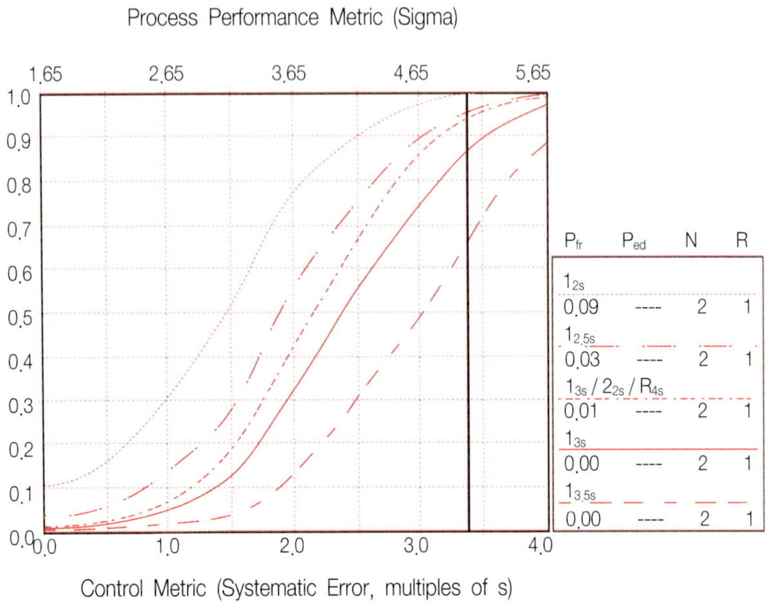

그림 15-6: 의학적으로 중요한 오차가 검사법의 SD의 3.35qodml 편위와 같을 때의 임계오차그래프이다. 거부확률은 y-절편으로 오차의 크기는 x축에 나타난다. 각각의 검정력곡선은 순차적으로 오른편에 있는 QC 방법들에 해당한다.

이 예들은 이전의 그림과 위의 그림에 나타나있는 오차상태를 나타낸다. 2.35인 오차상태에서 N=2인 QC 방법들은 어느 것도 적절한 오차검출을 하지 못한다; 관리물질 측정이 더 필요하다. 3.35인 오차상태에서 2.5s 관리한계 단일 관리규칙이나 1_{3s} / 2_{2s} / R_{4s} 규칙조합의 다중규칙법은 양호한 오차검출과 낮은 거짓거부율을 보인다.

실무적인 지침
Practical Guidelines

다음 장에서는 QC 방법을 선택하는 정량적인 방법에 대해 설명할 것이다. 여기에서는 검사실에서 일어날 수 있는 문제를 인식하기 위한 현행 QC 방법들의 한계를 아는 것이 중요하다.

거짓거부

먼저 거짓경보 또는 거짓거부를 살펴보자. 화재경보기에 대한 경험에 따르면, 거짓경보에 반응했던 경험이 있을 경우에는 다음번의 경보가 참이건 거짓이건 거기에 반응하는 데에 있어 신중해진다. 경보가 울릴 때에 모든 사람들이 올바른 조치를 취할 수 있도록 거짓경보의 발생을 최소화하는 것이 중요하다. 올바른 조치란, 하던 일을 멈추고 화재가 진화될 때까지 건물 밖에 대피해 있는 것이다. 마찬가지로, 검사의 QC에서 올바른 조치란 검사과정을 중단하고 문제가 "해결"될 때까지 검체들을 안전한 곳으로 옮기는 것이다. 앞에서 여러 번 언급된 것처럼, 검사실에서 가장 큰 거짓거부 문제는 2 SD 관리한계, 즉 1_{2s} 관리규칙을 사용하는 것이다. 2 SD 관리한계를 전체적으로 사용하는 것은 결코 권장되지 않는다.

오차검출

불행하게도 관리한계가 넓어지고 오경보가 감소하면 오차검출도 감소된다. 계통오차를 감지하는 가장 민감한 규칙은 2_{2s}, $2of3_{2s}$, 3_{1s}, 4_{1s}, 6_{x} 및 8_{x}이다; 무작위오차에 가장 민감한 규칙은 1_{3s}, $1_{2.5s}$ 및 R_{4s}이다. 1_{3s}와 $1_{2.5s}$ 그리고 N이 2~4인 단일규칙법은 오늘날의 고정밀 자동화시스템의 검사성능을 감시하기에 충분히 민감하다. 1_{3s}, 2_{2s} 또는 $2of3_{2s}$, R_{4s} 3_{1s} 또는 4_{1s} 규칙 그리고 6_{x} 또는 8_{x} 규칙을 사용하는 다중규칙법들은 "초기세대" 장비들과 수기 검사법들에 필요할 수 있다.

거부율을 발생 오차 시스템의 함수로 나타내는 power function 그래프를 통해 QC 방법들의 거부특성에 관한 보다 정량적인 정보들을 얻을 수 있다[3]. 계통 및 무작위오차의 검출을 개별 그래프를 통해 나타낼 수 있다.

거부 특성에 대한 요약

이 표는 다양한 오차상태에서 다양한 관리규칙의 반응을 요약하고 있으며, 사용을 피해야 할 관리규칙 하나(1_{2s})를 보여주고 다른 규칙 중 어떤 것이 무작위 또는 계통오차의 감지에 가장 민감한지를 보여준다.

오차 조건	높은 P_{fr}	높은 P_{ed}
무오차	1_{2s}	
무작위오차		$1_{2.5s}$, 1_{3s}, $1_{3.5s}$, R_{4s}, $R_{0.05}$, $R_{0.01}$
계통오차		2_{2s}, 4_{1s}, $2of3_{2s}$, 3_{1s}, 6_x, 8_x, 9_x, 10_x, 12_x, $x_{0.05}$, $x_{0.01}$, cusum

QC 성능을 개선하기 위한 방안

위의 표에서 요약된 바와 같이 다양한 관리규칙에서 기대되는 효과에 기초하여 QC 방법을 선택하는 일반적인 전략은 다음과 같다:

- 거짓거부율이 높은 관리규칙은 배제한다.
- 무작위오차에 반응하는 관리규칙과 계통오차에 반응하는 관리규칙을 적어도 하나씩 포함하는 관리규칙의 조합을 선택한다.
- 그 관리규칙 조합의 거부율을 평가한다.
- 원하는 오차검출률을 확보할 수 있는 관리물질 측정의 총 수를 선택한다.

검사실에서 검사에 요구되는 질을 규정하고, 검사법의 비정밀도와 부정확도를 구하고, 관심 있는 관리규칙과 N에 따른 특이적인 검정력 곡선을 고려할 때 보다 정량적인 질관리설계 및 계획과정(Quality Design and Planning process)이 가능해진다.

무엇을 해야 하나?

분석적 검사과정을 적절히 관리하기 위해서는 검사법과 QC 방법의 성능특성을 이해할 필요가 있다. 여기에는 검사법의 비정밀도와 부정확도 특성뿐만 아니라 QC 방법의 거부특성도 포함된다. 거짓거부는 시간과 돈을 낭비하게 만들기 때문에 그것을 피하길 원할 것이다. 이것은 일반적으로 2S 관리한계를 피해야 함을 의미한다. 또한 임상의사와 환자들을 위해 요구되는 분석적 질의 보증을 위해 필요한 오차검출을 확보하길 원할 것이다. 원하는 오차검출을 위해서는 $1_{2.5s}$ 혹은 1_{3s} / 2_{2s} / R_{4s} / 4_{1s} 같은 다른 관리규칙들과 많은 수의 관리물질 측정이 필요하다.

실제적으로 시행할 수 있는 최대 QC 방법은 아마도 N=6인 $1_{2.5s}$ 단일규칙과 N=6인 1_{3s} / 2_{2s} / R_{4s} / 3_{1s} / 6_{x} 다중규칙일 것이다. 이 QC 방법들이 검사법의 정도관리에 불충분하다면 더 나은 검사법이 필요하다. 이런 최대 QC 방법을 시행하길 원치 않는다면(또는 할 수 없다면), 훨씬 더 좋은 검사법이 필요하다.

QC 방법은 어떻게 선택해야 하나?

검사실의 검사항목과 검사법에 적합한 QC 방법을 선택하기 위해서는 정량적 계획과정(quantitative planning process)을 시행해야 한다. 이 QC 설계 및 계획과정은 검사별로 요구되는 질, 검사실의 검사법에서 관찰되는 비정밀도와 부정확도, 그리고 QC 방법의 알려져 있는 거부 특성을 근거로 하여 관리규칙과 관리물질 측정의 수를 선택하는 데에 도움을 준다.

다음 장은 질관리계획과 Sigma-metrics를 사용하여 검사실의 검사법에서 관찰되는 정밀도와 정확도를 고려하며, 규정된 질의 필요조건을 보증할 수 있는 관리규칙과 관리물질의 측정 수를 선택하는 방법에 대해 소개한다. 보다 다양한 예들은 저자들의 책 *Basic Planning for Quality* [3]에 설명되어 있으며 추가적인 수기 및 컴퓨터 도구는 저자들의 책 *Six Sigma Quality Design and Control* [4]과 Assuring the *Right Quality Right* 에 설명되어 있다[5].

참고문헌

1. CLIA C24-A3. Statistical Quality Control for Quantitative Measurement Procedures: Principles and Definitions; Approved Guideline-Third Edition. Clinical Laboratory Standards Institute, Wayne, PA 2006.
2. US Centers for Medicare & Medicaid Services (CMS). Medicare, Medicaid, and CLIA Programs: Laboratory Requirements Relating the Quality Systems and Certain Personnel Qualifications. Final Rule. Fed Regist Jan 24 2003;16:3640-3714.
3. Westgard JO. Basic Planning for Quality. Madison, WI: Westgard QC, Inc., 2000.
4. Westgard JO. Six Sigma Quality Design and Control, 2nd edition. Madison, WI: Westgard QC, Inc., 2006.
5. Westgard JO. Assuring the Right Quality Right: Good laboratory practices for verifying the attainment of the intended quality of test results. Madison WI: Westgard QC, 2009.

16

Basic QC Practice

올바른 QC를 어떻게 선택하는가?

How do you select the Right QC?

이제부터 QC 절차의 거부 특성(rejection characteristics)을 이해하게 되어 검사실의 각 검사와 검사법들에 대해 올바른 QC를 선택할 수 있는 정보를 이용하게 될 것이다. 이번 장은 어떤 검사에 요구되는 질을 보증하고 그 검사법에서 관찰되는 정밀도와 바이어스를 고려한 올바른 관리규칙과 관리물질 측정의 올바른 횟수를 선택하기 위한 "Sigma-metric QC 선택도구(Sigma-metric QC selection Tool)"의 사용에 대해 기술하고 있다.

목표

- ✓ 어떤 검사에 요구되는 질과 검사법에서 관찰되는 정밀도와 바이어스를 고려한 Sigma+metric을 계산하는 것을 배운다.
- ✓ 의료검사실의 검사과정에 적절한 관리규칙과 관리물질 측정의 횟수를 선택하기 위해 Sigma-metric QC 선택도구를 사용한다.

학습 준비물

- ✓ Sigma-metric QC 선택도구
- ✓ CLSI C24-A3 (이용 가능할 경우)
- ✓ 허용성능(acceptable performance)에 대한 CLIA 기준 목록

할 것

- ✓ 자료를 학습한다.
- ✓ CLSI C24-A3 문서를 검토한다(이용 가능할 경우).
- ✓ 검사실에 적용하기 위한 Sigma-metric QC 선택도구의 사용을 연습한다.

자가평가 질문

- ✓ Sigma-metric을 계산하기 위해 어떤 정보가 필요한가?
- ✓ 질의 필요조건(quality requirement)을 정의하는 지침은 어디에서 찾을 수 있는가?
- ✓ 검사법의 정밀도는 어떻게 정할 수 있는가?
- ✓ 검사법의 바이어스는 어떻게 정할 수 있는가?
- ✓ Sigma-metrics를 필요한 QC와 어떻게 관련지을 수 있는가?

Sigma-Metric QC 선택도구

The Sigma-Metric QC Selection Tool

James O. Westgard, PhD

CLSI는 "정량적 측정절차에 대한 통계적 정도관리의 원리와 정의(Statistical Quality Control for Quantitative Measurement Procedures: Principles and Definitions)"의 3차 개정판을 2006년에 발간했다[1]. 3차 개정판의 주목할만한 점은 통계적 정도관리(SQC, statistical quality control) 방법의 선택에 있어서 실질적인 도움을 제공하면서 "Sigma-metric QC 계획도구(Planning Tools)"를 사용하기 위한 간단한 도표방식을 포함한다는 것이다. 또한, 관리물질의 측정을 반복하는 것에서 벗어나 정도관리 상의 문제를 해결하기 위하여 취할 조치, 관리물질의 선택, 평균, 표준편차, 관리한계의 설정, 정도관리 상태(control status)의 해석에 대한 권고가 들어있다.

과학적 근거는 무엇인가?

이 방식의 개념과 원리는 동료집단 검토문헌(peer review literature)에 게재되어 왔으며[2-6] CLSI의 절차 자체도 동료집단검토가 포함된 것이다. 이 과정은 ISO 15189 [7]의 지침을 따르고 있으며 이는 정도관리에 대한 지침을 포함하여 의료검사실에 특별히 요구되는 질(quality)과 능력(competence)을 다음과 같이 제공하고 있다:

- Section 5.5는 검사절차(Examination procedure)에 대한 것으로서, 다음의 서술을 포함하고 있다: *검사에 이용되는 각 절차들에 대한 성능규격은 그 검사절차의 사용 목적과 관련지어져야 한다.* "의도한 목적(intended use)"은 해당 검사에 대한 질의 필요조건이 규정되어야 한다는 것을 의미한다.

- Section 5.6은 검사과정의 질보증에 대한 것으로서 *"검사실은 결과가 목표의 질을 달성했는지 검증하는 내부정도관리를 설계해야 한다"*고 기술하고 있다. 여기에는 검사에 필요한 질에 대한 언급과 함께, QC 절차가 "목표했던 결과의 질"이 "달성되었는지 검증"해야 한다는 구체적인 지침이 있다.

QC 절차를 선택하는 과정은 무엇인가?

C24-A3는 아래와 같이 단계적인 계획절차를 권고한다.

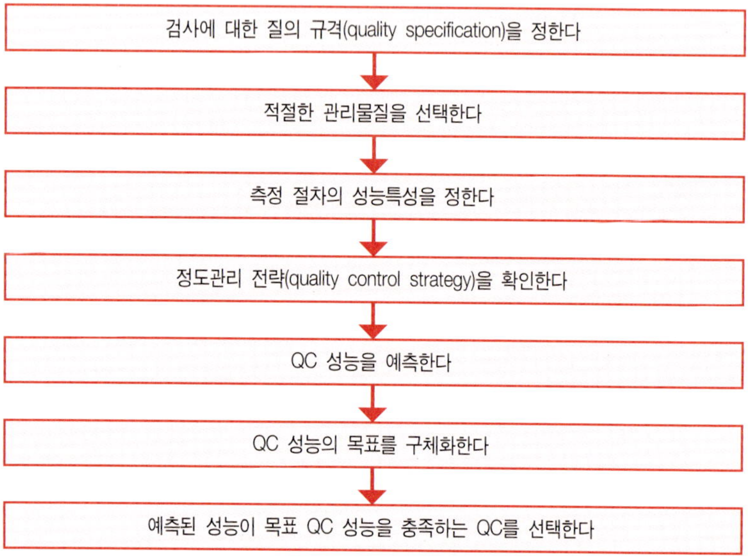

그림 16-1: C24-A3 QC 설계절차

각 단계를 명확하게 하기 위해 아래의 절차 기술에 몇 가지 세부사항이 추가된다:

1. 허용성능(acceptable performance)에 대한 CLIA 기준이나 기타 EQA 프로그램에서 찾을 수 있는 허용 총오차(allowable total error, TEa)의 형식으로 검사에 대한 질의 규격을 정한다.

2. 검사의 중요한 임상적 결정수준(clinical decision level)에 비추어 적절한 평균을 가지는 적절한 관리물질을 2개 이상의 농도로 선택한다.

3. 관리물질의 각 농도에 대하여 측정절차의 안정된 성능특성 즉, 평균, SD, CV를 구한다.

4. 검사실에서 시행하기에 실용적인 규칙, 관리물질 농도 수준의 수, 관리물질 측정의 총 수를 나타내는 후보 정도관리 전략을 찾는다.

5. 중요한 계통오차를 검출할 확률(P_{ed})과 거짓거부(false rejection)의 확률(P_{fr}) 같은 특성들을 이용해 후보 정도관리 전략이 규격을 벗어나는 성능을 검출해낼 우도(likelihood)를 예측한다.

6. P_{ed}가 0.9 이상이면서 P_{fr}가 0.05 이하와 같은 QC 성능특성에 있어서 바람직한 목표를 정한다.

7. 예측된 성능이 정도관리 성능목표를 만족하는 정도관리 전략(즉, 관리규칙, N)을 선택한다.

관련 정보를 어디에서 얻을 수 있는가?

우선 필요한 정보를 점검해보자.

TE_a, 허용 총오차(allowable total error)는 신빙도조사(proficiency testing)에서의 허용성능에 대한 CLIA 기준에 있는 분석적 질의 필요조건 형식이다; 대부분, 측정되는 검체에서의 목표값(target value)이나 참값(true value) (TV)에 대한 백분율(%)로 정의된다;

X_c, 임상적 결정수순(clinical decision level)는 의학적 판단에 중요한 농도로서 측정절차의 단위로 정의된다;

CV, 즉 측정절차의 **비정밀도(imprecision)**는 **X_c**에 인접한 농도에서 정해져야 하고 백분율(%) 단위로 표현된다;

바이어스(bias), 즉 측정절차(measurement procedure)의 **부정확도(inaccuracy)**는 **X_c**에 인접한 농도에서 정해져야 하고 백분율(%) 단위로 표현된다.

허용 총오차(allowable total error, TE_a). 출발점은 외부정도관리(external quality assessment, EQA)나 신빙도조사(proficiency testing, PT)에서 규정하는 허용가능 성능의 기준이다. 대부분의 검사실은 준수해야 할 규정 및 신임인증 지침의 일환으로서 EQA나 PT 프로그램에 참가하고 있다. 예를 들면, 미국 CLIA 규정은 80개 이상의 다양한 검사들에 대한 허용성능 기준을 정의하고 있다[8]. 아래에는 이 필요조건들의 기술과 적용시의 사용법에 대한 예시들이 있다.

콜레스테롤(Cholesterol): CLIA 기준은 TV ± 10%로 언급하고 있다. 임상적 의사결정농도 200 mg/dL 같은 목표값에 대하여 검사결과는 20 mg/dL 이내에 들어있어야 한다.

혈당(glucose): CLIA 기준은 TV ± 10% 또는 6 mg/dL 중 큰 쪽으로 언급하고 있다. 60 mg/dL 이하 목표값에서 검사는 ± 6 mg/dL 이내에 들어있어야 한다. 125 mg/dL인 목표값에서 검사는 10% 또는 12.5 mg/dL 이내에 들어있어야 한다. 160 mg/dL인 목표값에서 검사는 10% 또는 16.0 mg/dL 이내에 들어있어야 한다.

칼슘(calcium): CLIA 기준은 TV 1.0 mg/dL로 언급하고 있다. 칼슘 농도가 10 mg/dL이면 검사는 1.0 mg/dL나 10% 이내에 들어있어야 한다. 칼슘 농도가 7.5 mg/dL이면 검사는 1.0 mg/dL 또는 약 13% 이내에 들어있어야 한다. 칼슘 농도가 11.0 mg/dL이면 검사는 1.0 mg/dL 또는 약 9% 이내에 들어있어야 한다.

임상적 결정수준(clinical decision level), X_c. 보통 검사실의 의료책임자(medical director)가 임상적 결정이 이루어지는 중요한 농도를 정할 수 있다. 또 다른 근거로 Statland [9]가 권고한 임상적 결정수준이 있으며 12장에 그에 대한 토의와 요약이 나와 있다.

검사법 정밀도(method precision), %CV. 20일의 기간 동안 하루에 한 차례 2개 농도의 관리물질을 측정한다. 또는 가용한 경우, 통상적인 검사운영으로부터 확보된 QC 데이터를 사용한다. 보다 짧은 기간을 바란다면, CLSI EP15-A2 [10] 지침을 따라 5일의 기간 동안 2개 농도의 관리물질을, 하루에 각 농도 수준 당 3회 반복 측정한다. 20일의 기간 동안 하루에 2개 수준의 관리물질을 측정하는 간단한 실험에서는 관리물질의 각 농도에 대한 SD를 계산기나 스프레드시트로 계산할 수 있다. ANOVA 계산이 필요한 좀 더 복잡한 실험설계에서는 이런 계산들을 하기 위한 스프레드시트를 설정하거나 특수한 통계적 계산기나 컴퓨터 프로그램을 구하는 것이 필요하다. CLSI EP15-A2 계산에 대한 상세한 지침에 대해서는 *검사법의 기본 검증(Basic Method Validation)*을 참조하라[11].

검사법 정확도(Method Accuracy), %바이어스. 적어도 5일의 기간에 걸쳐 20-40개의 환자 검체를 측정한다. 보고가능범위(reportable range) 전체에 분포되어 있는 검체들을 선택하도록 주의해야 한다. 시험 검사법(test method)과 비교 검사법(comparative method) 사이의 측정 시간 간격이 가능한 한 가깝도록 검체를 분석해야 한다. 각 검사수행 뒤에는 검사결과를 살펴서 상이한 값을 잡아내고 그 환자 검체를 아직 쓸 수 있을 때에 다시 검사할 수 있어야 한다. 데이터는 선형회귀계산이나 t-검정 계산을 이용하여 통계적으로 분석한다. 선형회귀검통계량(기울기, y-절편, $S_{y/x}$)과 함께 사용해야 하는 그래픽 도구는 비교도표인데 여기에서는 시험 검사법 측정값을 y-축에 표시하고 비교 검사법 측정값은 x-축에 표시한다. t-검정 통계량(바이어스, SD_{diff})과 함께 사용해야 하는 그래픽 도구는 검사한 개별 검체에 대한 "차이 도표(difference plot)" 또는 "바이어스 도표(bias plot)"로 다양하게 부른다. 이런 통계적 도구와 그래픽 도구에 대한 상세한 논의는 *검사법의 기본 검증(Basic Method Validation)*을 참조하라[11].

Sigma-metric은 어떻게 계산하는가?

Sigma-metric은 검사에 필요한 질(%TE_a)과 검사법에서 관찰된 정밀도(%CV)와 정확도(%바이어스)로부터 다음과 같이 계산된다:

$$\text{Sigma-metric} = (\%TE_a - \%Bias) / \%CV$$

여기에는 모든 지표의 단위를 통일하기 위해 "%"를 포함시켰다. 모든 지표가 동일하게 농도 단위일 경우에는 Sigma-metric을 계산할 수 있으나 질의 필요조건은 보통 백분율로 표현된다.

Sigma-metric을 어떻게 QC와 연관시킬 수 있는가?

흔하게 사용되는 QC 방법에 대한 이용 가능한 검정력 곡선(power curve)으로부터 Sigma-metric QC 선택도구(Sigma-metric QC selection tool)를 만들 수 있다. 아래 도표에서는 거부율(probability for rejection)을 y-축에, Sigma-metric을 x-축(위쪽 눈금)에, 임상적으로 중요한 계통오차를 x-축(아래쪽 눈금)에 나타내고 있다:

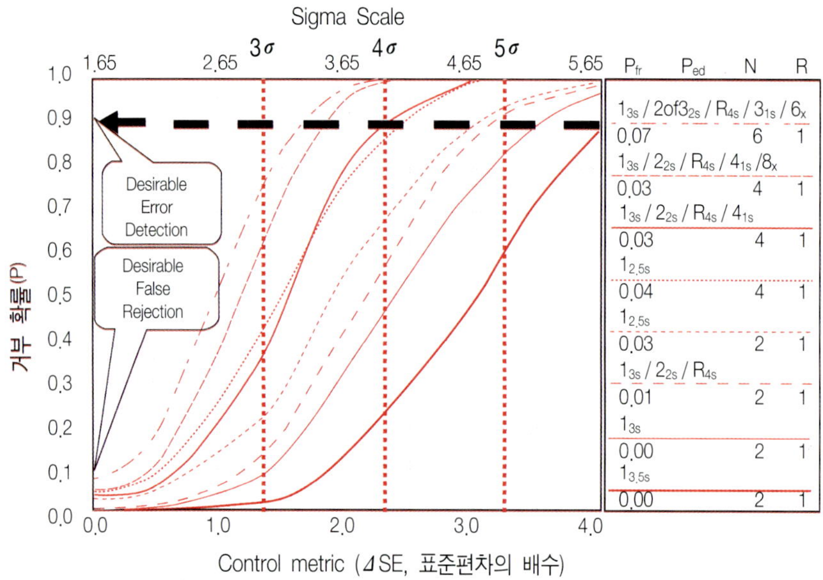

그림 16-2: Sigma-metric 그래프

이 도구는 N=1인 1_{3S} 규칙이 빠지고 다른 규칙인 N=4 및 R=2인 1_{3S} / 2_{2S} / R_{4S} / 4_{1S} / 8_X의 다중규칙 절차가 추가된 것을 제외하고는 C24-A3에 있는 것과 거의 동일하다. 사용된 표기법에서 N은 관리물질에 대한 총 측정 수(이 경우에서는 4)를, R은 규칙이 적용되는 검사수행의 수(이 경우에는 2)를 지칭한다. R=2인 이유는 현재의 검사수행에서의 4회의 관리물질 측정과 이전 검사수행에서의 관리물질 측정 4회에 대해 8_X 규칙을 적용할 수 있기 때문이다(즉, 2번 검사수행의 관리물질 측정을 통해서).

Sigma-metric QC 설계도구를 사용하는 방법:

1. Sigma-metric을 계산한다.
2. Sigma-scale에 그 값을 표시한다.
3. 그 지점으로부터 검정력 곡선(power curve)을 통과하는 수직선을 그린다.
4. 수직선과 검정력 곡선이 만나는 지점에서 확률을 읽음으로써 오차검출능력(error detection capability)을 평가한다.
5. 원하는 정도(P_{ed}가 0.90 이상)의 오차검출을 제공할 수 있는 후보 QC 방법들을 확인한다.
6. 후보 QC 방법들의 거짓거부율(false rejection rate)을 비교한다(이것은 검정력 곡선의 y-절편으로 읽을 수 있다).
7. 오차검출은 가장 높고 거짓거부는 가장 낮으며 관리물질의 측정 수는 가장 적으면서 관리규칙은 가장 간단한 QC 방법을 선택한다.

예제 A: TE_a=10.0%, $bias_{meas}$=0.0%, s_{meas}=2.0%인 콜레스테롤

Sigma-metric은 다음과 같이 계산된다:

$$\text{Sigma-metric} = (10.0\% - 0.0\%) / 2.0\% = 5.0$$

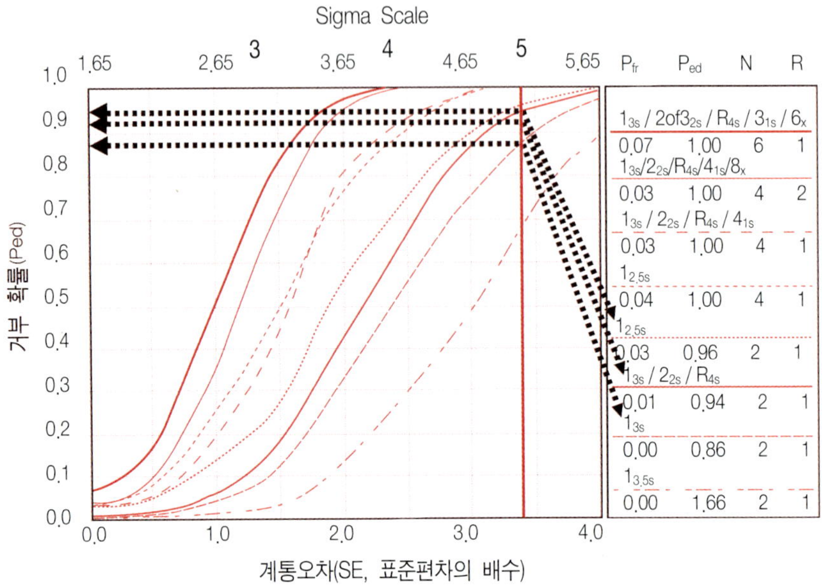

그림 16+: Sigma-metric 그래프

5.0 sigma에서의 수직선이 흔히 사용하는 QC 방법들(오른쪽의 범례에 나타낸 관리규칙과 관리물질 측정의 수)의 검정력 곡선에 부과된 오차조건(error condition)을 보여주고 있다. 위로부터 아래의 순서대로의 검정력 곡선은 범례에서 동일한 순서대로 관리규칙 및 N과 연결된다. P_{ed} 0.90을 달성하는 것이 목적이라면, 가능한 선택은 3가지가 있다; 약 0.96의 P_{ed}와 약 0.03의 P_{fr}을 제공하는 N=2인 $1_{2.5S}$; 약 0.94의 P_{ed}와 약 0.01의 P_{fr}을 제공하는 N=2인 1_{3S} / 2_{2S} / R_{4S}; 약 0.87의 P_{ed}와 약 0.01의 P_{fr}을 제공하는 N=2인 1_{3S}. 3가지 모두 적합하며 검사실에서 시행하기에 용이함을 고려하여 선택한다. 아마도 3s의 관리한계와 관리물질 2개 농도 각각에 대해 1회 측정하는 Levey-Jennings 관리도를 사용하게 될 것이다.

예제 B: TE_a=10.0%, $bias_{meas}$=2.0%, s_{meas}=2.0%인 콜레스테롤

이 예에서 Sigma-metric은 다음과 같이 계산된다:

Sigma-metric = (10.0% - 2.0%) / 2.0% = 4.0

이 적용은 그림 16-4에서 4.0 sigma에서의 수직선에 의해 표시되고 있다. 가장 좋은 QC 방법 2개는 N=4인 1_{3S} / 2_{2S} / R_{4S} / 4_{1S}와 N=4인 $1_{2.5S}$로 나타난다. 다중규칙절차는 0.91의 P_{ed}와 0.03의 P_{fr}을 제공하는 반면, 단일규칙 2.5s 방법은 0.87의 P_{ed}와 0.04의 P_{fr}을 제공한다. 관리물질 2개 농도 각각에 대해 2회 측정하도록 실행될 가능성이 높다.

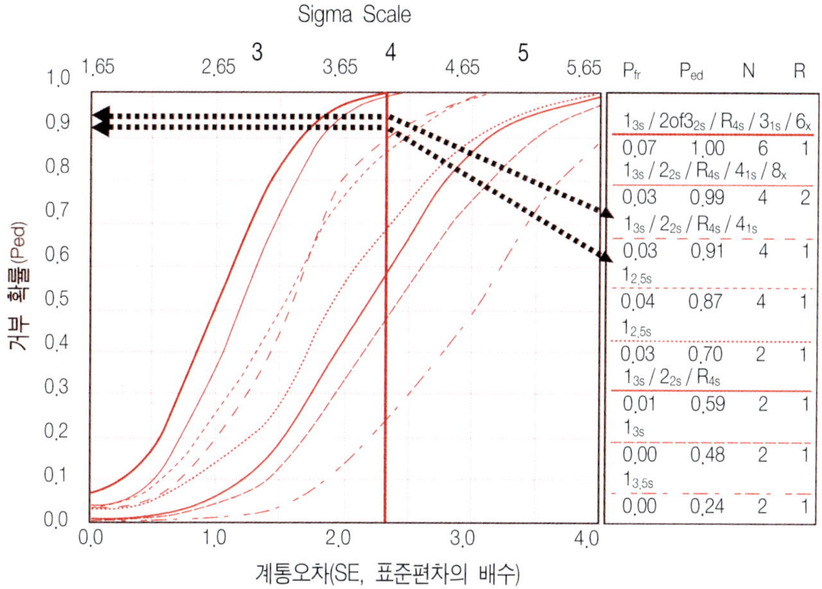

그림 16-4: TE_a가 10.0%, bias가 2.0%, CV가 2.0%인 4.0 Sigma 콜레스테롤 검사법의 예. 후보 QC 방법은 $1_{2.5S}$ 단일 규칙이나 검사수행 당 총 4회의 관리물질 측정이 있는 1_{3S} / 2_{2S} / R_{4S} / 4_{1S} 다중규칙방법이다.

예제 C: TE_a=10.0%, $bias_{meas}$=0.0%, s_{meas}=3.0%인 콜레스테롤

Sigma-metric = (10.0% - 0.0%) / 3.0% = 3.33

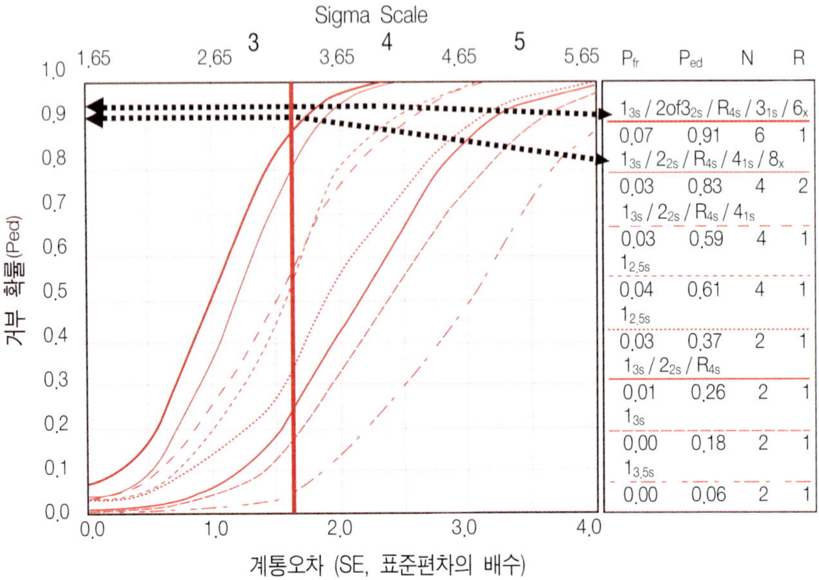

그림 16-5: TE_a가 10.0%, bias가 0.0%, CV가 3.0%인 3.3 Sigma 콜레스테롤 검사법의 예. 후보 QC 방법은 검사수행 당 6회의 관리물질 측정(N=6, R=1)이 있거나 2회 검사수행 동안 4회의 관리물질 측정(N=4, R=2)이 있는 다중규칙방법이다.

그림 16-5의 적용은 3.3 sigma에서의 수직선으로 표시되고 있다. 가장 좋은 후보 QC 방법 2개는 N=6인 1_{3S} / $2of3_{2S}$ / R_{4S} / 3_{1S} / 6_X와 N=4 및 R=2인 1_{3S} / 2_{2S} / R_{4S} / 4_{1S} / 8_X인 것으로 나타난다. 첫 번째 것은 0.90의 P_{ed}를 제공하지만 N=6 방법에 대해 P_{fr}가 0.07임을 주목하라. N=4인 방법은 0.80인 P_{ed}를 제공하지만 8_X 규칙을 적용하기 위해서는 2회 검사수행에 걸쳐(R=2) 사용되어야 한다. 검사실이 관리물질을 4~6회 측정하는 비싼 방법을 기꺼이 실행할 수 있다고 가정할 경우, 3.3 Sigma가 검사실에서 적절하게 관리될 수 있는 최소 분석성능임을 아는 것이 중요하다. 생산과정의 최소 허용성능에 대한 산업계의 기준은 3.0 Sigma이며 의료검사실에서도 동일한 기준이 적용되어야 하는 것은 분명하다.

예제 D: TE_a=10.0%, $bias_{meas}$=3.0%, s_{meas}=3.0%인 콜레스테롤

$$\text{Sigma-metric} = (10.0\% - 3.0\%) / 3.0\% = 2.33$$

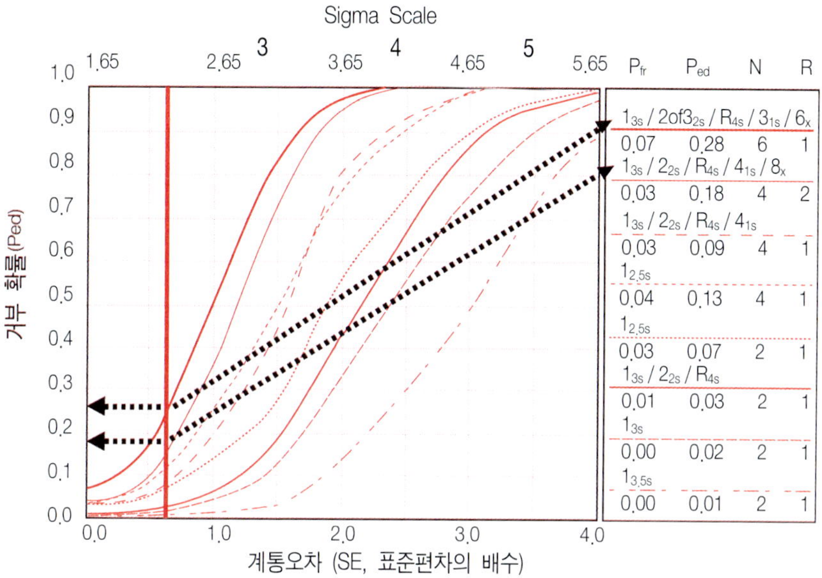

그림 16-6: TEa가 10.0%, bias가 3.0%, CV가 3.0%인 2.3 Sigma 콜레스테롤 검사법의 예. 여기에서 고려된 QC 방법은 최대로 해도 오류검출이 20-30%에 불과하다.

흔히 사용되고 있는 이 QC 방법으로 얻을 수 있는 최대 오차검출이 불과 20-30%인 것을 보라. N을 2-6으로 하면서 이 검사법의 질을 관리할 수 있는 QC 방법은 없다. 예제 C에서 본대로, 검사법의 성능이 3.0 Sigma이면 허용 검사과정의 성능(acceptable process performance)으로서는 최소이다. 왜 그런지 보라. Sigma가 낮은 검사법을 관리할 수 있는 실리적(비용 대비 효율)인 방법은 없다. 이 예제에서 흥미로운 점은 이것들이 미국에서 콜레스테롤 검사의 최소 규격이라는 것이다. 적합성에 대한 CLIA 요구조건은 허용 총오차(TE_a)로 10%이며 검사법 성능에 대한 NCEP 요구조건은 허용 SD 3.0%와 허용 바이어스 3.0%이다.

콜레스테롤에 대한 이 예제는 칼슘과 혈당에도 적용될 수 있다. 칼슘에서는 허용성능에 대한 미국 CLIA 요구조건이 허용 총오차(TE_a)로 1.0 mg/dL이며 이는 10 mg/dL 농도에서는 10%에 해당한다. 혈당의 질의 필요조건은 60 mg/dL보다 높은 농도에서는 10%이므로 참고범위 내와 그 이상의 혈당에 대해서는 10% 기준이 적용된다. 요약하면, 콜레스테롤, 칼슘, 혈당 검사법은 2개 농도의 정도관리물질과 흔히 쓰이는 관리규칙만 가지고는 0.0%의 바이어스와 2.0%의 변이계수로 실행되어야 한다.

실제 적용

검사실에 적용하기에 편리하도록 관리물질을 2개와 3개에 대한 Sigma-metric QC 계획 도구를 모두 가지는 것이 도움이 된다. 검사실에서 복사하여 사용할 수 있도록 이 책은 두 그래프의 양식을 모두 제공한다(이 장의 마지막에 있는 그림 16-7과 16-8을 참조). 입력 데이터, Sigma의 계산, 관리규칙과 관리물질 측정의 횟수에 대한 권고를 요약할 워크시트가 준비되어야 한다. 추가적인 QC 설계와 계획 도구(QC Design and Planning tool)는 *올바른 질을 올바르게 보증하기(Assuring the Right Quality Right)* [12]에 논의되어 있으며 여기에는 또한 QC 선택과정을 자동화하고 설계 논리에 대한 문서화를 제공하는 컴퓨터 도구에 대한 기술이 있다.

요점은 무엇인가?

Sigma-metric QC 선택도구는 올바른 QC 방법을 선택하는 쉬운 방법을 제공한다. 그 계산은 간단하다. 검정력 곡선는 비교적 이해하기 쉽다(14장에서 추가적인 논의를 참조). 이런 방식은 CLSI C24-A3 문서에서 "우수검사실 실무(good laboratory practice)"로 인정되고 있다.

참고문헌

1. CLSI C24-A3. Statistical Quality Control for Quantitative Measurement Procedures: Principles and Definitions. Clinical Laboratory Standards Institute, Wayne PA, 2005. (Member cost $60, nonmember cost $120).
2. Westgard JO, Groth T. Power functions for statistical control rules. Clin Chem 1979;25:863 69.
3. Koch DD, Oryall JJ, Quam EF, Felbruegge DH, Dowd DE, Barry PL, Westgard JO. Selection of medically useful QC procedures for individual tests on a multi-test analytical system. Clin Chem 1990;36:230-3.

4. Westgard JO. Six Sigma Quality Design and Control, 2nd ed. Chapter 5. QC Selection. Madison WI:Westgard QC, 2006.
5. WestgardJO, EhrmeyerSS, DarcyTP. CLIA Final Rules for Quality Systems. Chapter 13. Madison WI:Westgard QC, Inc., 2004.
6. Westgard JO. Internal quality control: planning and implementation strategies. Ann Clin Biochem 2003;40:593-611.
7. ISO/FDIS 15189 Medical laboratories- Particular requirements for quality and competence. 2002.
8. US Centers for Medicare & Medicaid Services (CMS). Medicare, Medicaid, and CLIA Programs: Laboratory Requirements Relating to quality Systems and Certain Personnel Qualifications. Final Rule. Fed Regist Jan 24 2003;16:3640-3714.
9. Statland BE. Clinical Decision Levels for Lab Tests. Oradell, NJ:Medical Economic Books, 1987.
10. CLSI EP15-A2. User Verification of Performance for Precision and Trueness: Approved Guideline - Second Edition. Clinical and Laboratory Standards Institute, Wayne PA, 2005.
11. Westgard JO. Basic Method Validation, 3rd ed. Madison WI:Westgard QC, 2008.
12. Westgard JO. Assuring the Right Quality Right: Good laboratory practices for verifying the attainment of the intended quality of test results. Madison WI:Westgard QC, 2007.

관리물질의 농도수준이 2개인 경우의 Sigma-Metrics QC 설계도구

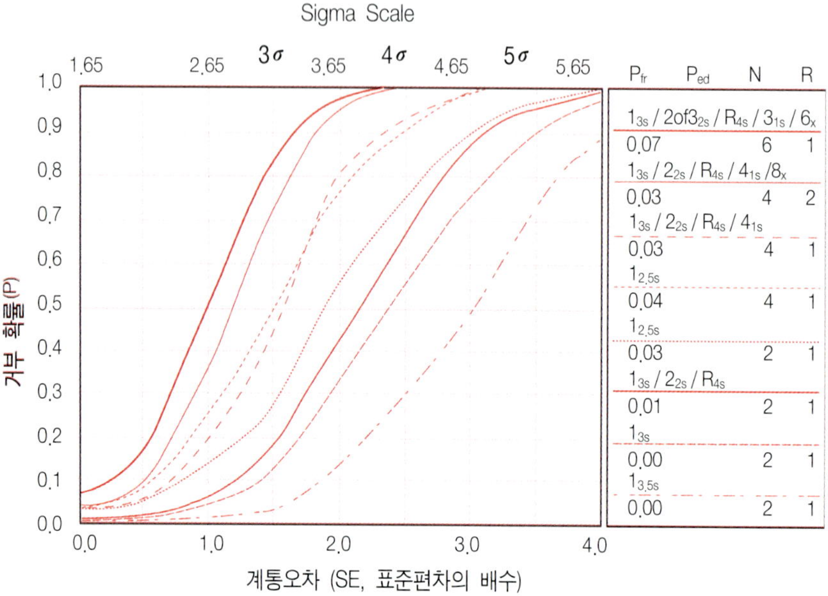

검사명

허용총오차 (TE_a, %) (또는 TE_a Units)

임상적 의사결정농도

관찰된 비정밀도 (CV%) 또는 (SDunits)

관찰된 부정확도 (Bias%) 또는 (Bias units)

Sigma=[TE_a% - Bias%) / CV%] - 1.65 or
[(TE_{aUnits} - $Bias_{Units}$] - 1.65

후보 QC 방법

선택된 QC 방법

분석자

날짜

Comments

관리물질의 농도수준이 3개인 경우의 Sigma-Metrics QC 설계도구

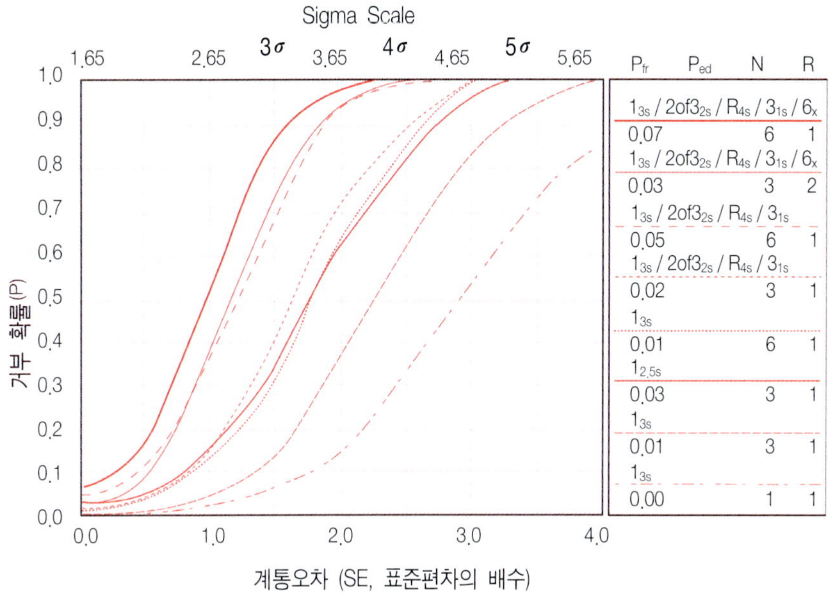

검사명

허용총오차 (TE_a, %) (또는 TE_a Units)

임상적 의사결정농도

관찰된 비정밀도 (CV%) 또는 (SDunits)

관찰된 부정확도 (Bias%) 또는 (Bias units)

Sigma=[TE_a% - Bias%) / CV%] - 1.65 or [(TE_{aUnits} - $Bias_{Units}$] - 1.65

후보 QC 방법

선택된 QC 방법

분석자

날짜

Comments

17

Basic QC Practice

동등한 QC (equivalent QC)에서 잘못된 점은 무엇인가?

What's wrong with Equivalent QC?

이전의 장에서는 미국 CLIA 규정에 대해 상세하게 논의되었고 "동등한 QC (equivalent QC)" 방법(EqvQC)이라고 부르는 새로운 CMS 지침을 소개하였다. 특히 EqvQC을 사용하는 검사법의 적합성(acceptability)을 평가하는 데에 있어서 CMS가 권고한 프로토콜이 어려워서 검사실들이 그런 문제에 대한 충분한 논의 없이 "불분명한 QC(equivocal QC)"를 사용하지 않도록 주의를 주고 있다. 이번 장은 그 문제에 대한 상세한 배경과 논의를 제공하고 있다.

목표

- ✓ "동등한 질의 검사(equivalent quality testing)"와 "동등한 QC 절차(equivalent QC procedure)"의 적용과 관련된 미국 CLIA의 문구를 검토한다.
- ✓ CMS가 권고하는 검증 프로토콜(validation protocol)을 비평한다.
- ✓ 검사실에서 사용하기 위한 동등한 QC (EqvQC)의 타당성(validity)을 평가한다.

학습 준비물

- ✓ **Equivocal Quality Testing** (James O. Westgard, PhD 저)

할 것

- ✓ 자료를 학습한다.
- ✓ CMS 웹사이트 http://www.cms.hhs.gov/clia 에서 State Operations Manual (왼쪽의 리스트에서 "해석지침(Interpretive Guideline)"을 선택)로 들어간다.
- ✓ 동등한 정도관리 방법(Equivalent Quality Control Procedure)에 대한 CMS Brochure #4로 들어간다.
- ✓ 자신의 신임인증기관으로부터 축소된 QC에 대한 지침을 검토한다.

자가평가 질문

- ✓ 검사실은 왜 동등한 QC에 관심이 있는가?
- ✓ 동등한 QC를 사용하기 위해서는 어떤 전제조건이 있는가?
- ✓ 동등한 QC의 3가지 선택사항은 무엇인가?
- ✓ 동등한 QC에 대한 평가프로토콜에서 잘못된 점은 무엇인가?
- ✓ 동등한 QC라는 용어에서 "동등한"의 의미는 무엇인가?

불분명한 질(quality)의 검사

Equivocal Quality Testing

James O. Westgard, PhD

미국 CLIA 최종규칙(Final Rule)의 가장 큰 변화 중의 하나는 실질적으로는 State Operations Manual의 부록 C에 있는 CMS 해석지침에서 발견된다[1]. 이 지침은 하루에 관리물질 농도수준 2개인 CLIA의 최소 횟수를 내부절차관리를 포함하고 있는 특정 측정시스템의 경우 1주에 2개의 농도수준이나 심지어 1달에 2개의 농도수준으로 검사실이 QC를 축소할 수 있도록 허용하는 동등한 QC 절차에 대한 권고를 포함하고 있다. QC가 아직도 검사실 현장심사에서 확인되는 주된 결점 중의 하나라는 것을 고려해볼 때 관리물질의 농도수준이 하루에 2개로서 이미 낮은 최소 상태에서 QC를 더 줄이는 이유는 이해하기 어렵다.

제조사가 장비에 장착한 모니터점검이나 시스템을 지칭하기 위해 CMS는 "내부절차관리(internal procedure control)"라는 용어를 사용한다. 가장 흔한 것으로는 장비의 표시(readout)에 대한 전자점검(electronic check)이 있는데 이것은 종종 전자 QC (Electronic QC, EQC)라고 지칭 된다. CMS는 가끔 동등한 QC에 대해 EQC라는 약어를 쓰기도 하는데 저자는 동등한 QC (Equivalent QC)를 전자적 EQC와 구별하기 위해 EqvQC로 지칭하는 것을 선호한다. 그러나 CMS의 약어에는 현장검사(Near Patient Testing과 Point-of-Care)의 적용에 전자 QC를 허용하려는 이 지침의 근원적인 목적이 드러난다고 생각한다.

CMS는 검사실이 장비에 대하여 축소된 QC의 자격을 줄 수 있는 "평가 프로토콜"을 EqvQC 지침의 일부로서 제공하고 있다. 이 평가프로토콜에서는 10일(선택사항 1) 또는 30일(선택사항 2) 또는 60일(선택사항 3)의 기간 동안 외부의 관리물질을 매일 측정한다. 자격취득 조건은 평가기간 동안 내부절차관리와 외부 관리물질 모두에서 관리범위를 벗어난 징후가 전혀 없는 것이다.

EqvQC를 시행할 것으로 기대되는 검사 장소에서, QC의 결점이 가장 흔한 문제점인 경우에, 축소된 QC의 자격을 부여하기 위해 QC 프로토콜을 사용하는 것은 직관에 반대되는 것으로 보인다. 이러한 검사 장소들이 "전통적인" QC를 적절하게 수행할 수 없거나, 안 하거나, 또는 안 할 것이라면 CMS가 권고하는 평가프로토콜은 본질적으로 한계가 있으며 EqvQC 선택사항의 타당성도 의문스럽다.

EqvQC의 허용은 CLIA 법의 정신과 해석지침의 문구 사이의 차이를 알려준다. EqvQC 선택사항의 특성에 논란이 많기 때문에 CLIA 규정과 CMS 해석지침 중의 정확한 문구를 검토하는 것은 중요하며 이는 CLIA 최종규칙[3]과 State Operation Manual [1]로부터 광범위한 인용을 요한다. CMS는 동등한 QC 방법에 관한 CLIA Brochure #4를 통해 덜 상세하고 간결한 설명을 검사실에 제공한다[4].

"동등한 질의 검사(equivalent quality testing)"와 "동등한 QC (equivalent QC)"가 어떻게 같은가?

CMS의 용어 선택은 혼동뿐만 아니라 오해를 유발한다. CLIA 규정은 SOM (State Operation Manual)에서 "동등한 QC 절차(Equivalent QC Procedure)"를 의미하도록 표현한 "동등한 질의 검사(equivalent quality testing)"라는 용어를 사용한다. 변환이 어디에서 일어나는지 알 수 있는 실제의 문구가 여기에 있다.

§493.1256 표준: 관리절차(Control procedures).

(a) 검사실은 전체 분석과정의 정확도와 정밀도를 감시하는 관리절차를 각각의 검사 시스템에 대하여 갖추어야 할 책임이 있다.

(b) 적용 가능할 경우에, 검사실은 §493.1253(b)(3)에 명시된 대로 검사실에 의해 검증되거나 확립된 성능규격을 이용하여 관리물질 측정의 횟수, 종류, 빈도를 수립해야 한다.

(c) 관리절차는 (1) 검사시스템장애, 불리한 환경조건과 조작자 수행으로 인해 발생하는 오류를 즉각 검출해야 하고, (2) 검사시스템의 성능과 환경조건의 변화와 조작자 수행의 변동으로 영향을 받을 수 있는 검사성능의 정확도와 정밀도를 지속적으로 감시해야 한다.

*(d) <u>CMS가 State Operations Manual (CMS Pub. 7)의 부록 C에 명시된 대로, **동등한 질의 검사**(equivalent quality testing)를 제공하는 절차를 승인하지 않을 경우</u>에 검사실은 (1) §493.1261부터 493.1278에 걸쳐 부가적인 전문분야와 하위전문분야의 필요조건에 명시되지 않았으면 이 절에 정의된 대로 관리절차를 실행해야 하고, (2) 이 절의 단락 (d)(3)에 있는 필요조건이 충족될 때에는 각 검사시스템에 대하여 제*

조사가 명시하거나 검사실에서 확립한 횟수와 빈도를 이용하여 관리절차를 실행해야 한다.

밑줄 그어진 문구 - *CMS가 State Operations Manual (CMS Pub. 7)의 부록 C에 명시된 대로,* ***동등한 질의 검사****(equivalent quality testing)를 제공하는 절차를 승인하지 않을 경우*가 이번 장의 초점이다. 이것이 State Operations Manual에서 어떻게 해석되는지 살펴보자.

D5444 해석지침(Interpretive Guidelines) 493.1256(d)

동등한 질의 검사*(equivalent quality testing)* ***확립에 대한 고려사항*** *검사실이(동일한 검사의 시행에 사용하는 동일한 제조사와 모델을 포함하여) 여러 대의 검사장비에 대하여 축소된 QC 빈도를 시행하기로 선택한다면, 그 (QC) 빈도를 적용하고자 하는 장비 각각에 대한 평가과정이 성공적으로 실행되어야 한다.*

주: 규정은 검사실이 검사실행에 있어서 검사시스템 제조사의 설명을 따르도록 요구하고 있다. 이것은 검사실이 FDA의 승인을 받은 제조사의 제품 설명서를 준수하며 검사를 실행해야 한다는 것을 의미한다.

검사기술이 발달하면서 종종 검사시스템이 내부모니터링시스템(전자, 내부, 절차 관리 등)을 포함하게 되었다. 전자관리는 단지 검사시스템의 전자적 요소만을 감시한다. 내부 또는 절차관리는 검체 첨가, 장비/시약 상호작용, 또는 검사완료 등의 분석과정의 일부만을 감시한다. 이런 발전으로 검사실은 2개 농도수준의 외부 관리물질을 매일 측정하는 전통적인 방식과 동등한 관리절차를 정하는 데에 있어서 유연성을 가지게 되었다. 하지만 어떤 경우에도 검사실은 외부 관리물질의 측정 빈도를 제조사의 검사시스템 설명서에 명시된 것보다 적게 줄일 수는 없을 것이다.

주: 관리물질 측정의 목적은 오류를 즉각 검출하고 일정기간에 걸쳐 성능을 감시하는 것이므로 관리물질 측정의 간격을 늘리는 것(즉, 매주 또는 매달)은 관리 실패(control failure)가 발생할 경우 환자검사결과에 대해 더 광범위한 평가를 필요로 한다(§493.1282 참조). 검사실의 책임자는 정확하고 신뢰할만한 검사결과를 제공하는 것과 관리물질 측정의 빈도를 줄임으로써 초래되는 비용결과(cost implication) 사이에서 검사실의 임상 및

법적 책임을 고려해야 한다.

오류의 원인을 찾기

첫 번째 단계로서 검사실은 검사시스템의 오류의 원인들을 정해야 한다. 검사시스템 설명서(제품 설명서)는 이런 정보를 포함하고 있다. 이런 정보가 제공되지 않는다면 검사실은 제조사에 문의해서 문서화된 그 정보를 확보하고 검사절차 지침서에 포함시켜야 한다.

내부 및 절차관리(Procedural Controls)를 가진 검사시스템

내부 또는 절차관리가 검사시스템의 일부로서 제공된다면 검사실은 다음의 정보를 정해야 한다:

- *내부/절차 관리가 검사시스템의 모든 요소들을 모니터하는지의 여부. 이 정보는 제품설명서에 포함되어 있을 수 있다. 그렇지 않다면 검사실은 검사시스템의 제조사에 문의해서 내부/절차관리에 의해 감시되는 검사시스템의 요소를 확인할 수 있는 문서를 확보해 검사실의 검사절차 지침서에 포함시켜야 한다.*
- *모든 요소들이 감시되지는 않을 경우, 내부/절차관리에 의해 모니터되는 검사시스템의 요소들을 확인해야 한다.*
- *내부/절차관리에 의해 감시되지 않는 검사시스템의 요소들을 감시하는 장치를 가진다. 그리고*
- *불리한 환경조건의 영향 및 조작자에 의한 변이와 기술의 영향을 평가한다.*

주: 제조사가 정도관리설명을 제공함으로써 검사실에 도움이 될 수는 있지만 정도관리 데이터의 기록과 해석을 포함한 적절한 정도관리방법의 수행에 대한 궁극적인 책임은 검사실에 있다. Subpart M에 의하면, 책임자는 질에 대한 실패 발생을 인지하는 것을 포함하여 정도관리와 질관리평가 프로그램을 확립하고 유지하여 검사서비스의 질을 보증하는 데에 책임이 있다.

그리고 나서 *"동등한 정도관리 절차(Equivalent Quality Control Procedure)"*라는 제목의 단락이 거의 마술처럼 나타난다. QC의 맥락에서 "동등한(Equivalent)"의 정의나 그 의미에 대한 논의는 없다. 그것이 동등한 QC 성능 즉, 당면한 오류를 검출하고 전체 분석과정의 정밀도와 정확도를 감시하는 능력을 의미할까? 그것은 가장 분명한 목적이며, 이는 과학적 평가가 거짓거부(거짓경고)와 오차검출(참경고)의 확률과 관련 있다는 것을 의미한다. 그것이 검사과정의 결과에 있어서 동등한 질을 의미할까? 만약 그렇다면, 과학적 평가는 안정된 작동조건 하에서 원하는 수준의 질에 도달할 수 있는 검사법의 성능을 보증할 수 있도록 검사에 필요한 질이 정의되는 것과 QC 방법이 불안정 작동의 어떤 경우라도 검출할 수 있는 것, 특히 임상적으로 중요한 오류를 검출할 수 있는 것을 필요로 한다. 또한 이것은 올바른 QC 방법을 올바르게 시행하는 데에 있어서 개별 의료검사실의 검사법에서 관찰된 정밀도와 바이어스를 고려해야 한다.

SOM의 D5445에 나머지 부분이 설명되어 있다.

아래에 기술된 동등한 정도관리 절차는 다음의 관리절차의 필요조건에 해당하는 검사에만 사용될 수 있다.

- *§493.1256(d)(3)(i-iii) 정량, 정성 및 반정량 검사법에 대한 관리의 필요조건*
- *§493.1256(d)(3)(iv) 추출단계(extraction phase)를 포함하는 검사법(아래의 1과 2에 한함)*
- *§493.1257-493.1269 일반화학 및 혈액 검사에 대한 관리의 필요조건(아래의 1과 2에 한함)*

기술이 더 진보하고 데이터가 더 많이 생김에 따라 CMS은 동등한 정도관리 방법 및 동등한 정도관리를 사용할 수 있는 검사법에 대한 자격 필요조건을 적절하게 개정할 것이다.

선택사항 1. 전체의 분석과정을 감시하는 내부/절차관리(Internal/Procedural Controls)를 가진 검사시스템

검사시스템이 모든 검사 요소를 감시하는 내부/절차관리를 1개 이상 사용하고 그 검사시스템을 쓰는 검사실이 일정기간 동안 검사시스템이 안정함을 입증하기 위한 아래에 기술된 평가과정을 성공적으로 완료한 경우, 그 검사실은 §493.1256(d)(3)(i-iv)에 있는 규정에 명시된 해당과정과 §493.1267-493.1269에 있는 일반화학 및 혈액 검사에 대한 해당 전문 및 하위전문의 필요조건을 수행하는 대신에 아래에 기술된 동등한 정

도관리 절차를 사용할 수 있다.

평가과정: 연속으로 10일의 검사일 동안 검사실은 제조사의 설명에 따라(하지만 검사일 하루에 한 번 이하로는 안 되게) 검사시스템의 내부절차관리를 수행하고 외부 관리물질 2개 농도를 매일 검사해야 한다.

- 평가과정에 걸쳐 내부 및 외부의 관리결과가 받아들일만하면, 제조사가 더 자주 또는 외부 관리물질 검사를 추가로 요하지 않을 경우, 검사실은 외부 관리물질 2개 농도를 매일 검사하는 것에서 그 빈도를 **한 달에 한 번**으로 줄일 수 있다. 검사실은 제조사의 설명에 따라 검사일 하루에 한 번 이하로는 되지 않도록 내부관리를 계속 시행하고 감시해야 한다.
- 평가과정 동안 또는 검사실이 외부 관리물질의 측정 빈도를 줄인 후에 어떠한 내부 또는 외부의 관리결과라도 받아들일 수 없을 경우, 검사실은 내부 및 외부 관리물질의 측정을 반복해야 한다.
  - 반복된 정도관리물질의 결과가 범위 내에 들어 있으면 더 이상의 수정조치는 필요하지 않고 검사실은 해당되는 평가과정을 재개하거나 외부 관리물질의 측정 빈도를 계속 줄일 수 있다.
  - 반복한 관리물질의 측정결과를 받아들일 수 없으면 검사실은 환자검사결과를 보고하기 전에 문제를 확인하고 적절한 수정조치를 취하고 §493.1282(b)(2)에 있는 필요조건을 따른다. 검사실은 외부 관리물질 측정의 빈도를 줄이기 전에 완전한 평가과정을 다시 시작하여 성공적으로 마쳐야 한다.
  - 모든 평가과정과 수정조치활동은 기록되어야 한다.
- **주:** 검사실의 해당 검사시스템의 기존 QC 데이터가 위에 기술된 평가과정 프로토콜을 만족하면, 검사실은 위에 명시된 대로 외부 관리물질 측정의 빈도를 줄일 수 있다.

선택사항 2. 검사과정 일부를 감시하는 내부/절차관리를 가진 검사시스템

어떤 내부/절차관리는 검사시스템의 일부만 모니터한다. 검사시스템의 제조사가 내부/절차관리에 의해 점검되지 않는 요소를 감시할 수 있는 다른 장치를 제안할 수 있지만 측정과정의 모든 요소를 확인하는 것은 궁극적으로 검사실의 책임이다. 일정기간

동안 검사시스템이 안정함을 입증할 수 있는 경우, 검사실은 §493.1256(d)(3)(i-iv)에 있는 규정에 명시된 해당과정과 §493.1267-493.1269에 있는 일반화학 및 혈액 검사에 대한 해당 전문 및 하위전문 필요조건을 수행하는 대신에 아래에 기술된 동등한 관리절차를 사용할 수 있다. 이것은(아래에 기술된) 평가과정을 성공적으로 마치면 입증될 수 있다.

평가과정: *연속으로 30일의 검사일 동안 검사실은 제조사의 설명에 따라(하지만 검사일 하루에 한 번 이하로는 안 되게) 검사시스템의 내부관리절차를 수행하고 외부 관리물질 2개 농도를 매일 검사해야 한다.*

- *평가과정에 걸쳐 내부 및 외부의 관리결과가 받아들일만하면, 제조사가 더 자주 또는 외부정도관리물질 검사를 추가로 요하지 않을 경우, 검사실은 외부 관리물질 2개 농도를 매일 검사하는 것에서 그 빈도를* ***1주에 한 번****으로 줄일 수 있다. 검사실은 제조사의 설명에 따라 검사일 하루에 한 번 이하로는 되지 않도록 내부관리를 계속 시행하고 모니터해야 한다.*

- *[지침의 나머지 부분은 이전의 선택사항 1과 동일하다.]*

선택사항 3. 내부/절차 관리가 없는 검사시스템

§493.1256(d)(3)(iv)에 있는 추출단계 정도관리 필요조건이나 §493.1261-493.1278에 있는 전문 또는 하위전문 필요조건의 대상이 되는 내부/절차관리가 없는 검사시스템은 이 선택사항에 해당하지 않는다.

검사기술이 진보하면서 일정기간동안 성능규격이 안정하도록 유지시킬 수 있고 불리한 환경조건과 조작자 편차의 영향을 최소화하는 검사시스템이 생산될 수 있었다. 검사시스템의 제조사는 검사실에(제품설명서나 조작매뉴얼의 일부로서 포함될 수 있으며 검사실에 의해 유지되어야 할) 검사시스템의 안정성에 관한 문서를 제공해야 하지만 측정과정의 모든 요소가 감시되는지 확인하는 것은 검사실의 책임이다. 이것은 최소한 2개 농도수준의 외부 관리물질을 매일 측정함으로써 수행할 수 있다. 일정기간 동안 검사시스템이 안정함을 입증할 수 있는 경우, 검사실은 §493.1256(d)(3)(i-iii)에 있는 규정에 명시된 해당과정을 수행하는 대신에 아래에 기술된 동등한 정도관리 절차

(equivalent quality control procedure)를 사용할 수 있다. 이것은(아래에 기술된) 평가 과정을 성공적으로 마치면 입증될 수 있다.

평가과정: *연속으로 60일의 검사일 동안 검사실은 제조사의 설명에 따라(하지만 검사일 하루에 한 번 이하로는 안 되게) 검사시스템의 내부관리절차를 수행하고 외부 관리물질 2개 농도를 매일 검사해야 한다. 검사시스템의 성능이 조작자의 편차에 영향 받을 수 있으므로 해당 검사를 수행할 모든 인원들이 평가에 참여해야 한다.*

- *평가과정에 걸쳐 내부 및 외부의 관리결과가 받아들일만하면, 제조사가 더 자주 또는 외부 관리물질 검사를 추가로 요하지 않을 경우, 검사실은 외부 관리물질 2개 농도를 매일 검사하는 것에서 그 빈도를* ***1주에 한 번****으로 줄일 수 있다.*
- *[지침의 나머지 부분은 이전의 선택사항들과 동일하다.]*

무엇이 잘못되었는가?

QC의 목적은 성능의 변화 즉, 정확한 검사에 영향을 주는 정밀도와 정확도의 변화를 감지하는 것이다. 정확한 검사결과는 환자치료의 올바른 의사결정에 중요하다. 따라서 QC는 환자가 잘못된 치료를 받지 않도록 보호해야 한다는 것 즉, 환자의 안전을 보증하는 것이 핵심이다. 오늘날 의료에서는 환자안전이 가장 중요하며[4, 5] QC는 환자 안전에서 중요한 부분이다.

사실, 안전은 QC를 이해하는 데에 도움이 된다. 화재경보를 예로 들자면, 공공 및 사유건물 모두에서 사람들의 안전을 보호하는 데에 널리 사용되고 있다. 화재경보는 수동이나 자동으로 작동될 수 있으나 현재 건축 기준(법규)에는 자동방식이 요구되고 있다. 자동방식은 연기탐지기를 사용하는데, 이것의 기능은 검사과정을 모니터하는 데에 사용되는 오류검출이나 QC와 매우 유사하다.

연기탐지기와 화재경보는 검사실의 정도관리를 이해하는 데에 있어서 매우 비슷한 점을 제공한다. 많은 유사성이 있다.

- 무엇보다도 먼저, 정도관리는 안전과 같다. 예전 데이터에 문제가 없어 왔더라도 문제가 없는지 확인하기 위해 규칙적으로 시행한다. 공공 및 사유건물에서 화재경보와 연기탐지기의 사용이 필요하다는 것에 아무도 이의를 제기하지 않는다. 사람들의 안전은 너무 중요해서 무시할 수 없다.

- 두 번째로, 연기경보기는 화재감지기이고 QC는 오류검출이다. 오류와 질처럼 연기와 화재는 연관되어 있다. 사람들의 안전을 보증하기 위해 화재를 즉시 감지하길 원하는 것처럼 우리는 환자들의 안전을 보증하기 위해 오류를 즉시 검출하길 원한다. 그것을 위해 탐지기는 신중하게 설계되고 적절하게 시행되어야 한다. 예를 들면, 연기탐지기는 성능에 대한 소정의 기준을 충족해야 하고 올바른 위치에 설치되어야 한다. 단지 연기탐지기를 가진 것만으로 사람들의 안전을 보증하지 못한다. 정도관리를 운영하는 것만으로 환자안전이 보증되는 것은 아니다.

- 세 번째로, 거짓경보(flase alarm)와 참경보(true alarm)가 모두 있을 수 있어 성능특성이 유사하다. 거짓 화재경보를 경험했으면 두 번째로 경보가 발생했을 때에 행동에 변화가 있다는 것을 누구나 알 것이다. 이처럼 검사자가 거짓경보를 경험하면 특히, 2SD 관리한계를 채택했을 경우, 정말 어떤 문제가 있는지 살펴보는 대신에 단순히 관리물질의 측정을 반복하는 식으로 행동에 변화가 온다.

- 또 다른 중요한 성능특성인 오류검출에 있어서 탐지기의 반응은 화재의 규모와 연관되어 있을 것을 알 수 있다. 어느 정도 규모의 화재가 경보시스템에 의해 탐지될 수 있을까? 예를 들어, 방금 성냥 1개에 불을 붙였다면 그것이 화재경보를 발생시키지는 않을 것이다. 그러나 종이로 가득 찬 쓰레기통에 불을 붙인다면 경보가 발생될 확률은 훨씬 높다. 그러면 어느 정도 크기의 오류가 검사실의 QC 방법에 의해 검출될 수 있을까? 모든 오류가 검출되지는 않을 것이라고 해도 놀랄 일은 아니다. 그러나 환자안전을 보증하고자 할 때, 임상적으로 중요한 오류가 검출될 것인가를 아는 것은 중요하다. 연기탐지기와 검사실의 QC 방법 모두 필요한 민감도나 오류 검출률을 확보하도록 주의 깊게 설계되어야 한다.

CMS 평가 지침대로 새 연기탐지기를 시험하고자 한다면 시행해야 할 것들은 다음과 같다. 보통은 수동으로 경보를 점검할 수 있는 내부장치(절차관리)가 있으므로 대부분의 연기탐지기는 EqvQC 선택사항 2의 자격을 가진다. 연기를 주입하는 것이 아니므로 이

점검은 분석과정 전체를 실제적으로 시험하는 것이 아니다; 단순히 탐지기에 전기차단을 일으켜 전지가 계속 작동하고 경적이 소리를 내나 볼 뿐이다. 새 탐지기가 제대로 작동하는지 EqvQC에 따라 입증하기 위해서는 화재 여부를 보기 위해 30일 동안 매일 점검해야 한다. 30일 동안 화재를 관찰한 적이 없고 연기탐지기로부터 경보가 없을 경우, 이제는 화재가 있나 보기 위해 1주일에 1번만 점검하면 된다. 화재를 실제로 감지할 수 있는지 확인하지 않았지만 앞으로는 연기감지기가 우리를 지켜줄 것이라고 믿는다.

전지의 수명과 경적의 작동에 대한 내부점검이 없으면 연기탐지기는 EqvQC 선택사항 3의 자격요건이 된다. 이것이 의미하는 것은 새 연기탐지기를 60일 동안 시험해야 하고 아무것도 관찰되지 않았을 경우에는 1주일에 1번만 화재를 확인하면 된다는 것이다. 또 다시 우리는 그 감지능력을 시험하지 않았지만 연기탐지기가 실제로 작동한다고 믿는다.

이 비유의 중요한 점은 어떤 경보시스템이라도 적절한 설계와 시행의 필요성이 있음을 이해하는 것이다. 경보시스템이 실제로 작동하지 않으면 안전은 보호되지 않는다. 화재가 없는 시험조건에서 경보신호가 없는 것은 경보가 화재를 감지할 것이라는 근거를 제공하는 것이 아니다. 적절한 통계적 QC 방법이 제대로 시행되는 것이 여전히 검사실에서의 주된 결함이라면, 매일의 QC를 매주 또는 매달 QC로 축소하는 것의 타당성 입증에 있어 CMS 평가프로토콜이 중요하다. 그러나 이것들은 타당하지 않다.

EqvQC 평가프로토콜을 개선하려면 무엇을 해야 하는가?

외부 QC 절차는 임상적으로 중요한 오류를 감지할 수 있도록 각 검사에 요구되는 질과 그 검사법에서 관찰되는 성능을 고려하여 주의 깊게 설계되어야 한다. 이것이 적절하게 되지 않으면 평가기간 동안 거부(rejection)가 없었다 해도 문제가 없다는 증거로 받아들여지지 않는다. 평가프로토콜이 신뢰할 만 하려면 정도관리물질 2개로 최소 20일 동안 검사실에서 데이터를 모아 평균과 표준편차를 정함으로써 검사법의 성능을 정하는 것이 먼저 필요하다. 그리고는 이전 장에서 논의된 대로 임상적으로 중요한 오류의 검출을 보증할 수 있는 관리규칙과 관리물질 측정의 횟수를 선택하는 것이 필요하다. 마지막으로, 매일의 관리절차의 운영에는 관리결과의 적절한 해석이 필요하고 수행이 관리범위 밖인 경우에 관리물질의 측정을 반복하는 것은 허용되지 않는다. 외부 QC 방법을 적절하게 설계하면 측정을 반복할 필요를 없애면서 임상적으로 중요한 오류의 검출을 보증할 수 있다.

우리로서 최선의 조언은 적절하게 설계되고 시행되는 QC 방법으로 즉, 올바른 QC를 올바르게 시행하면서 최소 30일 동안 검사하는 것이다. 이 시험기간 동안 성능이 안정적이고 받아들일 만한 수준이면 관리물질 측정의 최대시간은 1주가 될 수 있고 유의한 변화나 사건이 있을 때마다 관리물질의 측정을 더한다. 부가적으로, 허용성능에 대한 기준을 5 Sigma 이상처럼 Sigma-scale로 QC 측정의 빈도를 줄이는 것을 고려하기 위한 필요조건으로서 추가하는 것이 유용할 수 있다. 검사법의 Sigma 성능은 위험도분석(risk analysis)과 위해(harm) 발생의 기대확률에 대한 좋은 지표를 제공한다. 위험도분석은 개별 검사실에서 QC 방법을 각각의 검사필요측정법에 맞게 최적화하기 위한 분석적 QC 계획을 개발하기 위한 새로운 도구로서 떠오르고 있다[7]. 측정법의 Sigma 성능은 필요한 통계적 QC 즉, 올바른 QC의 선택과 연관될 수 있으므로 분석적 질관리를 위한 전체 과정은 Sigma-metrics의 사용으로 향상될 수 있다.

EqvQC 방법의 사용에 대한 의사결정은 누구의 책임인가?

해석지침(Interpretive Guideline)의 section D5445에 동등한 QC 절차(Equivalent QC Procedure)에 대한 중요한 주석이 있다.

[1] 주: 관리물질 측정의 목적은 당면한 오류를 검출하고 일정기간에 걸쳐 성능을 감시하는 것이므로 정도관리물질 측정의 간격을 늘리는 것(즉, 매주 또는 매달)은 관리 실패(control failure)가 발생할 경우, 환자검사결과에 대해 더 광범위한 평가를 필요로 한다(§493.1282 참조). 검사실의 책임자는 정확하고 신뢰할만한 검사결과를 제공하는 것과 관리물질 측정의 빈도를 줄임으로써 초래되는 비용 결과 사이에서 검사실의 임상적 및 법적 책임을 고려해야 한다. [편집자: 우리가 아닌 CMS의 강조임] [2]

이 규정은 정부로서는 용납할 수 없는 실무를 허용한다. 의학적 책임자가 책임과 의무를 맡고자 한다면 검사실은 불분명한 관리의 실무(Equivocal Quality practice)를 채택할 수 있다. 검사실은 이 법의 문구를 *준수(compliance)*하려고 할 것이지만 정부는 그것이 임상적으로나 법적으로 용인하는 것을 꺼릴 것이다. 그것이 당신에게 확신을 주는가? 그것이 의사인 이용자나 당신이 돌보는 환자에게 확신을 줄 수 있는가?

검사실은 EqvQC 방법을 채택해야만 하는가?

QC는 "검사시스템 장애, 불리한 환경조건과 조작자 수행으로 인해 발생하는 오류를 즉각 검출해야 하고 검사시스템의 성능과 환경조건의 변화와 조작자 수행의 변동에 영향 받을 수 있는 검사성능의 정확도와 정밀도를 지속적으로 감시해야 한다"는 CLIA 자체의 표준에 비춰 판단했을 때 EqvQC를 선택하는 것은 명백히 부적절하다. 평가프로토콜 역시 명백하게 부적절하다. 제조사보다는 개별 검사실이 내부절차관리의 효과와 성능의 문서화에 대한 책임을 져야 한다는 생각은 특히 오늘날 검사실의 인력과 기술문제를 고려할 때 현실적이지 않다. 그것은 개별 검사실이 아닌 제조사가 가장 잘 시행할 수 있다. 위험도 분석에 대한 새로운 CLSI 지침은 제조사가 절차관리를 검증하고 검사실이 이용할 수 있는 정보를 작성하도록 권고하고 있다.

EqvQC가 검사실이 CLIA QC 규정을 준수하는 것을 쉽게 만들어주기는 하지만 검사실이 CMS 지침을 따라 EqvQC 선택사항을 채택해야 한다고 생각하지 않는다. 질관리의 목표는 신뢰할만한 검사에 대한 환자의 요구를 충족하는 것이지 단지 정부의 규정을 준수하는 것은 아니다. 이 경우, CLIA 필요조건의 준수는 검사서비스의 질을 보증하지 않는다. 검사서비스에서 질을 제공하는 것이 목표가 되어야 한다. 준수(compliance)는 단지 죄를 짓지 않을 정도로만 좋다는 것이다. 질은 환자에게 적절한 치료가 제공될 정도로 좋은 탁월함에 관한 것이다. 최종 CLIA QC 규정과 해석지침은 QC가 이제는 정도관리가 아니고 단지 "질이 없는 준수(Quality-less Compliance)"만을 나타내도록 그 기준을 너무 낮게 잡았다.

요점은 무엇인가?

정부는 최종 CLIA 규칙(Final CLIA Rule)을 발표했기 때문에 책임을 면하게 되었으며 그들이 이제 실질적으로는 그 규정들이 임상적으로 책임이 없고 법적으로 보호해줄 수 없다면 그것은 그들의 잘못이 아니고 규정을 따르기로 결정한 검사실 책임자와 관리자의 잘못이라고 말하기 때문에 더욱 그러하다. 제조사들은 QC 설명서의 허가를 획득할 필요성을 회피하고 질에 대한 책임을 검사실의 사용자와 고객과 분담하는 대신에 전가시키면서 책임을 면하고 있다. 책임이 제조사에는 없고 검사실에 있다. 검사실이 비판적 사고와 조치를 가지면서 그 책임을 맡는 한 괜찮다. 그 책임은 올바른 것을 올바르게 시행하는 것을 의미하며 여기에는 검사실의 검사과정의 질을 관리하는 적절한 방법에 대한 지식과 이해가 필요하다.

참고문헌

1. CMS State Operations Manual - Interpretative Guidelines: Appendix C. http://www.cms.hhs.gov/clia
2. Auxter-Parham S. CLIA Interpretive Guidelines Debut on CMS Web Site: EQC options now applicable to broader spectrum of laboratory testing. Clin Lab News 2004 (February issue).
3. US Centers for Medicare & Medicaid Services (CMS). Medicare, Medicaid, and CLIA Programs: Laboratory Requirements Relating to quality Systems and Certain Personnel Qualifications. Final Rule. Fed Regist Jan 24 2003;16:3640-3714.
4. CMS CLIA Brochure #4. Equivalent Quality Control Procedures. http://www.cms.hhs.gov/clia
5. Committee on Quality of Health Care in America. Institute of Medicine. *To Err is Hwnan: Building a Safer Health System*. Washington DC: National Academy Press, 2001.
6. Committee on Quality of Health Care in America. Institute of Medicine. *Crossing the Quality Chasm*. Washington DC:National Academy Press, 2001.
7. CLSI EP23-P. Laboratory Quality Control based on Risk Management. Clinical Laboratory and Standards Institute, Wayne, PA 2010.
8. CLSI EP22-P. Presentation of Manufacturer's Risk Mitigation Information. Clinical Laboratory and Standards Institute, Wayne, PA 2010.

18

Basic QC Practice

올바른 질관리시스템(Right Quality System)이란 무엇인가?

What's the Right Quality System?

이번 장에서는 질관리의 거시적인 관점으로 다시 돌아와, 올바른 분석적 QC 계획과 질관리시스템의 확립을 위한 상위 과제의 부분으로서, 올바른 QC절차를 어떻게 선택해야 하는지 살펴본다. CLSI 질관리시스템의 필수요소(Quality System Essentials, QSEs), ISO15189 관리 및 기술 지침, 그리고 미국 CLIA 규정에는 이 거시적인 관점이 검사실의 질관리시스템이라고 기술되어 있다. 질관리시스템 접근법을 분석적 질관리에 적용하여, 검사의 분석적 질을 관리하는 폭넓은 계획을 기술하였다. 덧붙여서, QC계획을 확립하기 위해 위험도 분석을 이용하는 데 있어서 새로운 CLSI 지침이 미치는 영향을 다루었다.

목표

✓ CLSI 질관리시스템 필수안 (QSEs)을 살펴본다.
✓ 검사절차와 분석적 질보증에 대한 ISO15189 기술적 필요조건을 살펴본다.
✓ 분석적 QC 계획과 질관리시스템에 위험도 분석을 사용하는 데 있어 최근에 만들어진 지침이 가지는 잠재적인 영향을 알아본다.
✓ 분석적 QC 계획과 질관리시스템을 확립하는 과정을 단계별로 알아본다.

학습 준비물

✓ **검사실 분석적 QC 계획과 질관리시스템 (Laboratory Analytical QC plans and Qualtiy Systems)**(James O. Westgard 저)

할 것

✓ 준비물을 학습한다.
✓ CLSI HS1-A2를 살펴본다.
✓ ISO 15189를 살펴본다.
✓ CLSI EP23을 살펴본다.

자가평가 질문

✓ 분석적 질관리를 위해 고려해야 할 다른 필요조건은 무엇인가?
✓ 공정 관리를 위한 보다 넓은 필요조건은 무엇인가?
✓ ISO의 "기술적 필요조건(technical requirements)"이란 무엇인가?
✓ 추적성이 분석법의 선택에 따라 어떻게 달라지는가?
✓ 분석적 질관리시스템의 확립 과정 중, 측정법 검증은 어디에 속하는가?
✓ 위험도 분석(risk analysis)이란 무엇인가?
✓ 분석적 질관리시스템의 확립 과정 중, 위험도 분석은 어디에 속하는가?

분석적 QC 계획과 질관리시스템

Laboratory Analytical QC plans and Qualtiy Systems

James O. Westgard. PhD

질관리는 과학적 방법의 실행, 또는 계획-실행-검토-실천 순환(Plan-Do-Check-Act cycle, PDCA)으로 서술되어 왔다[1]. 우리가 구성한 PDCA 순환은 검사실 질공정, 정도관리, 질평가, 질향상 그리고 질관리계획에 대한 요소들로 대표되며 이것들은 모두 의료검사실에서 달성해야 하는 질의 목표, 목적, 필요조건에 중점을 두고 있다. 질관리에는 검사를 조직, 시행, 지원하기 위해 필요한 방침, 과정, 절차가 관련되어 있다. 질보증은 이러한 질관리과정의 결과물이다.

이번 학습과 고찰에서 주지할 사항은 질의 달성은 복잡한 과정이며 우연히 일어나는 것이 아니라는 사실이다. 질을 달성하기 위해서는 정교하게 계획하고 관리하는 활동이 필요하다. 정도관리는 질보증에 필수적인 일부분이나 한 요소일 뿐이다. CLSI 질관리시스템(Qaulity Management System, QMS) 모델에 있는 질관리시스템 필수안(QSEs)에도 밝혀져 있듯이 질보증은 결국 다른 여러 역량에 좌우된다[2,3]. QMS 모델은 검사와 서비스의 질을 보증하기 위해 의료검사실에서 필요한 모든 활동들을 기술하는 "큰 그림"을 제공한다.

ISO 15189 [4]와 미국 CLIA 규정[5]에는 CLSI 질관리시스템(QMS) 모델처럼, 비슷한 우수검사실관리기준에 대해 설명하는 또 다른 지침이 있지만 그 지침들과 문서들은 구성과 용어에 있어 차이가 있다. 질관리에 대한 최선의 지침은 권고안, 지침, 규칙, 그리고 의료검사실이 어떻게 운영되어야 하는지에 대한 실용적인 관점, 이 모두를 이해하는 것이다.

CLSI 질관리시스템 필수안은 조직, 인원, 장비, 구매 및 재고, 공정관리, 정보관리, 상황관리, 내부 및 외부 평가, 과정개선, 고객 서비스와 만족, 설비 그리고 안전의 측면에서 관리상의 필요조건을 제시하고 있다. ISO 관리 필요조건에는 조직, 질관리시스템, 문서관리, 계약검토, 수탁 검사실, 외부서비스/공급, 자문서비스, 민원해결, 부적합관리, 개선활동, 지속적 향상, 질 및 기술관련 기록, 내부감사, 관리검토 그리고 의료검사실 특유의 기술적 필요조건이 포함된다. CLIA는 미국의 의료검사실에 특이적인 관리 및 기술적 필요조건 모두를 제공한다.

ISO, CLSI 그리고 CLIA는 여러 면에서 상호 보완적이나 항상 일치하는 것은 아니므로, 중요한 필요조건이 한 지침에는 있는데 다른 지침에는 없는 경우를 알고 있는 것은 중요하다. 표 18-1은 CLSI 질관리시스템의 필수안과 ISO 15189 조항 그리고 CLIA의 절을 비교하였다[6]. 미국질병관리본부(CDC) 웹사이트에 있는 이 표는 CLIA의 필요조건을 포함한 CLSI HS1-A2 문서의 표2의 확장판을 제공한다.

표 18-1: CLSI 질관리시스템 필수안QSEs)과 ISO 15189 지침 및 미국 CLIA 규정의 비교

CLSI QMS QSE	ISO 15189 조항	CLIA 단원
조직	4.1 조직과 경영 4.2 질관리시스템 4.3 경영 리뷰	∮493.1200-∮493.1299 세부항목 K - 필수검사를 위한 질관리시스템
인력	5.1 인력	∮493.1351-∮493.1495 세부항목 M - 필수검사를 위한 인력
장비	5.3 검사실 장비	∮493.1252-∮493.1255 장비, 검사수행능 평가, 유지 및 관리, 보정
구매 및 재고	4.4 계약서 리뷰 4.5 상급 검사기관 4.6 외부 용역 및 소모품	∮493.1252(8)(c) 검체 위탁 ∮493.1252 검사 시스템, 장비, 기계, 시약, 물건, 소모품
절차 통제	5.4 검사 전 절차 5.5 검사 절차 5.6 질보증-검사 5.7 검사 후 절차	∮493.1240-∮493.1249 검사 전 시스템 ∮493.1250-∮493.1289 분석시스템 ∮493.1290-∮493.1299 검사 후 시스템
문서 및 기록	4.3 문서화 4.13 질, 검사 기록	∮493.1101(e) 기준: 시설 ∮493.1105 기준: 필수보유항목
전산 경영	5.8 결과 보고 별첨B: LIS 별첨C: 윤리	∮493.1290-∮493.1291 검사 후 시스템
사고 처리	4.8 불만 해소 4.9 오류의 인지와 통제 4.10 개선활동	∮493.1299 검사 후 시스템, 질보증 ∮493.1255-∮493.1282 조절 절차
평가: 내부 및 외부	4.11 예방조치 4.14 내부감사 5.6.4 외부정도관리 평가	∮493.1200-∮493.1255 검사시스템 ∮493.801-∮493.865 외부정도관리 참가. 세부항목Q-인증
절차 개선	4.12 지속적인 관리	∮493.1200, ∮493.1239, ∮493.1249, ∮493.1289, ∮493.1299 질관리시스템 평가
고객 지원	4.7 자문 서비스 4.8 불만 해소 별첨C:윤리	∮493.1407, ∮493.1419 자문 ∮493.1233 불만 파악 ∮493.1234 소통
시설 및 안전	4.6 외부용역과 공급 5.2 시설 및 환경 상태 5.3 검사실 장비	∮493.1100-∮493.1101 필수 검사를 위한 시설 관리 ∮493.1252 기준: 검사시스템, 장비 등등

필요한 정책, 과정, 절차를 확인하는 질관리시스템의 필수안(QSEs) 각각에 대한 자세한 설명은 HS1-A2 문서에 있다. 예를 들면, QSEs의 부분으로서 확인되는 과정인 공정관리(Process Control)는 다음의 내용을 포함하고 있다:

- 제품이나 서비스 설계가 고객의 요구와 기대를 충족하는지 판단한다.
- 고객의 요구와 기대를 염두에 두고 현재의 작업운영과 새로운 것, 그리고 변경된 것을 설계하고 문서화한다.
- 장비와 물품의 성능규격(specification)을 확인하고 검증한다.
- 제품을 생산하거나 서비스를 제공하는 데 있어서 소요시간(turn around time)을 확립한다.
- 새롭게 변경된 검사과정이 용도와 고객의 기대를 충족하는지 검증한다.
- 모든 작업 영역에서 사용가능하도록 절차를 확실하게 문서화한다.
- 정도관리 프로그램을 개발하고 시행한다.
- 검사과정의 성능 감시하고 문서화할 수 있는 적절한 통계적 도구를 선택하여 사용한다.

검사과정 관리에 대한 이런 기술은 정도관리에 대한 일반적인 이해보다 확실히 더 넓으며 주로 마지막 두 항목에 반영되어 있다. HS1-A2의 맥락에서, 검사과정 관리는 고객의 요구와 기대, 즉 ISO가 말하는 검사결과에 있어서 의도하는 질을 충족하기 위한 생산과정을 설계, 검증, 관리하는 것을 다루고 있다. 이것은 감사과정 관리에 대한 이 필수요소를 충족하기 위한 보다 넓은 범위의 분석적 질관리시스템이 필요함을 강조하고 있다.

질관리시스템(Quality System)이란 무엇인가?

미국 CLIA 규정은 질관리를 시행하기 위한 조직, 구조, 자원, 과정, 절차라고 질관리시스템을 정의하고 있다[4]. 이러한 맥락에서 우리가 채택한 PDCA 사이클은 질관리과정을 제공하며 그 구성요소들(QP, QLP, QC, QA, QI)은 하위 과정과 절차이다.

이 모델에 특정 조직과 구조가 있으나 검사실에서의 질관리를 지원하는 데에 필요한 관리조직, 검사실 구조, 검사실 자원은 다루지 않고 있다. CLIA는 특히, 일반적인 검사실시스템, 분석 전 시스템, 분석시스템 그리고 분석 후 시스템을 다루고 있다. 전체검사과정(Total Testing Process)에서 질을 달성하는 데에 있어서 분석 전, 분석 후 질관리시스템도 필수적이라는 인식을 가지면서도 우리는 분석적 질관리시스템에 중점을 두어왔다. 이 시스템들 모두가 검사실 질관리의 부분으로서 관리되고, 감시되고, 향상되어야 한다.

그림 18-2는 여러 질관리시스템 사이의 관계를 보여주고 있다. 일반적인 검사실시스템은 관리구조, 조직, 시설, 인사, 그리고 관리실행기준이나 "관리의 필요조건(management requirements)"을 반영하는 정책과 절차를 제공한다. 이 질관리시스템은 전체검사과정 중 분석 전, 분석, 분석 후 시스템에 대한 개별 질관리시스템을 지원하며 그렇기 때문에 이 그림 18-2의 조직도는 아래위가 뒤집힌 것처럼 그려졌다. 이 개별 시스템들은 이 경우에 의료검사실에 해당하는 업무의 고유한 특성에 따른 "기술적 필요조건(technical requirements)"을 고려하고 있다.

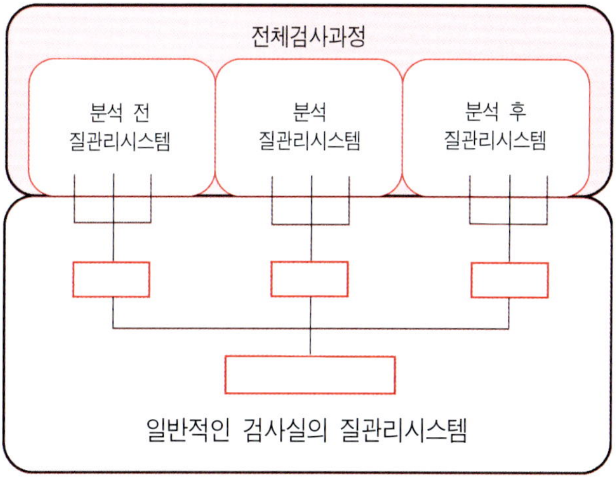

그림 18-2: 의료검사실에서의 질관리시스템

이 책은 분석적 질관리시스템과 분석적 질을 관리, 감시, 향상시키기 위한 효율적인 방법을 실행할 필요가 있다는 것에 중점을 두고 있다. 분석적 질관리시스템을 실행하기 위해 필요한 조직상의 지원은 일반적인 검사실 질관리시스템이 제공한다는 것을 가정으로 하고 있다.

분석 전 시스템, 분석시스템 그리고 분석 후 시스템의 세부 사항을 밝히는 것이 중요한데, 여기에는 검사과정에 대한 특수한 전문기술과 지식을 필요로 하는 기술적 필요조건이 포함되기 때문이다.

어떤 기술적 필요조건이 고려되어야 하는가?

분석 질관리에 대한 전반적인 관점을 제시하기 위해, 분석법과 질보증과 관련된 ISO 15189 기술적 필요조건을 살펴보고자 한다. 이 필요조건들은 5장에 나와 있다.

- 5.1 인사
- 5.2 시설과 환경 조건
- 5.3 검사실 장비
- 5.4 검사 전 절차
- 5.5 검사절차
- 5.6 검사절차에 대한 질보증
- 5.7 검사 후 절차
- 5.8 결과보고

우선, ISO에서 사용하는 단어가 익숙하지 않은 사람들을 위한 용어설명은 다음과 같다. 우리가 흔히 사용하는 "실험(test)"이라는 용어는 "검사(examination)"로, "검사법(method)"이라는 용어는 "검사절차(examination procedure)"로 대체되었다.

검사(examination): *속성의 값이나 특징을 정하는 목적을 가지는 일련의 조작*

검사절차(examination procedure): *구체적으로 기술되어 특정 방법에 따라 검사의 실행에 사용되는 일련의 조작*

분석적 질관리시스템에 관심이 있다면, 그 중 가장 관심이 있을 기술적 필요조건은 5.5장과 5.6장이다. 검사절차에 대한 필요조건은 다음과 같다:

5.5.1 검사실은 검체를 선택/수거하는 것을 포함하여 검사 서비스 고객의 요구와 검사에 적절한 검사절차를 이용해야 한다.

5.5.2 검사실은 검사절차가 사용목적에 적합한 지에 대한 확증에 검증된 절차만을 사용해야 한다.

5.5.3 모든 절차는 문서화해야 하고 작업 장소에서 관련된 직원이 사용할 수 있도록

해야 한다.

5.5.4 검사에서 사용된 절차에 대한 성능규격은 그 절차의 사용목적에 관련된 것이어야 한다.

5.5.5 생물학적 참고범위를 주기적으로 검토해야 한다.

5.5.6 일차적인 검체 구비요건, 적합한 성능규격 및 필요조건을 포함한 현행 검사절차 목록은 검사 서비스의 이용자들이 필요할 때에 이용할 수 있어야 한다.

5.5.7 검사실에서 검사절차를 변경하여 그로 인한 결과 해석이 유의하게 달라진다면, 변경하기 전에 그 의미를 검사 서비스의 이용자들에게 설명해야 한다.

검사절차를 선택하고 임상적 사용목적에 맞는 성능을 검증하는 것이 중요하다는 것을 주지해야 한다. 임상적 사용목적은 앞서 논의된 질의 필요조건의 정의와 연관되어 있다. 검사법을 선택하고 검증하는 것은 검사 실무자들에게 표준작업절차를 제공하고 성능을 기록하고 검사서비스의 사용자들에게 그러한 정보를 제공하는 것과 함께 검사결과의 질과 동등성의 보증에 중요하다.

다음으로 "검사절차의 질을 보증하기"에 대한 내용을 살펴보자. 이 책 전체에 걸쳐 5.6.1의 기술적 필요조건을 많이 인용하였으나 그것은 질보증을 위한 필요조건 중 하나에 불과하다.

5.6.1 검사실은 검사결과가 목적한 질을 달성했는지 검증하는 내부정도관리시스템을 설계해야 한다.

5.6.2 적절하고 가능한 경우에 검사실은 검사결과의 불확도를 정해야 한다.

5.6.3 검사결과가 자연상수나 다른 공인된 기준에 의해 국제표준단위(SI unit)로 추적 가능한지 확인하기 위해 측정시스템을 보정하고 정확성을 검증하는 프로그램을 설계하고 시행해야 한다.

5.6.4 검사실은 외부정도관리 제도와 같은 검사실 간 비교에 참여해야 한다.

5.6.5 공식적인 검사실 간 비교프로그램이 없을 경우, 달리 평가될 수 없는 절차의 적합성을 판정할 수 있는 방법을 검사실이 확립해야 한다.

5.6.6 서로 다른 검사법이나 장비로 또는 서로 다른 곳에서 시행되는 검사에 있어서, 검사결과가 임상적으로 적절한 범위에 걸쳐 동등성을 가지는지 검증하는 정해진 방법이 있어야 한다.

5.6.7 검사실은 이 비교의 결과들에 대하여 기록하고, 적절하고 신속하게 대처해야 한다.

다시 한번, 이 필요조건들을 이해하기 위하여 필요한 ISO 용어들이 있다.

측정의 정확도(Trueness of measurement): 연속적으로 많이 측정한 결과로부터 얻어진 평균값과 참값 간 일치하는 정도

추적성(Traceability): 불확도가 밝혀진 검사의 계층을 연속적으로 비교하여, 국가 또는 국제 표준과 연결될 수 있는 측정의 결과나 표준물질 값의 특성

측정 불확도(Uncertainty of measurement): 측정하려는 양 때문에 발생하며, 그 값들이 흩어진 정도를 특징으로 하는 측정 결과를 나타내는 지표

측정량(measurand): 측정하려는 양

내부정도관리시스템에 대한 필요조건(5.6.1)의 경우 "의도한 검사결과의 질"이라는 구절 및 의도한 사용 목적을 기준으로 삼고 있다. 그러므로 QC 시스템설계를 설계할 때, 규정된 질의 필요조건을 고려해야 한다. 검사법이나 검사절차의 선택, 검증 및 정도관리는 모두 검사의 임상적 사용 목적에 대한 질의 필요조건과 관련되어 있다. 이러한 단계는 환자의 치료에 필요한 질을 확보하는 데에 기본이다. 또한 ISO는 측정 불확도, 정확도, 보정, 추적성, 외부정도관리, 서로 다른 측정법 사이 검사결과들의 동등성, 개선활동 그리고 지속적 질향상 같은 다른 중요한 특성들을 언급하고 있다.

ISO의 기술적 필요조건의 대부분 또한 CLIA 규정의 일부이지만, 추적성과 측정불확도에는 몇몇 예외사항이 있다. 추적성은 의료검사실 간 검사결과 사이에서 비교 가능성을 확보하기 때문에 중요하다. 측정 불확도는 검사결과의 전반적인 질을 기술하는 목적을 가지며, 이것은 추적성과 비교 가능성에 대한 성능을 특징짓는다. 이러한 특징들은 분석적 질관리시스템을 개발할 때에 고려해야 한다.

개선활동과 질향상은 어떠한가?

분석적 질관리시스템을 개발할 때, ISO 15189의 관리 필요조건(management requirements)의 일부도 고려해야 한다. 예를 들면, 부적합한 사항을 찾고 개선활동과 예방조치 등을 하는 방법을 필요조건으로 요구하고 있다:

> 4.9 **부적합한 사항의 확인과 관리.** 검사의 어떤 면이 자체의 과정을 따르지 않거나 자체의 질관리시스템이나 처방의사의 필요조건에 부합되지 않는 것을 감지했을 때 시행할 방침과 절차가 검사실 관리에 있어야 한다.
>
> 4.10 **개선활동.** 개선활동의 절차에는 근본적인 원인이나 문제의 원인을 찾기 위한 조사 과정이 포함되어야 한다. 이것들이 적절하다면 예방활동으로 이어진다. 개선활동은 문제의 중대성에 비례하여 적절해야 하고 직면한 위험에 적합해야 한다.
>
> 4.11 **예방활동.** 기술적이거나 질관리시스템과 관련하여, 개선이 필요한 부분과 부적합한 사항을 야기하는 잠재적 원인을 밝혀야 한다. 예방활동이 필요할 경우에는 그런 위반사항이 발생할 가능성을 줄이고 개선의 기회로 이용하기 위한 실행계획을 세워 실행하고 모니터해야 한다.
>
> 4.12 **지속적 개선.** 부적합한 사항의 잠재적인 원인이나 질관리시스템이나 기술적 실무에서 또 다른 개선의 기회를 찾기 위해 검사실 관리자는 정기적으로 모든 작업 절차를 질관리시스템 규정에 맞게 체계적으로 검토해야 한다. 개선을 위한 실행계획을 세워 기록하고 실행해야 한다.

또 다른 기준인 ISO 22367은 이런 필요조건이 위험도 분석(Risk Analysis)을 사용하여 다루어야 한다고 권고한다[8]:

- 예방활동과 개선활동은 조직화된 정보를 바탕으로 할 경우 더 효율적으로 시행될 수 있다. 분류시스템과 위험도 관리분석은 잘 조직화된 정보를 제공하는 두 가지 과정이다.
- 검사실의 부적합한 사항, 오류 그리고 사고 등을 분류하는 것은 모니터 목적에 유용하며 검사실이 자신들에게 중요한 것을 정하고 그것들을 다루는 데에 있어서 우선순위를 정하고 오류에 기여하는 근본적인 원인 요소들을 찾게 해 준다.

위험도 관리가 이전에는 ISO 15189에 규정되어 있지 않았으나, ISO22367은 질관리시스템의 일부로서 위험도 분석의 사용에 대한 지침을 제공한다. 결과적으로, ISO 22367은 ISO 14971에 기술된 것처럼, 체외용 의료기기에 위험도 관리(Risk Management)를 적용하기 위하여 일반적인 지침을 따른다[9].

위험도 분석(Risk Analysis)은 분석적 QC 계획과 질관리시스템에 어떤 영향을 주는가?

ISO가 위험도 관리(Risk Managemnet) 기법을 사용하도록 전반적으로 유도하고 있는 상황에서, 오류 가능성을 찾고 개별 의료검사실의 분석시스템에 고유한 분석적 QC 계획을 개발하기 위한 위험도 분석을 사용할 것을 권고하는 CLSI 지침이 등장하고 있다(EP18, EP22, EP23) [10-12]. 이러한 시도는 시간, 노력, 비용을 최소화하면서 분석시스템의 성능을 향상시키기 위해 QC를 최적화하려는 관심에 의해서 이루어지고 있다. 더욱이 이러한 시도는 "동등한 QC 절차(equivalent QC procedure)"를 위한 CMS 지침과 연관된 논란으로 인해 촉발되고 있다[13]. 그리고 현장검사(Point-of-care)를 실시하는 직원의 경우, 검사에 대한 교육, 훈련, 경험이 적어 현장검사에 통계적 QC를 적용하기 어렵기 때문에, 그것을 없애는 것에 대한 관심을 반영한다.

그러나 "잔여 위험도(residual risks)" 즉, 문제가 발생할 리스크는 오류의 개별 원인들을 제거하거나 최소화하고 QC 방법을 추가로 시행한 이후에도 발생할 수 있는데, 이 잔여 위험도를 감시하는 어떤 분석적 QC 계획과 질관리시스템 내에서도 통계적 QC는 그 역할을 할 수 있다는 것을 알아야 한다. 분석과정 전체의 잔여 위험도를 감시할 수 있는 것이 통계적 QC의 큰 장점인 반면, 많은 개별 점검, 절차관리, 전자기계적 점검 등은 분석과정에 포함된 각 단계나 요소에 연관된 위험도를 감시만(감소시키기를 기대하면서) 한다.

그러므로 QC 계획을 개발하고 각 검사실에서 운영하는 특정 장비와 진단용 검사를 맞추기 위한 분석적 질관리시스템을 최적화하기 위한 접근법이 필요하다. 이러한 접근법은 이번 장의 용어 부분에 나오는 분석적 QC 전략(Analytical QC Strategy)과 분석적 QC 계획(AQC Plan)과 관련된다. 그 목적은 통계적 및 비통계적 요소, 메커니즘, 그리고 잔여 위험도를 감시할 뿐만 아니라 모든 잠재적 위험도나 오류를 처리하기 위한 과정을 결합하는 것이다.

분석적 질관리시스템(Analytical Quality System)을 확립하기

그림 18-3은 검사의 사용 목적에 따라 요구되는 질, 검사법의 정밀도와 정확도, 통계적 QC(SQC) 절차로 감지할 수 있는 알려진 능력, 검사법에 내재한 리스크 특성을 고려하여 분석적 QC 계획과 분석적 QC 시스템을 개발하기 위한 접근법을 보여주고 있다. 분석 전과 분석 후 질관리시스템에 대해서도 유사한 계획을 수립할 수 있으며 이들을 결합하여 전체검사과정에 대한 검사실의 질관리시스템을 제공할 수 있다. 이 분야의 다른 많은 이들이 전체검사과정 중 분석 전과 분석 후 부분의 질관리시스템에 대하여 관심과 전문성을 가지고 있고, 이러한 내용은 21장에서 다루어질 것이다. 여기에서는 분석단계에 초점을 두기로 한다.

이러한 접근법은 사용 목적에 따른 목표를 정하는 것으로 시작하는데(1), 그것은 규제와 신임인증의 필요조건(1a)과 의료검사실에서 의도하는 해당 검사의 임상적 적용(1b)을 고려해야 한다. 여기가 CLIA의 "허용성능기준(criteria for acceptable performance)"뿐만 아니라, ISO의 "의도한 목적(intended use)"이 다루어져야 하는 부분이다. 분석적 질이 필요로 하는 조건은 여러 가지 방법으로 정의할 수 있는데, 직접적으로는 임상적 결정범위(D_{int})의 형태로 된 임상적 사용목적으로부터, 다른 방법으로는 규제상의 필요조건이나 신빙도 조사에서의 수용기준, 외부정도관리의 성능목표[보통은 허용 총오차(TE_a)의 형식으로 표현됨]로 정의할 수 있다. 질관리목표는 최대허용 변동계수, 최대허용 오차 그리고 생물학적 허용 총오차의 측면에서 생물학적 변이를 기반으로 정의될 수 있다.

질관리목표와 적용 필요조건을 정의하여 분석측정절차를 선택하고(2), 추적성을 염두에 두어야 하며(2a), 제조사가 제공하는 기준검사법과 보정물질을 기초로 시행하는 검사결과가 비교가능해야 한다(2b). ISO는 추적성의 중요성을 밝히고 있으나 미국 CLIA 규정에는 없다. 양쪽 모두 보정에 대한 필요조건을 명시하고 있으나, ISO 필요조건은 추적성에 관련되어 있는 반면, CLIA 필요조건은 보정의 빈도와 주기적인 검증의 필요성을 주로 다루고 있다. 단지 CLIA 규정을 따르는 것보다는 ISO 지침에 주의를 기울이는 것이 질관리시스템을 더 좋게 만든다는 것이 이 부분의 내용이다.

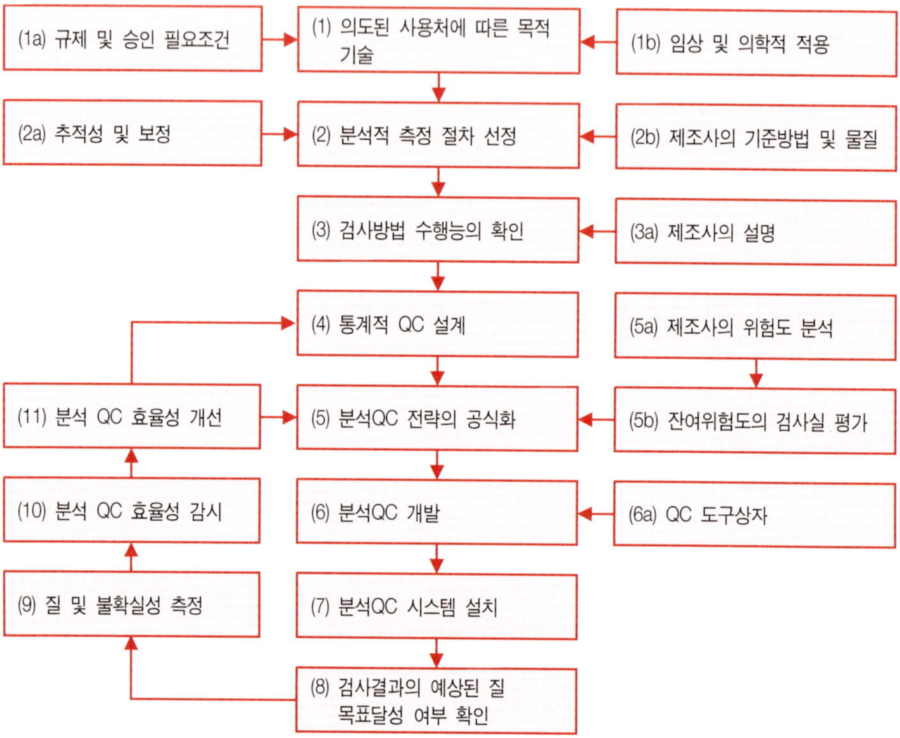

그림 18-3: 분석적 QC 계획(Analytical QC Plan)과 질관리시스템(Quality system) 개발의 접근법

채택된 측정법은 실험을 통하여(단계 3) 비정밀도와 부정확도를 평가해야 하며, 사용목적을 고려하여 그 검사법이 수용 가능한 지의 여부를 판단하거나 그 성능이 제조사의 주장과 일치하는지의 여부를 판단하기 위한 평가를 한다(단계 3a).

CLIA 규정은 정밀도, 바이어스, 보고가능범위, 참고범위 그리고 어떤 경우에는 분석민감도(검출한계)와 분석특이도(간섭과 회수)를 검사실에서 검증해야 한다고 명시하고 있다. 검사법의 성능규격을 신중하게 검증하는 것은 분석적 QC 계획의 수립에 대한 전제조건이다.

계획의 중간 부분은 통계적 QC 절차를 설계하는 것으로 시작하며 분석적 QC 계획에 초점을 두고 있다. 단계 4에서는 질관리계획의 방법론과 16장에 기술된 시그마-메트릭(Sigma-metric) QC 선택도구(그리고 CLSI C24-A3) [14]나 수작업용(normalized OPSpecs charts) [15]이나 컴퓨터용(Westgard QC's EZ Rules® 3 program, Bio-Rad's Westgard Advisor program) [16]으로 쓸 수 있는 운영 규격(Operating Specifications)의 도표 같은 다른 비슷한 도구를 사용할 수 있다. 목적은 검사에 따라 올바른 관리규칙과 관리물질 측정의 올바른 횟수를 채택하고 관리물질의 빈도(F)를 정하는 것, 즉 그 검사에 요구되는 질과 측정법에서 관찰되는 정밀도와 바이어스를 고려한 통계적 QC의 설계를 개별화하는 것이다. 관리물질을 측정하는 빈도는 검사실 업무상의 비용효과와 검사절차의 안정성과 문제에 대한 감수성에 영향을 미치는 여러 요인에 의존한다.

QC의 개별화 또는 맞춤화는 단계 5의 “분석적 QC 전략(Analytical QC Strategy)”의 구성으로 이어진다. 검사실의 분석 QC 전략의 일환인 적절한 관리물질 측정을 통해 감시해야 할 잔여 위험도의 요인들을 찾기 위해 제조사의 위험도 평가 정보(단계 5a)를 검사실이 평가(단계 5b)해야 할 이유가 여기에 있다. 분석적 QC 전략은 검사실에서 사용가능한 QC도구를 이용하는(단계6a) 구체적인 분석적 QC 계획 (단계 6)으로 진행되어야 한다. 일단 분석적 QC 계획이 수립되면 검사실은 모든 QC 절차를 적절한 방식으로 이행해야 한다(단계7). 이런 실행을 통해 검사실은 일상 작업의 검사결과가 목표한 질을 달성했는지의 여부를 ISO 15189에서 요구하는 대로 검증할 수 있어야 한다(단계 8).

일단 분석적 QC 계획이 이행되면, 검사절차의 질과 성능은 일상 업무 중에 평가되어야 한다(단계 9). ISO는 검사결과에서 예상되는 변이를 반영하는 측정 불확도의 계산을 권장하고 있다. 질을 반영하는 데에 있어서 미국의 지침은 총오차의 사용을 선호하지만 과학적 측면에서 이것을 위한 최선의 방법에는 이견이 있다[17]. 분석적 QC 계획의 효과는 외부정도관리, 신빙도조사(PT) 프로그램, 질관리지표, 부적합한 사항, 불만 사항, 사건으로 감시하고(단계 10) 서로 다른 원인에 의해 발생하는 오류의 빈도를 측정하여 그런 원인을 제거의 목표로 하거나 그 원인에 대해서 더 좋은 QC의 감시법을 찾는다(11 단계). 마지막으로, 오류의 남은 빈도에 대한 정보가 있어 통계적 QC 설계(단계 4), 통계적 QC 전략(단계 5) 그리고 통계적 QC 계획(단계 6)을 최적화해야 한다. 통계적 QC 설계, 분석적 QC 전략과 분석적 QC 계획은 고정된 것이 아니다. 단계 9~11이 주기적으로 반복되면서 분석적 QC 시스템 자체의 지속적인 적응과 향상이 가능해진다.

요점은 무엇인가?

QC는 의료검사실에서 질을 관리하기 위해서 필요한 질관리시스템의 한 부분일 뿐이다. ISO, CLSI 및 CLIA의 질관리 지침의 경우, 모두 절차관리와 질보증을 위한 QC의 중요성을 강조하면서 의료검사실의 전반적인 관리와 조직 내에서 질을 지원하고 지속시키기 위한 다른 많은 "필수요소"의 의료필요성도 인정하고 있다. 의료검사실을 위한 경영과 기술의 필요조건을 고려하여 검사실의 포괄적인 질관리시스템을 정의하고 개발해야 한다. 하위 시스템에는 분석 전, 분석, 및 분석 후 단계의 질관리시스템이 포함되며 특히 의료검사실의 기술적 필요조건이 다루어져야 한다.

분석적 질관리시스템은 검사과정의 초기 시행을 비롯하여 지속적인 모니터링, 평가 및 질향상을 거치는 검사시스템의 전반에 걸쳐 분석 질을 관리하는 법을 기술하고 있다. 분석적 질관리시스템은 검사법이나 검사절차의 결정적인 선택과 신중한 검증 같은 QC 전 필수안(Pre-QC essentials)을 확인하고 있다. QC 자체는 의료검사실의 다양한 조건과 다양한 측정 시스템에서 발생하는 잠재적인 위험의 영향을 받기 때문에 완전한 분석적 QC 계획에는 통계적 QC와 다른 장비 및 검사실의 관리 장치가 포함되어 있어야 한다. 여러 가지 원인의 오류에서 발생하는 잔여 위험도를 잡기 위해서는 통계적 QC 과정을 잘 설계하는 것이 중요하다. QC 후 필수안(Post-QC essentials)은 질을 모니터하고 평가하여 문제를 찾아내고 개선하는 것이다. 검사실은 검사절차와 질에 대한 수요자의 필요조건에 대한 요구와 특성에 역점을 두는 질관리시스템을 개발해야 한다.

참고문헌

1. Westgard JO, Burnett RW, Bowers GN. Quality management science in clinical chemistry: A dynamic framework for continuous improvement. Clin Chem 1990;36:1712-16.
2. CLSI HS1-A2. A Quality Management System Model for Health Care. Clinical and Laboratory Standards Institute, Wayne, PA, 2004.
3. CLSI GP26-A3. Application of a Quality Management System Model for Laboratory Services. Clinical and Laboratory Standards Institute, Wayne, PA, 2004.
4. ISO 15189. Medical laboratories - Particular requirements for quality and competence.

ISO, Geneva, 2007.

5. US Centers for Medicare & Medicaid Services (CMS). Medicare, Medicaid, and CLIA Programs. Laboratory Requirements Relating to Quality Systems and Certain Personnel Qualifications. Final Rule. Fed Regist Jan 24 2003;16:3640-3714.
6. Howerton D. Beyond CLIA Regulation: Quality Management System International Guidelines & Standards Division of Laboratory Systems, CDC. Presented at CLIAC Meeting, Sept 6, 2007. wwwn.cdc.gov/cliac/pdf/Addenda/cliac0907/AddendumP1.pdf
7. CLSI HS1-A2. A Quality Management System Model for Health Care. Clinical and Laboratory Standards Institute, Wayne, PA, 2004.
8. ISO/TC 22367. Medical laboratories - Reduction of error through risk management and continual improvement. ISO, Geneva, 2008.
9. ISO 14971. Medical laboratories - Reduction of error through risk management and continual improvement. ISO, Geneva, 2008.
10. EP18-3P. Risk Management Techniques to Identify and Control Laboratory Error Sources; Proposed Guidelines - Third Edition. CLSI, Wayne PA, 2009.
11. EP22-P. Presentation of Manufacturer's Risk Mitigation Information; Proposed Guidline. CLSI, Wayne PA, 2010.
12. EP23-P. Laboratory Quality Control Plan Based on Risk Management; Proposed Guideline. CLSI, Wayne PA, 2010.
13. CMS State Operations Manual - Interpretative Guidelines: Appendix C. http://www.cms.gov/clia/appendc.asp
14. CLSI C24-A3. Statistical Quality Control for Quantitative Measurement Procedure: Principles and Definitions. Clinical Laboratory Standards Institute. Wayne PA. 2005.
15. Westgard JO. Internal quality control:planning and implementation strategies. Ann Clin Biochem 2003;40:593-611.
16. Westgard JO. Assuring the Right Quality Right: Good laboratory practices for verifying the attainment of the intended quality of test results. Madison WI:Westgard QC, Inc., 2007, 288 pp.
17. Westgard JO. Managing quality vs measuring uncertainty in the medical laboratory. Clin Chem Lab Med 2010;48(1):31-40.

19

Basic QC Practice

다른 검사들을 위한 QC는 어떠한가?

What about QC for other tests?

정도관리, Levey-Jennings 관리도 그리고 "Westgard 규칙"은 종종 임상화학과 관련이 있다. 역사적으로는 "Westgard 규칙"의 첫 발표도 임상화학을 예로 들었다. 그 결과, 어떤 사람들은 진단혈액학, 진단면역학 등 다른 분야의 검사나 최근에 검사실에 도입된 기술과 장비에는 QC를 적용할 수 없다고 생각한다. 이 장에서는 몇 명의 저자들이 다른 분야의 검사에도 QC가 적용되는 것을 입증하고 그것을 어떻게 할 수 있는지 예를 보일 것이다.

::: 목표

✓ "전통적인" 검사와 "다른" 검사의 차이를 알아본다.
✓ 검사실의 QC 실무에 변화와 개선을 줄 수 있는 기회를 평가한다.

::: 학습 준비물

✓ **분자검사를 위한 QC 실무(QC Practices for Molecular Testing)**
(Joan Gordon, BS, MT(ASCP), Clark Rundell, PhD, Jeanne Carr, PhD, Todd W. Kelley, MD 저)

::: 할 것

✓ 준비물을 학습한다.
✓ 검사실에서 어떤 검사 분야의 QC 실무가 "다른" 것인지 확인한다.
✓ 이 다른 검사 분야들에서 통계적 QC 실무를 어떻게 실행할 수 있는지 알아본다.
✓ QC의 기반이 검사 이용을 따라가지 못하는 검사 분야에서 통계적이건 비통계적이건 QC 실무를 개선할 계획을 세운다.

::: 자가평가 질문

✓ 분자검사에서 통계적 QC가 뿌리내리는 데에 오래 걸리는 이유가 무엇인가?
✓ 현재 통계적, "전통적" QC 기법이 분자검사에서 더 많이 실행가능해 진 이유와 새로운 개발은 무엇인가?
✓ 정성적 결과를 내는 검사를 통계적 QC 기법으로 어떻게 모니터할 수 있는가?
✓ 한 번에 몇 개의 대립 유전자만 모니터할 때 가장 좋은 QC의 실무는 무엇인가?
✓ 세포주(cell line) 참고물질을 찾기 위한 정보출처에는 어떤 것이 있나?
✓ 어떤 검사에 대해 QC를 하기 어렵다면 검사실은 그것을 하지 않아도 된다는 것을 뜻하는가?

QC - 분자검사를 위한 QC 실무

QC Practices for Molecular Testing

Joan Gordon BS, MT(ASCP), Clark Rundell, PhD, Jeanne Carr, PhD, BCLD, MT(ASCP) and Todd W. Kelly MD

모든 유전진단검사와 대부분의 다른 분자검사는 높은 난이도 검사(high complexity)로 분류되어 있으므로 앞서 기술된 높은 난이도 진단검사에 대한 CLIA 규정을 따라야 한다. 그러나 분자진단 검사를 위한 QC 실무의 기술수준은 다른 검사과목에 비해 뒤떨어져 있다. 분자진단 검사의 QC에는 많은 난제, 즉 새롭고 빠르게 발전하는 기술, 평생 한번 받는 유전검사의 정확도에 대한 높은 기대, 정도관리물질의 부재, 표준화된 보정물질의 부재, 정량적 검사시스템 결과물과 그것을 추적하는 소프트웨어의 부재, 그리고 거의 매일 등장하는 새로운 검사목표를 만나게 된다. 이러한 문제들에도 불구하고, 임상검사실은 그들이 시행하는 분자진단검사에 적절한 질보증 프로그램을 만들기 위해서 많은 노력을 기울인다. **분자검사의 정확도는 현재로서는 알려져 있지 않으나** 신뢰할만한 데이터들이 생기면 분자진단분야의 질에 대해 중요한 것들을 정량화하고 효과적으로 다룰 수 있다. 분자검사시스템의 결과물을 모니터하고 통계적 분석을 적용하는 것은 정확도와 정밀도에 대한 데이터를 얻는 좋은 방법이지만 역사적으로 다른 검사분야에 이용되어 온 그런 전통적인 QC 전략이 분자진단분야에 뿌리내리는 데에 시간이 오래 걸리고 있다.

검사실 인력의 경험과 지식, QC 물질의 가용성, 검사시스템의 용량, 검사비용 그리고 규정상 필요조건이 현행 QC 실무에 영향을 미친다. 초기 분자검사는 수작업으로 진행되었고 젤에서 띠가 보이는지 여부를 판독하여 검사결과가 판정되었다. 이러한 검사는 종종 고전적인 QC 기법에 대한 경험이 거의 없는 연구자들에 의해 시행되었고 QC 물질은 이전에 검사된 환자 검체로 구성되었다. 검사실패가 쉽게 감지되었기 때문에 계통오차에 대한 감시는 필요 없는 것으로 간주되었다. 뿐만 아니라 QC 물질이 다양했으므로 띠의 강도 변화가 효소의 변질 때문이었는지 아니면 선택된 환자의 관리검체가 충분한 DNA를 포함하지 않았음을 의미하는지 검사실은 알 수가 없었다. 일단 검사 실패가 발생하면 문제를 처리해야 했고, 규정이 요구하는 대로 모든 환자 검체를 다시 검사해야 했다. 비록 그렇게 하는 데에 드는 비용은 하루가 소요되었으나, 시약은 비싸지 않았고, 임상의사는 빠른 검사소요시간을 기대하지 않았으며, 시스템은 문제를 처리하기에 상대적으로 쉬웠다. 그러나 현재의 분자검사는 더 복잡하고 비쌀뿐더러 임상의사도 더 빠른 결과를 기대한다. 유전분자검사는 검체 한 개 당 적어도 40달러의 비용이 들며, 업무량도 늘어났기 때문에 검사를 다시 하는 것은 중요한 문제이다. 균질한(로트번호마다 일정한) QC물질을 사용하는 전통적인 QC 실무는 검사실패가 실제로 일어나기 전에 분자진단 분야에서 변질이나 시스템 요소의 결함을 찾아내는데 유용할 수 있다. 상업화된 QC 물질이 드물기 때문에 어떤 검사실들은 환자 검체를 모아서 그러한 물질에 대한 재현성 있는 재료로 만든다[1]. 더욱이 새로운 분자검사 시스템은 형광(신호강도)이나 대립유전자 비율같은 정량적 결과물을 가지므로 이를 추적하여 검사시스템의 성능을 감시할 수 있다. 일정기간에 걸친 QC 결과를 통계적으로 분석하면 예측되는 변이를 설정할 수 있다. 그러한 결과를 Levey-Jennings 관리도에 순차적으로 표시하여 성능의 이동이나 추이가 있는지 검사시스템을 감시할 수 있다. 검사 실패를 예방하기 위해 수정조치를 시행해야 하는 시점을 판단하는 데에 "Westgard 규칙"이 적용될 수 있다.

이러한 전통적 QC 실무는 최선의 실무와 CLIA 규정을 충족한다. QC 실무에 특히 적절하지만 종종 분자검사실이 철저하게 따르지 않는 지침이 다음의 경우이다. CLIA 항목 §493.1201: *검사실은 환자 검사결과와 보고의 정확도와 신뢰도를 보증하기 위해 각 검사법의 분석적 검사과정의 질을 감시하고 평가할 수 있는 명문화된 QC 절차를 정립하고 따라야 한다. §493.1256: 검사실은 각 검사시스템에 대하여 전체 분석과정의 정확도와 정밀도를 감시는 관리절차를 가져야 할 책임이 있으며 그 관리절차는 (1)검사시스템의 실패, 불리한 환경조건, 검사자의 실행으로 인해 발생하는 즉각적인 오류를 검출할 수 있어야 하고 (2) 검사성능의 정확도와 정밀도를 일정 기간에 걸쳐 감시할 수 있어야 한다.* 다른 검사실 분야에서와 같이, 유전분자검사의 QC도 추출단계를 포함한 모든 검사요소를 감시해야 하고, 관리물질이 균질하여 QC 결과의 이동과 추이가 QC 물질이 아닌 검사시스템에서 기인한 것으로 추정할 수 있어야 한다.

허용 총오차와 검사시스템에 내재한 변동성에 대한 정의가 부족하기 때문에 많은 분자검사들에서 "Westgard 규칙"을 최적으로 적용하는 것이 어렵다. 하지만 분자검사에 높은 정확도를 기대하기 때문에 필연적으로 엄격한 검사 모니터링과 정립해 둔 성능에서 벗어나는 증거에 대한 시정조치가 필요하다. 정도관리 체계를 위한 규칙을 선택하기 위하여 허용오차를 추정하는 것은 다른 데이터가 없는 상황에서 개별 검사실 책임자의 몫이다. 핵심은 각 대립 유전자의 감지나 바이러스 양의 정량을 감시해야 한다는 것과 이 검사들을 임상적으로 사용하기 위한 필요조건을 충족하는 검사결과의 질을 보증하기 위해 취하는 조치들이다.

예를 들어 돌연변이의 유무처럼 검사결과가 정성적이라도 새로운 다중(multiplex) 검사시스템의 복잡성 때문에 비용과 검사결과의 지연보다 더욱 문제가 되는 것으로서 검출되지 않는 오류가 발생할 수 있다는 점이다. 각 돌연변이의 감지는 독특한 반응이다. 검사시스템에 의해 정해지는 유전형 검사의 알고리즘은 보고되는 각 대립유전자에 대한 탐침(probe), 시발체(primer), 효소, 바탕(background)의 고유한 반응을 고려한 정량적 결과물을 제공한다. 유전형은 알고리즘을 사용하는 프로그램에 의해 자동으로 계산된다. 그러나 다중검사에서는 오류의 표시 없이 불확실하거나 부정확한 유전형 판독이 이루어지는 것과 같은 알고리즘 왜곡이 한 개의 시스템요소에 의해 일어날 수 있다. 또한, 보고할 대립유전자 중 한 개나 두 개만이 특정 시스템요소에 민감하면서 다른 것들은 다른 요소에 민감할 수 있다. 보고할 대립유전자 중에서 몇 개만 감시한다면 부정확한 검사결과를 검출하지 못할 수도 있다. 각각의 환자 검체로 검사를 시행한 것도, 다중검사에 대한 현재의 QC 실무는 QC를 2~3개만 사용하며 기껏해야 2개의 대립유전자만 각각 알 수 있다. 가능하면 다른 대립유전자를 포함하는 QC 검체를 돌려가며 사용함으로써 일정기간 동안 대부분의 돌연변이 분석이 검사에서 이루어지게 한다. 하지만 이런 실무는 각 수행에서 복합검사의 모든 대립유전자가 제대로 감지되고 있다는 것을 보증하지 못한다. 2~3개의 대립유전자를 감지하는 검사(예, 혈전성 위험도)를 감시하기 위해 유사한 유전형을 가진 혼합 환자검체(pooled patient sample)를 사용함으로써 전통적인 QC 실무를 채택할 수 있다. 그러나 모든 돌연변이를 정확히 감지하기 위한 낭포성 섬유증(cystic fibrosis) 23-plex 검사를 모니터하는 것은 환자 검체만으로는 불가능하다. 이 경우, 전통적인 QC 실무에는 다중관리물질(multiplex control)이 필요하다. 낭포성 섬유증의 검사에 쓸 수 있는 상품화된 정도관리 패널이 현재 간혹 있지만 더 많은 다중관리물질이 필요하다. 더 큰 문제는 질환이나 치료를 예측하는 마이크로어레이(microarray) 검사나 더 큰 다중검사패널이다. 검체 당 100개 이상의 결과를 보고하는 검사를 모니터하도록 설계된 QC물질은 상상하기도 어렵다. 어레이 제조사는 중복되게 제작하여 타당한 결과를 제공할 수 있도록 노력한다. 하지만 그러한 중복이 정확도를 보증하는 것은 아니며 통상적인 사용 기간에 걸쳐 모든 시스템 요소들을 분석하는 것도 아니다. 전통적인 QC 실무를 어레이검사시스템에 맞게 수정할 필요도 있겠지만 기본원리는 동일하게 적용된다. 전통적인 QC 실무를 QC 통계분석의 자동화와 함께 다중검사에 도입하면 복잡한 마이크로어레이를 위한 QC를 개발하는 데에 지침이 될 수도 있다.

다음의 예들은 전통적인 QC 원리가 어떻게 분자유전검사에 적용될 수 있는지 그리고 그것들이 얼마나 가치가 있을 수 있는지를 보여주고 있다.

비싼 탐침이 실험대 위에 밤새 방치되어 있었다. 이 사건은 보고되지 않을 수도 있고 보고된다고 하더라도 검사실로서는 그 탐침을 그냥 버리기 아까울 수도 있다. 검사실에서 그 검사의 신호강도를 정기적으로 모니터하거나 다른 연관 지표를 모니터링하고 있다면 탐침의 변질 여부와 그 시점을 알 수 있을 것이다. 수행의 실패나 부정확한 검사결과를 그대로 두지 않고 필요하다면 탐침을 교체하기 위한 조치를 취하거나 QC 데이터를 근거로 부적절하게 보관된 탐침의 지속적인 사용 여부를 검증할 수 있다.

두 번째 예를 들면, 새 키트시약의 적하물이 여름에 햇볕 아래 수 시간 동안 하역장에 있었다. 효소 성분이 변성되어 다중검사의 한 돌연변이에 대한 대립유전자의 비율이 제조사의 소프트웨어가 설정한 허용범위의 가장자리 끝으로 이동(shift)하였다. 그 돌연변이에 대한 검사는 시간이 지남에 따라 실패할 가능성이 높다. 검사실에서 수치형 결과물이 아닌 돌연변이의 유무만 추적하고 여러 번의 수행 동안 계속 그 돌연변이를 가진 QC 검체를 분석하지 않는다면 실패한 QC와 마지막으로 성공한 QC 사이에 검사한 검체들은 CLIA에 따라 모두 다시 검사해야 한다. 실패의 원인을 해결하는 것은 어렵고 시간이 많이 소요된다. 그러나, 대립유전자의 비율을 모니터하고 *매 검사수행*마다 분석한다면 이동이 분명할 것이고 시약의 변화와 상관성이 있을 것이다. 그러면 검사실은 조사를 하고 다른 로트번호의 시약을 사용해보거나 검사수행실패나 부정확한 결과보고의 위험도를 낮추면서 문제해결을 하는 동안 검사를 계속할 수 있다.

미국병리협회(CAP)의 신빙도조사(PT) 데이터는 검사오류의 평가에 이용 가능한 유일한 정보를 제공한다. 미국질병관리본부(CDC) 보고서는 분자검사에 쓸 수 있는 신빙도조사 검체의 수가 제한되어 있고 검사실의 참여도가 낮기 때문에 분자진단검사의 오차율은 대개 알려져 있지 않다는 것을 알게 되었다[2]. 2002년 미국 외부정도관리 데이터와 2001년 유럽연합 외부정도관리 데이터를 보면 0.1-3%의 검사실이 분자진단분야 신빙도조사 검체에 대하여 오류를 범하고 있었다[3,4]. 미국병리협회 외부정도관리 프로그램의 2006년과 2007년 데이터에 따르면 2%에 이르는 검사실에서 분자 혈전위험도검사 또는 MTHFR 검사의 신빙도조사 검체에 대해 분석적 오류를 범하고 있었다. 낭종성 섬유증의 다중선별검사의 경우, 어떤 신빙도 조사 검체에 대해서는 약 4%의 검사실에서 분석적 오류를 범하고 있었다. 드문 유전형의 다중관리물질을 이용한 실험적 신빙도조사에서는 오차율이 더 높았다[5]. 이 연구에서 오류의 원인에는 돌연변이 감지의 실패, 특정 염기서열의 감지에 간섭을 일으키는 다형성(polymorphism), 검사자에 의한 데이터의 판독오류 그리고 결과보고의 다양한 오류가 포함되었다. 이 연구의 참여기관 수가 적고 일부 신빙도조사 검체는 특정 분자검사기술에 호환성이 없었기 때문에 현재의 PT 데이터로부터 결론을 도출하는 데에는 한계가 있다. 미국식품의약품안정청(FDA)에서 승인된 분자검사라도 그 임상적 목적에 충분한 질을 보여주는 데이터가 많지는 않다.

신빙도조사(PT)는 검사실에 대한 중요한 평가이면서 교육적 도구이다. CLIA가 특별히 분자검사를 명시하지는 않았지만 분자검사를 시행하는 모든 검사실은 모든 시행 검사의 정확도를 검증하기 위해 대체외부성능평가를 적어도 매년 2회 시행해야 한다는 일반적인 CLIA 필요조건을 준수해야 한다(CFR §493.1236[c]). PT 검체를 구매할 수 없는 경우에는 다른 검사실 검체를 교환할 수 있다. 희귀질환 검사의 경우에 평가를 위해서 내부맹검패널(internal blinded panels)을 사용하는 것이 필요할 수 있다. 가능하면 PT 검체는 환자검체와 비슷해야 하며, 전체의 검사과정을 통해 검사되어야 한다[6]. 분자진단 검사에서 질보증을 위한 QC가 없는 경우 임상화학 검사의 프로토콜을 채택할 수 있다. 전통적으로는 검사의 실패가 일어나기 전에 잠재적인 검사성능상의 문제를 감지하기 위해 균질한 관리검체를 검사해서 생성되는 정량적 데이터를 감시하고, 이동이나 추세가 있는지 통계적으로 분석한다. 대단위 바이러스 검사를 제외하고 이런 접근법은 분자진단검사에는 새로운 것이다. 그러나 분자검사의 선구자나 얼리어댑터들은 그러한 프로토콜을 사용하려고 한다[1]. 검사실들은 새로운 검사의 검증과 QC 프로토콜의 확립에 대한 지침으로 보통 CLSI 같은 출처로부터 발표된 권고안에 의지하고 있다[7]. 분자검사의 QC 프로토콜에 초점을 맞춘 CLSI 문서가 아직까지는 없지만, 다음을 포함한 몇몇 표준안과 지침이 여전히 유용할 것이다: “정성적 검사성능평가를 위한 사용자 프로토콜(EP12-A2)”과 “다중핵산검사의 검증(MM17-A)”. EP12-A2는 정성검사의 평가를 위한 중요한 이론과 통계적 기법을 제시한다. MM17-A2는 다중검사의 검증을 위한 지침을 담고 있으며 참고물질의 출처 몇 가지를 기술하고 있다. MM06-A는 바이러스 정량검사의 QC를 위한 권고를 제공하고 있다. 미국질병관리본부는 보고서 및 권고안, “유전 질환 및 상태의 분자유전검사에 대한 우수 검사실 관리기준”을 발표했다.[6] 이 보고서는 CLSI 문서와 다른 실무 지침서와 함께 현재 진행 중인 새로운 CLSI 지침서, MM20 “분자유전검사를 위한 질관리”의 근간이 될 것이다. 이 문서들은 분자검사를 위한 질보증 프로그램을 확립할 때에 유용할 것이다.

최근의 분자검사시스템 대부분에 포함되어 있는 수치형 시스템 결과물로 인해 전통적인 QC 프로토콜의 적용에 데이터를 사용하는 것이 용이해지고 있다. 그러나 아직까지 대부분의 시스템에는 QC 데이터를 모으고 분석하고 보여줄 수 있는 소프트웨어가 없다. IVD 제조사가 내장한 그런 소프트웨어는 분자진단분야, 특히 정상형, 이형접합체, 돌연변이 신호 모두를 감시할 69개 데이터의 관리도가 필요한 23-대립유전자 혹은 그 이상의 검사에 유익할 것이다. 세페이드(Cepheid, Sunnyvale, CA)사의 GeneXpert는 QC 데이터 수집과 시각 기능을 가진 분자검사시스템의 예이다. QC 데이터를 통계적으로 분석하고 “Westgard 규칙”과 기타 기법에 의해 조치시점을 정해주는 소프트웨어가 내장되어 있는 것이 분자검사의 QC를 개선시키는 중요한 요인이다. 검사시스템 제조사나 검사정보 소프트웨어 공급자가 이런 요구를 만족시켜주기 전까지는 엑셀 워크시트와 관리도로 구성된 QC 분석시스템을 검사실 자체적으로 만들어 내야 한다. 특히 23개 이상의 다중검사의 경우에는 수기로 데이터를 입력하는 데에는 많은 시간이 소모된다. 주의 깊게 검증될 필요가 있기는 하지만 임시방편의 하나는 낭종성 섬유증의 deltaF508의 예와 같이, 제조사의 권장에 따르거나 경험을 기준으로 결정한 가장 예민한 대립유전자와 환자에서 가장 흔히 나타나는 돌연변이를 감시하는 것이다.

분자검사를 위한 관리물질이 없으므로 전통적인 QC법을 채택하기가 어렵다. 이에 대하여 어떤 회사들은 유전검사용 관리물질을 개발하고 생산하기 시작했다. 또한 QC의 재료로서 균질하지 않은 경우도 있지만, 규정된 세포주 참고물질(cell line reference material)의 국가적 및 국제적인 공급처가 증가하고 있으며 그것들은 특정 유전적 변이를 감지하는 검사시스템의 성능을 검증하는 데에 사용되고 있다[8,9,10]. 예를 들면, 미국질병관리본부의 분자검사 참고물질 협력프로그램(CDC Genetic Testing Reference Materials Coordination Program, GeT-RM)은 분자진단 정도관리물질과 참고물질의 공급처 목록을 유지하고 있다. 유럽 네트워크인 EuroGentest도 감염성 질환용을 포함하여 가용 참고물질의 목록을 제공하고 있다. 미국 국립표준기술원(The National Institute of Standards and Technology, NIST)은 법의학과 유전 검사를 위한 표준참고물질을 제공하고 있다. 이 물질들은 추적가능한 'gold standard' 측정법을 사용해 정밀하게 특성화되어 있다. NIST는 현재 거대세포바이러스(CMV) 표준물질을 개발 중에 있다. 이러한 노력에도 불구하고 대부분의 분자검사에는 전통적인 QC 실무에 유용한 정도관리물질과 표준물질이 계속 부족하다. 역사적으로 새로운 검사가 시행되고 어느 정도 표준화된 뒤에야 QC가 개발되었다. 분자검사법은 다른 검사 분야보다 더더욱 지속적으로 변화하고 있어서 관리물질 제조사가 현재와 미래의 검사시스템에 호환되는 제품을 개발하는 것이 어렵다. 그러나 몇몇 상품화된 관리물질은 있다. 어떤 검사실은 필요한 것을 찾지 못해 자체적으로 제조한다. 예를 들면, 존스홉킨스 병원에서는 이 전통적인 QC 접근법을 골수생착을 감시하는 데에 쓰이는 미소부수체(microsatellite) 검사에 적용하고 있다. Shu-ling Liang 등은 자체적인 관리물질을 어떻게 만들었고 조치를 취하거나 적합하지 않은 검사수행을 판정하는 시점을 결정하기 위한 "Westgard 규칙"을 어떻게 확립했는지에 대하여 논의하였다. Liang의 연구는 적절하게 상품화된 관리물질이 없을 경우에도 분자검사에서 전통적인 QC를 시행할 수 있음을 보여주었다[1].

지금까지는 현재의 상품화된 다중관리물질에 대한 반응이 미온적이다. 드문(또는 검체가 아예 없는) 돌연변이 검사의 경우, 검사실은 환자 검체를 무비용으로 사용하고 있기 때문에 관리물질에 비용을 지출하는 것을 꺼리고 있다. 검사실패를 예방하기 위해 정성검사를 감시하는 것의 가치는 분자검사에 있어서는 입증되지 않고 있다. 모든 대립유전자에 대한 검사결과를 감시하지 않으므로 실패율은 알려져 있지 않다. QC 물질과 표준화의 부재로 인한 어려움에도 불구하고 전통적인 QC 실무는 유전자 검사보다는 감염질환과 연관된 정량적 검사와 미세잔존질환 검사에 더 흔히 적용된다.

바이러스 정량검사(Viral Load Testing)

Jeanne Carr, PhD

환자가 바이러스를 갖고 있을 경우, 의사는 치료에 대한 반응을 보기 위해 연속적인 바이러스 정량검사에 의존한다. 바이러스 정량검사법과 검사실간 성능이 표준화되어 있지 않기 때문에 바이러스 정량의 변화는 *체내*의 변화라기보다 측정 *변이*에서 기인한 것일 수도 있다. 그러므로 연속적인 바이러스 정량검사는 동일한 검사실에서 실행하는 것이 중요하다. 마찬가지로, 각 검사실은 측정변이를 최소화하기 위해 질보증 측도를 제정하는 것이 중요하다.

검사실간 바이러스 정량검사결과의 변이는 신빙도조사(PT) 패널프로그램(즉, CAP)에 반영된다. 미국식약청(FDA)에서 오래 전에 승인된 검사에 대해서도 이 신빙도 평가는 대부분 평균으로부터 3 표준편차(3SD) 이내에 있을 경우를 부적합한 결과로 간주한다. 대부분의 임상화학검사에는 더 엄격한 기준이 적용된다. 물론, 정량분자검사의 표준화가 아직 걸음마 단계에 있는 반면, 임상화학검사는 여러 세대 동안 발전을 거듭하였다.

검사를 시행하는 데에 필요한 시약의 목록에 여러 제조사가 들어있기 때문에 검사실 자체제작 검사(Laboratory-developed tests)의 질보증은 복잡하다. 어떤 시약은 임상검사실 자체적으로 제조되기도 한다. 실제 검사 실무에 투입되기 전에 모든 시약이 한 묶음으로 최적화되는 것이 가장 좋지만 제조사의 포장단위가 다르기 때문에 그것이 불가능할 수도 있다.

임상의사가 신뢰를 가지고 따를 수 있는 검사결과를 보고하기 위해서 어떤 복잡함에도 불구하고 바이러스 정량검사의 변이는 최소화될 필요가 있다. 그러므로 임상분자검사에서 질보증을 위한 측정은 그 어느 때보다도 중요하다. 임상화학으로부터 질보증 실무를 빌려오는 것에는 문제가 없다.

Levey-Jennings 관리도

(1) 관리물질 측정값이 허용가능 범위 내에 있는지 (2) 관리물질 측정값이 갑자기 상승하거나 하락하는지 (3) 관리물질 측정값이 일정기간에 걸쳐 꾸준히 증가하거나 감소

하는지를 시각적으로 확인하기 위해 매 검사의 정도관리 수행을 Levey-Jennings 관리도에 그래프로 그린다. 관리물질 측정값이 허용가능범위 내에 있으나 점진적으로 상승하거나 하강하고 있다면, 검사결과는 보고할 수 있지만 관리물질 측정값이 부적합 수준에 도달하기 전에 잠재적인 문제를 시정하기 위한 조사에 들어가야 한다.

새로운 시약

병렬검사(parallel testing)는 로트 대 로트(lot-to-lot) 검사로도 알려져 있으며, 현재 사용 중인 적합한 시약과 동일한 검사수행에서 새로운 미시험 시약을 사용해 측정할 때이다. CAP이 제정한 표준은 새로운 시약이 실제 검사에 투입되기 전에(또는 동시에) 시험되어야 한다고 언급하고 있다. 정량 검사, 특히 검사실 자체제작 검사의 경우에 실제 검사에 투입되기 전에 병렬검사를 몇 번 시행하는 것이 더 낫다. 시약이 실제 검사에 투입되기 전에 문제가 발견되면 그 상황을 시정하고 환자결과의 보고를 지연하지 않을 만한 시간이 있다.

그림 19-1은 새로운 시발체를 현재 검사에 쓰이고 있는 것과 동시에 병렬검사를 실시한 예를 보여준다. 높은 양성 관리물질의 측정결과에서 이동(shift)이 보인다. 낮은 양성 관리물질에도 이동이 있다(보이지는 않음). 그림 19-2는 실제 검사에 투입되기 전, 새로운 시발체의 병렬검사를 보여준다. 실제 검사에 사용되기 전에 이 새로운 시발체들이 이런 이동을 일으키게 되는 것을 아는 것이 더 좋다. 이러한 방식으로, 환자의 검사결과가 보고되기 전에 이런 이동을 처리할 가장 좋은 방법을 결정할 수 있는 시간을 가지게 된다. 이와 같은 경우처럼 관리물질이 이동되면 환자의 검사결과도 이동될 것이다. 이러한 이동이 임상적으로 유의할 것인가? 만약 그렇다면, 환자의 검사는 기준을 다시 잡아야 하는가? 시발체 제조사에 다른 로트번호가 있는지 문의해야 하는가?

일정기간 동안 관리물질의 일관성을 모니터하는 것은 흔한 질보증 방법이며, 다른 지표들도 모니터할 수 있다. 예를 들면, 표준곡선을 쓰는 정량검사에서 표준곡선의 y-절편과 기울기를 모니터할 수 있다. 분자검사에서는 특이도를 높이기 위해 증폭산물의 용해온도(Melting temperature, Tm)를 사용할 수 있다. Levey-Jennings 관리도(그림 19-3)에서는 새로운 시발체가 양성 관리물질과 검체의 용해온도에 이동을 가져온 것이 보인다. 모든 용해온도 값이 허용가능범위(Tm±1℃)에 들어 있는 동안에는 새로운 시발체의 이동은 약 0.5℃였다. 이 시약은 실제 검사에 사용하기 전에 추가적인 조사를 시행할 필요가 있다. 이 이동이 양성/음성 결과에 어떻게 영향을 미칠 것인가? 용해온도의 허용범위를 이동에 맞게 조정해야 하는가? 검사에 쓸 다른 로트번호의 시발체가 있는가?

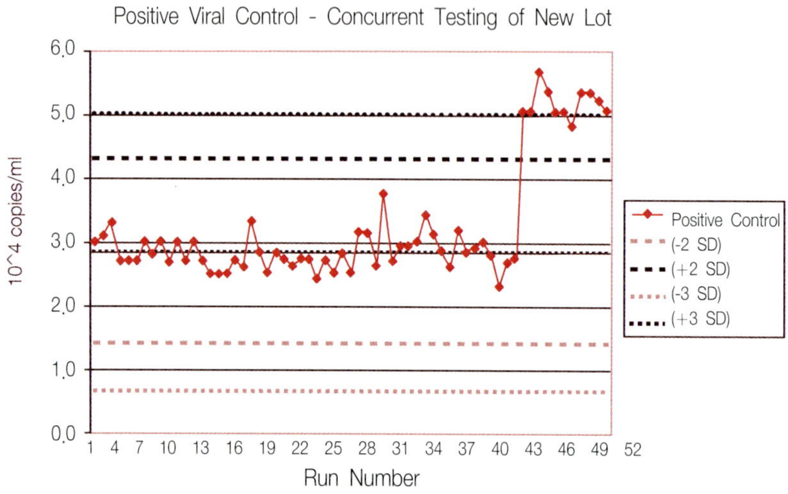

그림 19-1: 양성 바이러스 대조군 - 새로운 로트번호(lot)와 동시 측정한 검사

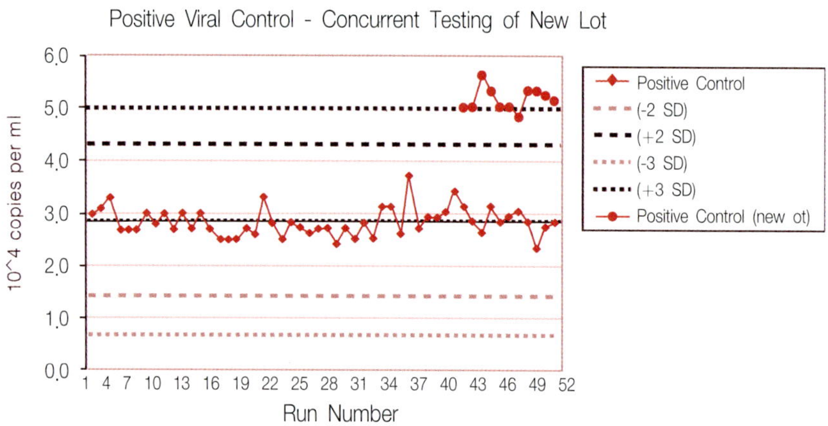

그림 19-2: 양성 바이러스 대조군 - 새로운 로트번호와 실시한 병렬시험

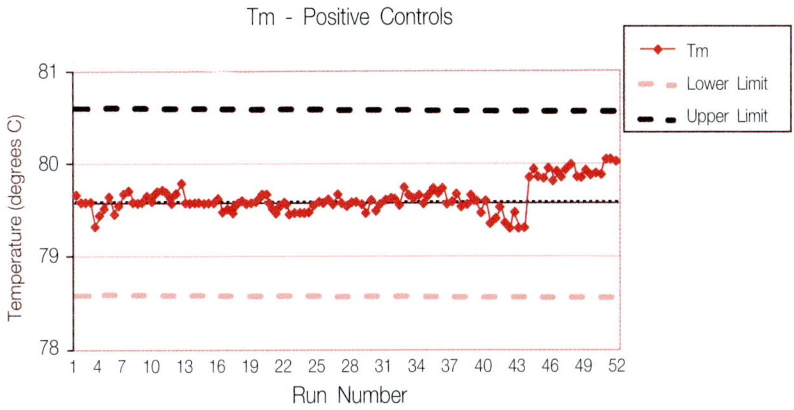

그림 19-3: 새로운 시발체가 양성 관리물질과 샘플의 용해온도(Tm)에서 이동(shift)을 일으켰다

일정기간 동안 정량적 분자검사의 표준편차와 변이계수 같은 정도관리 통계량을 감시하는 것은 추이와 분석적 비정밀도를 추적감시하는 것이다. CAP은 검사실 표준의 하나로서 이러한 모니터링을 최근에 추가하였고, 이런 데이터를 매달 만들도록 요구하고 있다[11]. 각 검사실은 이 통계량들에 대한 자체의 허용기준을 만들어야 한다. 표준편차의 경우 한 측정시기에서 다음 측정시기까지의 관리물질 평균의 차이가 1SD 이하인 것으로 관찰되면 적합한 것으로 간주할 수 있다. 바이러스 정량검사는 서로 다른 표적의 수, 표준물질과 관리물질의 원재료 등에 의해서 변이계수가 많이 달라진다. 임상화학 검사에서는 생각할 수도 없지만 분자 바이러스 정량검사는 변이계수가 15-45%인 것도 드문 일이 아니다. 어떠한 경우에도 허용기준을 벗어난 데이터에 대해서는 원인을 조사하는 것이 필요하고 환자 검사결과에 대한 잠재적인 영향을 고려해야 한다.

임상화학 검사실에는 분자검사의 질을 모니터하는 데에 사용할 수 있는 도구가 준비되어 있다. 분자검사 인력들은 적절한 질보증 도구의 사용을 도입해야 하며 그에 대한 허용기준을 확립해야 하고 기준이 충족되지 않았을 때에 행해야 할 조치를 정해야 한다. 분자 바이러스 정량검사에서 제법 좋은 변이계수를 확보하기 위해서는 검사실간의 협력뿐만 아니라 시약과 검사법의 표준화가 필요하다.

BCR-ABL 검사

Todd W. Kelly MD

정량적 분자검사에 대한 QC의 난제이면서 실무의 또 다른 예로는 *BCR-ABL*에 대한 미세잔존질환(minimal residual disease, MRD) 검사가 있다.

미세잔존질환 검사에 내재된 QC 문제와 잠재적 위험은 만성골수성백혈병(chronic myeloid leukemia, CML)의 *BCR-ABL* 에 대한 정량검사에서 가장 잘 볼 수 있다. t(9;22)로 인해 발생하는 *BCR-ABL* 은 만성골수성백혈병과 아형의 급성림프구성백혈병(acute lymphoblastic leukemia) 환자에서 나타나며 이는 치료뿐만 아니라 진단에도 표적이 된다. 실시간 정량 PCR(real-time quantitative(RQ)-PCR) 기법으로 *BCR-ABL* 융합전사체(fusion transcript)의 연속적인 정량검사는 티로신키나제 억제제 치료를 받는 만성골수성백혈병 환자의 적절한 모니터링에 필수적이다. *BCR-ABL* 전사체의 수준은 비교적 조금 증가해도(즉, 2-3배) 치료내성이 나타날 것으로 예측할 수 있기 때문에 검사의 민감도와 정밀도가 매우 중요하다. *BCR-ABL*의 비교기준점을 정확히 설정하는 것은 특별히 중요한데, 그 이유는 중요한 치료 이정표 중의 하나(주요 분자학적 반응, major molecular response, MMR)가 이 비교기준점으로부터 3로그 이하로 감소하는 것으로 정의되어 있고 더 좋은 임상 결과와 연관이 있기 때문이다. 따라서 검사법의 높은 정밀도가 환자의 지속적인 감시를 가능하게 하며, 이전 시점에 얻어진 결과와 현재의 결과에 대한 의미있는 비교를 가능하게 한다. 만약에 환자가 다른 기관으로 전원되거나 검사하는 검사실에 변화가 생기면, 본질적으로는 검사실 사이에서 검사결과의 비교가 불가능할 수도 있다. 이렇게 되면 일련의 검사데이터들이 새로 나타날 때까지 환자의 임상적 평가가 복잡해진다. *BCR-ABL* 검사에 내재되어 있는 변동성은 잠재적으로 검체의 종류(말초혈액 또는 골수), 검체의 질(세포수, 검체 채취 후 경과시간, 보관 상태)로부터, BCR-ABL 전사체의 정량에 사용되는 참고 유전자(일반적으로 *ABL, BCR, β-glucuronidase*, G6PD)의 선택을 위한 감지 기반에 대한 효소의 선택이나 시발체 설계까지 모든 것을 포함한 많은 투입물로부터 기인한다. 분자검사에서 이런 상황은 아마도 치료효과를 평가하기 위해 유사한 연속검사가 시행되면서 표준화된 시약의 이용도가 더 많은 바이러스 정량검사에 가장 동등하다. 이러한 사실로 인해 일정 기간 동안 단일 검사실 혹은 검사실들 사이에서 *BCR-ABL* 데이터의 상태 비교가능 여부를 여러 단계로써 확인하게 되었다. 검사기법 및 검사실 사이의 데이터 비교를 가능하게 하기 위해서 안정적이면서 국제적으로 사용가능한 참고시약의 개발과 국제적으로 표준화된 척도의 개발이 여기에 포함되어 있다.

CML 환자에서 티로신키나제 억제제인 imatinib의 효과를 평가하기 위해 설계된 대규모 다기관 임상시험에서(IRIS 시험), 이용된 3개의 시험 검사실이 *BCR-ABL* RQ-PCR 검사 결과에서 서로 다른 재현성을 보여 표준화가 필요하게 되었다. 이런 목적을 위해서 치료받기 전의 검체 30개에서 *BCR-ABL*을 측정하여 표준화된 기준점을 확립하고 이 검체들의 중앙값을 표준화된 기준점으로 정의하였다. *BCR-ABL*이 이 표준화된 기준점으로부터 3-로그 감소한 환자를 주요 분자학적 반응(MMR)을 보인 환자라고 정의하였다[12]. 그 뒤로, 단순화된 국제 척도가 제안되었고 많은 검사실에 의해서 채택되었다[13,14]. 이것은 IRIS 임상시험에서 확립된 표준화된 기준점 값을 100%로 하고, 표준화된 MMR을 3-로그 감소인 0.1%로 정한 것을 근거로 한다. 국제척도는 전혀 다른 검사기법을 사용할 수도 있는 검사실들 사이의 결과를 비교할 수 있게 해 준다. 그러나 국제척도를 계산하기 위해서는 검사실 마다(또는 검사기법 마다) 고유한 환산계수(conversion factor, CF)를 확립하는 것이 필요하다. 지역 검사실과 국제기준 검사실 사이에서 검체를 교환하는 복잡한 과정이 필요하다. 지역 검사실의 직선성과 민감도를 평가하여 적합한 경우에는 곡선의 기울기와 절편 데이터를 이용하여 기준검사실 결과와 비교를 통해 환산계수를 계산한다. 엄격한 정의들에 의해 적합한 일치가 있을 경우에는 환자 검체를 교환하여 환산계수를 검증한다. 더 나아가서 검사성능 특성의 미약한 변화를 평가하기 위해 이후에는 2년에 한 번씩 환자검체 교환을 시행할 것을 권장한다[14].

국제적인 표준화 노력을 최대화하기 위해서는 표준화된 일차 *BCR-ABL* 참고물질이 필수적이다. 이로써 고유한 환산계수를 확립하는 것이 더 쉬워지며 검사 특성을 지속적으로 모니터하는 것에 도움을 줄 수 있고 새로운 검사법의 개발도 가능하게 해 준다. 그러한 참고물질은 다음의 특징을 가져야 한다. 일정기간 동안 안정성이 높고 임상 검체의 특성과 밀접해야 하며 RNA 분리를 포함한 실제 검사과정의 모든 필요한 단계가 요구되는 형태를 띠어야 한다. *BCR-ABL* 전위를 가진 K562 세포주를 *BCR-ABL*이 없는 HL60 세포에 동결건조 희석하는 것은 이러한 목적에 유망해 보이며 국제적으로 사용할 수 있도록 곧 상품화될 것이다[15,16]. 이런 안정적인 참고기준물질은 측정법 표준편차의 모니터링과 같은 내부 QC 전략의 적용을 가능하게 해준다. 전체적으로 이러한 표준물질의 사용은 더 효과적인 QC와 더 확산된 표준화된 기준점의 사용에 의해서 부정확하거나 잘못된 결과의 전달을 감소시킨다.

BCR-ABL 검사 표준화의 노력은 분자종양학에서 MRD 검사처럼 다른 곳에도 적용될 수 있다. 성공적인 표준화의 2가지 필수적인 특징을 강조하자면, (1) 안정적이고 폭넓게 쓰일 수 있는 참고물질이 이용 가능해져야 하고 (2) 정의된 표준물질과 환산 계수의 도출이 검사결과의 검사실간 비교를 쉽게 하기 위해서 필요하다.

결론

현존하는 모든 검사 분야에 대한 QC의 예를 제시하는 것은 비현실적이다. 그러나 이번 장에서는 새로운 검사 분야, 검사법이 임상화학만큼 표준화되지 않은 검사과정, 질의 필요조건을 정하기가 어려운 경우라도 **이런 어려움들이 정도관리와 질보증의 필요성을 배제하지 않는다는 것을 보여준다. 오히려, 이렇게 새로 등장하는 검사법일수록 부정확한 검사결과의 위험성을 방지하기 위해 QC를 더 많이 강조해야 할 필요성을 보여준다.**

분자 QC 실무를 다른 검사 분야에서 보이는 수준까지 끌어올리기 위해서는 몇 가지 요소들, 즉 오차율 구하기, 각 검사시스템을 감시하기 위해 유용한 검사시스템 결과물의 가용성, (검사)실패를 방지하기 위해 시스템 성능을 감시할 수 있는 전통적인 QC 프로토콜의 채택, 측정과 보정표준물질의 표준화, 시스템의 감시와 오류예방을 위한 데이터 생성에 유용한 QC 물질, 분자검사를 위한 강화된 신빙도 필요조건과 검체, QC 전략을 가능하게 하는 내장된 소프트웨어가 필요하다. 독특하고 어려운 난제들 때문에 분자진단 분야의 QC 실무가 발전하는 데에는 다른 검사 분야보다 오래 걸리고 있다. 불행히 부정확한 유전분자진단 검사결과는 환자와 그 가족에게 심각한 영향을 줄 수 있다. 그러나 IVD 산업계와 검사실 공동체는 계속적인 협력으로 분자 QC 실무를 개선하고 올바른 QC 실무와 양질의 의료를 증진시킬 수 있을 것이다.

참고문헌

1. S Liang et al., "Application of Traditional Clinical Pathology Quality Control Techniques to Molecular Pathology," Journal of Molecular Diagnostics 10, no. 2(2008):142-146.
2. Centers for Disease Control and Prevention, Division of Laboratory System Working

Group, "Review of Proficiency Testing Services for Clinical Laboratories in the United States: Final Report of a Technical Working Group," April 2008;available from Internet: www.futurelabmedicine.org/Reports/2007_PT_Report_080320_rev_FINAL.pdf.

3. Centers for Disease Control and Prevention, National Office of Public Health Genomics, "Draft Genetic Test Review: Cystic Fibrosis Analytic Validity," November 2007; available from Internet: www.cdc.gov/genomics/gtesting/acce/FBR/CF/CFAnaVal.htm.
4. E Dequeker et al., "Quality Control in Molecular Genetic Testing," Nature Reviews Genetics 9, no.2(2001): 717-723.
5. S Berwouts et al., "Evaluation and Use of a Synthetic Quality Control Material Included in the European External Quality Assessment Scheme for Cystic Fibrosis," Human Mutation, May 9, 2008.
6. Centers for Disease Control and Prevention, "Good Laboratory Practices for Molecular Genetic Testing for Heritable Diseases and Conditions," Morbidity and Mortality Weekly Report, 2009, 58(No.RR.6).
7. JO Westgard et al., "Combined Shewhart-cusum Control Chart for Improved Quality Control in Clinical Chemistry," Clinical Chemistry 23, no. 10(1977):1881-1887.
8. Center for Disease Control and Prevention, "Genetic Testing Reference Materials Coordination Program," November 2007;
http:www.cdc.gov/dls/genetics/rmmaterials/default.aspx.
9. "National Institute of Standard and Reference Materials Catalogue," September 2008; availavle from internet: srmors. nist.gov/tables/view_table.cfm?table=105-8.htm.
10. Euro Gentest, "Quality Control and Reference Material Producers Website," April 2008; available from internet: www.eurogentest.org/web/info/public/unit1/reference_materials/rm_databases.xhtml#databases
11. Microbiology and Molecular Pathology Checklists. June 15, 2009. Commission on Laboratory Accreditation. Laboratory Accreditation Program. (College of American Pathologists: Northfield, IL).
12. Hughes T P, Kaeda J, Branford S, et al. Frequency of major molecular response to imatinib or interferon alpha plus cytarabine in newly diagnosed chronic myelogenous leukemia. N Engl J Med. 2003;349:1423-1432
13. Brandford S, Fletcher L, Cross, NCP et al. Desirable performance characteristics for BCR-ABL measurement on an international reprorting scale to allow consistent interpretation of individual patient response rates between clinical trials. Blood. 2008;112:3330-3338.

14. Muller MC, Cros NCP, Erben P, et al. Harmonization of molecular monitoring of CML Therapy in Europe. Leukemia. 2009;23:1957-1963.
15. Saldanha J, Silvy M, Beaufils N, et al. Characterization of a reference material for BCR-ABL(M-BCR) mRNA quantitation by real-time amplification assays: toward new standards for gene expression measurements Leukemia. 2007;21:1481-1487.
16. World Health Organization: WHO document WHO/BS/09.2106.

20

Basic QC Practice

분석 전과 분석 후의 질(quality)은 어떠한가?

What about pre- and post-analytical quality?

검사실의 핵심 능력은 무엇인가? 정맥 채혈인가? 검체 운송인가? 원심 분리인가? 전산결과 전송인가?

검사실의 힘은 분석적 질(analytical quality)이라고 주장할 수 있다. 그리고 그것은 옳은 것일지도 모른다. 그러나 최근 10년 동안 과학적 문헌의 논문들은 분석 전과 분석 후 단계에서 일어나는 오류들의 중요성을 강조해왔다.

이번 장에서는 전체검사과정(Total Test Process)의 분석 단계 전후에 어떤 오류들이 생길 수 있는지에 대해 기술하고자 한다. 그 과정 단계들의 질을 관리하는 접근법에 대한 일반적인 지침도 제공한다.

목표

✓ 검사실 오류(laboratory error)들의 서로 다른 유형을 확인한다: 분석 전, 분석, 분석 후

✓ 발생 가능한 분석 전, 분석 후 오류들의 유형과 그런 오류들에 대해 가능한 해결책을 정의한다.

학습 준비물

✓ **"분석기 밖"의 QC: 분석 전, 분석 후 정도관리 전략**
(QC "Outside the box": Pre-Analytical and Post-Analytical Quality Control Strategies)
(James O. Westgard, PhD, Sten Westgard, MS 저)

할 것

✓ 준비물을 학습한다.

✓ 검사실이 분석 전이나 분석 후 오류를 추적하는지 알아본다. 그리고 만약 그렇다면 오류율은 얼마인가?

✓ 분석 전이나 분석 후 오류의 수를 줄이기 위해 어떤 개선안을 만들 수 있는지 정한다.

자가평가 질문

✓ 검사실에서 분석 전 오류들의 중요한 원인은 무엇인가?

✓ 검사실에서 환자검체 획득의 표준화를 어떻게 하고 있는가?

✓ 검사실에서 환자검체 처리과정(processing)의 표준화를 어떻게 하고 있는가?

✓ 환자의 검체와 분석 전 오류를 어떻게 추적하는가?

✓ 검사실에서 직무교육과 자격평가를 어떻게 이행하고 있는가?

✓ 분석 전 및 분석 후 오류를 줄이기 위해 어떤 질 향상 프로그램을 시행하고 있는가?

✓ 검사실에서 검사결과 보고에는 어떤 종류의 문제점이 있는가?

✓ 의료기관 내 전자의무기록(Electronic Medical Record, EMR)의 위상은 어떠한가?

✓ 검사실에서 분석 전 및 분석 후 과정의 질을 평가하기 위하여 시그마 메트릭스(Sigma-Metrics)를 이용하는가?

"분석기 밖"의 QC: 분석 전과 분석 후 정도관리 전략

QC "Outside the box": Pre-Analytical and Post-Analytical Quality Control Strategies

Sten Westgard, MS

"행복한 가정들은 모두 비슷하다. 불행한 가정들은 모두 나름대로의 방식으로 불행하다."

Leo Tolstoy, Anna Karenina

위대한 러시아 소설에 그 사용이 담겨있다. 검사실에서 분석적 오류들(analytical errors)은 대부분 모두 비슷하다: 모든 검사법은 일정량의 분석적 오류를 계통 및 무작위 오차의 형태로 갖고 있다. 앞 장에서 언급했듯이, 분석과정을 감시하고, 관리하고, 향상시키는 신뢰할만한 방법이 있다(믿거나 말거나, 이것은 행복한 쪽이다).

하지만 분석 전 오류(pre-analytical error)에 대해 논한다면, 각 검사실은 각자의 방식대로 분석 전 오류를 가지고 있다(이것은 불행한 쪽이다). 물론, 분석 전 오류에는 많은 차이점들이 생길 수 있다. 분석과정은 검사실마다 동일한 반면(장비와 검사법들은 동일한 과정을 시행하도록 설계된다), 환자 검체가 장비에 도달하는 경로는 각 기관마다 다르다. 그리고 종종 재검이 요청되는 검사결과는 고유한 경로를 거쳐 특별한 보고로 끝난다.

그런 이유로, 문제들은 고유해지려는 경향이 있으므로 그 해결책도 종종 그 상황에 맞아야 한다. 이것은 분석 전 및 분석 후 문제에 대한 지침을 작성하는 데 더 큰 어려움을 준다.

분석기 밖의 오류

무엇이 분석 전과 분석 후 오류로 되는지 규정하는 것 역시 복잡하다. 최근의 문헌들은 분석 전 오류뿐만 아니라, 분석 전 이전(pre-pre), 분석 전(pre-), 분석 후(post-), 분석 후 이후(post-post-analytical)의 오류들을 규정하고 있다. 분석오류들은 검사실 안에서만 그리고 가끔은 검체가 장비 안에 있는 실질적인 분석단계 동안에만 일어나는 "분석기 안의(in the box)" 오류로서 종종 협의로 정의된다. 그 외의 모든 것들은 분석기 밖이다.

전체검사과정(Total Testing Process)의 서로 다른 단계를 기술하고 언제 어떤 종류의 오류들이 발생할 수 있는지 확인하는 것이 더 도움이 될 수도 있다. 이것은 단지 간략한 개요이다 - 전체검사과정의 서로 다른 부분에 전체를 할애한 책들도 많다(예, AACC Press에서 발간한 전체검사과정(total testing process)에 관한 세 편을 참조하라[1-3]). 또한 제5장에서는 검사오류를 일으키는 많은 오류 모드들을 다룬 CLSI의 "오류원인의 매트릭스(source of errors matrix)"라는 문서[4]에 대해서 논의하였다.

아래의 표는 의료검사실에서의 "오류추적"에 대한 최근의 논의로부터 또 다른 관점을 보여 준다[5]:

표 20-1: 검사실 검사에서 접할 수 있는 오류의 종류

단계	가능한 오류	
처방	• 처방이 없는 검체 • 다른 검사 처방 • 잘못된 시간/날짜 • 오타	• 이중 처방 • (처방을) 읽을 수 없음 • 잘못된 우선순위
채취	• (채취할 것을) 잊어버림 • 부정확한 채혈관(tube) • 부정확한 양 • 부적절한 처치 • 적절치 않은 환자 상태(예: 환자가 금식하지 않음) • 잘못된 시간/날짜 • 환자 누락	• 채취 실패 • 채혈관의 분실 • 부적절한 온도 • 채혈관의 누락
확인 (이런 유형의 오류는 전체 검사과정 중의 어느 시점에서라도 발생할 수 있다)	• 불충분한 임상적 정보 • 누락된/부정확한 의사 ID • 부정확한 표지	• 누락된/부정확한 환자 ID • 부정확한 환자
운송	• 잊어버림 / 누락 / 분실 • 부정확한 분류 • 잘못 보내진 검체(예: 다른 검사실로 보내짐) • 뚜껑을 제대로 안 막음 • 운송 중의 부적절한 취급(예: 냉장하지 않음)	

검체 준비	• 원심 분리 – 부정확한 속도 / 시간 – 너무 늦음 – 채혈관의 파손 – 표지 분실 – 부적절한 온도 – 불충분한 원심 분리 • 피펫팅 – 잊어버림 – 너무 늦음 – 부적절한 피펫팅	• 냉동 – 잊어버림 – 냉동이 지연됨 – 부적절한 온도 • 검체 안정성을 넘김 • 황달 • 용혈 • 지혈증 • 지연된 응고 • 응고됨 • 약물에 의한 간섭 • 항체에 의한 간섭
분석	• 다른 시약 • 부적절하게 보관된 시약 • 부적절하게 용해/혼합된 시약 • 컴퓨터 오류 • 취급 오류	• 유효기간이 지난 시약 • 결함이 있는 시약 • 전원 꺼짐 • 기술적 오류 • 주기적 오류
보고	• 계산 – 잘못된 계산 – 잘못된 공식 사용 – 소수점 오류 – 희석 오류 – 보정 오류 – 불충분한 원심 분리 • 절차 – 실패한 내부관리 – 실패한 외부관리 – 오타 – 잘못 전송된 결과 – 절차를 따르지 않음	• 결과보고 – 오타 – 소수점 오류 – 잘못된 단위 사용 – 결과수정 • 전송 – 전송 오류 – LIS 오류

출처: Pal Bela Szecsi, Lars Odum, Error tracking in a clinical biochemistry laboratory, Clin Chem Lab Med 2009;47(10):1253-1257.[5]

이 목록을 읽어 보면, 몇 가지 오류들이 빠져있다는 것을 알게 될 것이다 (중요한 누락: 검사법의 분석적 성능이 환자의 임상적 요구를 충족시키는가?). 어떤 오류들은 매우 특이적이고 다른 것들은 매우 일반적이다(분석단계의 "기술적 오류"는 모든 종류의 장비

고장을 포함해야 한다). 아마 당신은 몇몇 오류들을 보고 그것들을 저자들과는 다르게 분류하겠다고 생각할 수도 있다. 이것은 서로 다른 분석 전, 분석 후, 분석 오류를 추적하는 오로지 한 병원의 경험일 뿐이라는 점을 기억하라. 모든 검사실과 규제기관이 동의하는 표준화된 오류 목록은 없다. 목록의 작성에는 많은 노력이 들어가지만, 여러 면에서 이것은 빙산의 일각이다. 예를 들어, 정맥 채혈과 소변 채취를 자세히 들여다보면, 또 다른 오류들을 생각해낼 수 있다. 검체가 검사실과 분석시스템에 도달하기 전에 잘못되는 경우는 외견상 무한정으로 존재한다.

"분석기 밖(Outside the Box)"의 질 관리

어떤 일이 잘못되는 경우가 무수히 많다면 해결책 또한 많다는 것이 놀라운 일은 아니다. 분석 전 문제들에 대해서 정돈된 수정안 목록을 준비하는 것은 간단치 않다. 오류 관련 문헌의 어떤 조사에서도 드러나듯이 문제점을 해결하는 것보다 문제점 목록을 작성하는 것이 훨씬 더 쉽다. 그렇지만, 논의될 만한 오류를 줄이기 위한 몇 가지 광범위한 접근법이 있다.

잘 정의된 절차들, 훈련, 그리고 표준화

표준작업절차(SOP)는 질관리의 출발점이다. 검사실은 모든 직원들에 의해 동일한 방식으로 시행되는 체계적인 과정들을 이행해야 한다. 이것은 이런 중요한 과정 중 특히 면밀한 세부사항에서 검사실 직원에 대한 교육 활동을 늘려야 한다는 것을 뜻한다. 검사실의 실제적인 요구와 잘 들어맞는 신임인증 지침(ISO), 현장실사점검목록(CLIA, CAP, JC, COLA) 및 우수검사실 실무에 대한 표준(CLSI, ISO)에 한 분야로 있다. 이 모든 기구들은 잘 규정되고 세밀한 절차 매뉴얼(Procedure Manuals)을 요구한다. 검사실 분석자들이 절차를 올바르게 실행하기를 원한다면, 그들이 올바른 설명서를 가져야 하는 것은 당연하다. 그 다음에 더 잘 훈련된 직원들이라면 오류는 더 적게 생길 것이다.

절차 매뉴얼은 작업을 표준화하기 위한 설명을 제공한다. 각 절차는 신뢰할 정도로 실행되고 반복될 수 있도록 특정한 단계, 순서, 기술을 정의해야 한다. 모든 종류의 오류들에 대한 한 가지 원인은 직원들이 알고 있는 대로 모두가 최선을 다하고 있느냐 라기 보다는 그들이 시행할 특정한 절차가 없다는 것일 수 있다. 검사실의 어디에서든 검사과정의 어느 단계에서든 질관리가 되려면 모두가 똑같이 하도록 하는 것이 필요조건이다. 이러한 설명은 모두 명확한 양식으로 문서화되고 모든 직원들에게 이용 가능해야 한다. 그러나 절차를 단지 기록만 하고 잊어버리거나 무시해서는 안 된다. 올바른 절차를 시행하려면 직원들을 훈련시키고 정기적으로 기억을 새롭게 해야 한다.

그러나 단지 아무 훈련이나 하라는 것은 아니다. 검사실의 일선 직원들은 올바른 것을 하도록 훈련되어야 한다. 모두가 잘못된 것을 하게 하는 표준화된 과정은 역효과를 낳는다. 그렇다면 무엇이 올바른 것인가? 단지 작업자들에게 권고할 것이 무엇인지 알아내는 것 – 실무작업설명서 – 은 그 자체로도 어려운 작업일 수 있다. 교육 이전에 “훈련 전(pre-training)”단계가 필요할 수도 있다. 아마도 임상병리사들의 교육에 필요한 것들을 배울 필요가 있을 것이다. 어떤 오류가 일어나고 있고 그것들을 어떻게 가장 잘 시정할 수 있는지를 결정하기 위해서 현재 과정이 실제로 어떻게 실행되고 있는지 분석할 필요도 있다. 그래서 교육을 위한 하나의 전제 조건은 완전한 오류추적 및 발생보고 체계이다(다시 말하지만, 이 체계는 신임인증, 현장실사, 규제요건들과 관련된다).

하지만 훈련, 문서화, 권고(“업무를 더 잘하라”)로는 여기까지 밖에 도달할 수 없다. 우리는 직원이 실수하지 않도록 재촉할 수 있으나, 추가적인 재촉, 동기부여 포스터, 또는 훈련기간만으로는 이득이 줄어든다. 직무교육과 질 지침서를 통해서 얻을 수 있는 이득에는 한계가 있다. 의료검사의 복잡성이 증가하는 것은 임상병리사들과 관리자들이 추세에 뒤떨어지기 쉽다는 것을 의미한다. 당신과 직원들이 더 배워야 하는 새로운 절차, 새로운 검사, 새로운 검사법, 새로운 장비들이 항상 있을 것이다.

안전에 관련된 문헌에 있는 한 문구로서 “질책과 훈련(Blame and Train)”이 있는데, 이는 업무에서의 실패나 사고에 대한 자동적인 반응을 의미한다. 오류가 발생할 경우, 올바른 절차를 따르지 않는 사람을 질책하여 다른 모든 사람은 그런 오류를 다시 범하지 않도록 훈련한다. 처음엔 이것이 좋게 보이지만 이런 사이클은 반복되는 경향이 있다. “질책과 훈련”은 “훈련과 질책”으로 바뀌어 훈련기간 때마다 “이 과정이 제대로 이루어지지 않는 것은 당신의 책임이다”라는 무언의 메시지를 준다. 과정상의 오류들이 지속될 때는, 관리자는 사람이 문제가 아니라 과정(process)이 문제라는 것을 알아야 한다.

업무과정으로 인해 직원들이 곤란한 상황, 특히 직원들이 질과 안전의 측면(검사법이 정확히 이루어졌는가? 관리범위-밖이었나? 실제로 벗어났는가?)과 대립하여 결과물을 내야 하는 압박(그 검사결과를 내고, TAT를 충족하고, 시스템에 드는 비용을 절약함)에 직면하는 것은 드문 일이 아니다.

따라서 교육에만 의존할 수는 없다. 그리고 우리의 문제로써 우리의 방식을 훈련할 수는 없다. 가능할 때마다 우리는 오류를 입증하는 과정들을 정립해야 하는데, 이는 우리가 분석과정을 자동화해 온 것처럼 수작업 단계를 줄이고 분석 전 및 분석 후 과정을 자동화하는 것을 종종 의미한다.

자동화

검사실 프로세스의 핵심 문제들 중 하나는 그 단계를 시행하는 직원간의 차이이다. "사람은 누구나 실수를 저지른다"는 것을 기억하라. 이것은 사실이다. 그것은 매우 숙련되고 잘 훈련된 임상병리사 조차도 간혹 검사단계를 빠뜨릴 수 있기 때문에 표준화와 훈련이 왜 실패 없는 해결책이 아닌가하는 이유의 하나이다. 그러나 검사과정을 표준화 및 자동화하고 – 수작업단계들을 가져오면 – 우리가 과정을 단순화시키고 사람들이 올바른 것을 하기 쉽게 해줄 수 있다. 자동화를 제대로 구축했다면, 기계가 대신해서 올바른 것을 지속적이고 믿을 수 있게 수행할 것이다.

가장 단순한 자동화 단계들 중의 하나는 바코드의 사용이다. 채혈관에 환자의 이름을 쓰거나 이름만 인쇄된 표지에 의존하는 대신에(따라서 표지를 잘못 읽는 문제가 발생) 대부분의 병원들은 현재 검체에 쓸 수 있는 바코드 프린터를 가지고 있다. 바코드를 검체에 적용한 후 바코드 판독기는 검사과정 전체에 걸쳐 검체들을 확인하고 식별한다.

2009년 Dr. Giorgio Da Rin [6]은 오류를 줄이기 유용한 방법으로서 일련의 "분석 전 워크스테이션(pre-analytical workstation)"을 제시했다. 이 워크스테이션들은 분석 전 과정을 수행하는 데에 필요한 사람의 수를 줄이는 것뿐만 아니라 그러한 과정에 관련된 수작업 단계의 수를 줄이는 자동화된 구성 요소들이다.

이런 자동화 스테이션과 그것들이 도움이 될 수 있는 과정(process)에 대한 간단한 표가 있다.

표 20-2: 분석 전 워크스테이션 해법

단계와 워크스테이션	자동화 기능
운송: 분류와 전달	처방코드(응급, 일반등), 검체 종류, 또는 다른 입력사항에 따라 검체들을 분류하는 모듈, 그것들을 운송체계의 적절한 쪽(마개 제거, 원심 분리 등)으로 보내는 것
검체에 대한 준비: 원심분리	자동화된 원심 분리기 용량, 수용할 수 있는 채혈관의 크기와 종류, 처리량, 크기가 다른 채혈관들에 대해 자동으로 균형 잡아 주는 기능에 주목한다. 다수의 원심 분리기가 필요할 수 있다.
검체 준비: 높이 감지와 검체의 온전성 및 적절성의 평가	검체 양, 응고 유무, 용혈, 지혈증, 황달을 점검하는 센서
검체에 대한 준비: 마개 제거(decapping)	마개를 자동으로 제거하고 버리는 모듈
검체에 대한 준비: 검체소분(aliquotting)	원래의 검체 용기로부터 적절한 양의 소분검체를 흡입해 이차 검체 용기에 담는 모듈. 또한 검체 높이를 확인하고 응고를 감지하기에 좋은 시점이다.
분석: 자동 분석기에 인터페이스(interface)로 연결	운송기로부터 직접 검체를 옮겨 마개를 열고 소분한 후 마지막으로는 분석기로 보내는 모듈
분석: 뚜껑을 다시 닫는 (recapping) 스테이션	나중에 추가 검사가 요구될 경우를 위해 검체를 다시 막는 모듈. 또한 이 모듈은 검체를 보관 장소로 운송하기도 한다.

Giorgio Da Rin의 Pre-analytical workstations: a tool for reducing laboratory errors, Clinica Chimica Acta 404 (2009) 68-74.[6]을 고침.

검사실의 어떤 단계를 자동화해야 하고 어떤 종류의 자동화를 선택해야 할지는 이 책의 범위에서 벗어난다. 자신의 검사실에서 검사과정 중 어떤 단계(step)에서 오류가 가장 발생하기 쉬운지와 어떤 단계들이 가장 쉽고 효과적으로 자동화 될 수 있는지 평가해야 한다. 종합적인 자동화를 수용하는 것은 종종 많은 계획이 필요한 엄청나고 비용이 많이 드는 일이다.

훈련과 표준화와 마찬가지로, 자동화가 묘책은 아니다. 자동화가 때로는 해답이 아니다. 만약 잘못된 과정을 자동화 한다면, 도움이 되는 것이 전혀 없다. 만약 시간과 자원을 낭비하거나 오류를 일으키거나 유발하는 과정을 자동화한다면, 그 과정을 더 나쁘게 만드는 것이다.

이것이 바로 제3의 기법이 더 유용하게 될 경우이다.

업무재구축(Re-engineering), 재설계(Redesign), *린*(Lean)

더 좋은 훈련, 표준화, 그리고 자동화가 오류를 적절히 줄이지는 못할 경우에는 뒤로 물러서서 시스템 전체를 생각한다. 아마 생략하거나 단순화할 수 있는 단계나 과정이 있을 것이다. 개선을 위한 하나의 접근법을 "업무재구축(re-engineering)"이라고 한다. 예를 들어, Tomar 등[7]은 의료검사실의 업무재구축 증례연구를 제시하였는데, 그것은 작업(operation), 과정(process), 절차(procedure)의 완벽한 재구성과 최적화로 이어졌다.

재설계에 있어서 현재 널리 알려진 기법 한 가지는 도요타 생산시스템(Toyota Production System)이나 *린* 생산시스템(Lean Production System) 또는 *린(Lean)*이라고 알려져 있다. *린*은 그 자체의 용어에서 낭비를 줄이고 진행을 빠르게 하기 위한 커다란 도구 모음들을 따른다. *린*은 종종 Six Sigma와 병행하여 실행된다. *린*이 낭비적인 단계들을 없애는 반면에 Six Sigma는 과정상에 남은 단계들이 극히 적은 결점으로만 수행되도록 보증한다. 이런 조합은 종종 굉장한 결과들을 가져온다.

TAT의 단축, 대기시간의 단축, 직원 생산성의 향상, 향상된 흐름, 비워진 선반과 소모품 보관장(재고 감소), 수수료 절약에 대한 많은 논문들을 비롯해서 *린*에 대한 많은 문헌들이 있다. *린*은 종종 검사실에서 직원 수를 늘리지 않으면서 검사 업무량을 늘릴 수 있도록 해준다. 간혹 *린*이 실행된 이후에 검사실에서 직원들이 감축될 수도 있다.

본질적으로 *린*은 줄지어 기다리며 시간을 낭비하는 것보다 과정을 즉각적으로 실행하는 흐름(flow)이라고 생각한다. 수십 년 동안 검사실의 현저한 추세 중의 하나는 반대 방향, 즉 점점 더 큰 장비로 점차 더 많은 검사를 일괄처리 하도록 진행되었다. 일괄처리로 인해서 대기와 운송을 포함한 많은 종류의 낭비가 발생한다. 또한 일괄처리는 내재적으로 오류를 알아내는데 더 어렵게 만든다(큰 일괄처리 중 한 개의 오류는 알기 힘들고, 큰 일괄처리에서는 종종 직원들이 그 안의 문제들을 처리할 시간을 주지 않는다). [8]

몇몇 *린*의 기법들은 분석 전과 분석 후 과정들을 점검하고 향상시키는 데에 최적화되어 있다. 예를 들어, *린* 컨설턴트들은 종종 분석과정의 매순간과 작업자의 동작을 비디오로 녹화한다. 과정 전체를 처음부터 끝까지 녹화한 후, 낭비되는 단계들을 없애고 속도를 높이기 위해 컨설턴트들은 그 과정을 초단위로 분석한다. 그들은 또한 작업자가 과정 중에 취하는 모든 단계들을 그림으로 표시한 "스파게티" 다이어그램을 작성하기도 한다. 그 후에는 작업자들이 더 적은 단계를 거치고 업무흐름이 대개 한 방향이 되도록 장비와 워크스테이션들을 배열하여 검사실을 재설계한다. 이런 상식적인 "가구 재배치" 조차 절약을 가져온다.

또 하나의 흔한 *린* 도구는 직원들이 검사공정의 상태를 파악하는 데에 필요한 시간과 노력의 양을 줄이기 위해 분석과정의 상태를 나타내는 간단한 시각적 지표인 "시각적 관리"를 이용하는 것이다. 예를 들어, 교체 소모품이 꼭 필요할 때에만 특정한 "간판(kanban)" 카드가 보이게 하는 것과 같은 방법으로 공급 카트를 비워서 배열시킨다. 이런 기법들은 검사실에서 필요한 소모품의 양을 줄이는 데에 사용된다.

다른 *린* 기법에는 과잉생산, 재고 낭비, 결함, 과공정 처리, 대기, 인력의 불충분한 활용, 낭비적 동작, 수송상의 낭비로 정의되는 8가지 종류(*muda, mura, muri* 로 불리는 범주)의 낭비를 확인하는 따위의 일들을 포함한다. 또한 다른 기법들도 있다: 가치 흐름지도 작성(Value Stream Mapping, VSM); "5S" [분류(Sort), 보관(Store), 닦음(Shine), 표준화(Standardize), 지속(Sustain)]; 오류 입증(Error Proofing) 등이 있다. 업무흐름, 장비의 재배열과 소모품 보관장의 재배치가 종종 빠르게 시행되기 때문에 *린*은 검사실의 "응급조치"로 여겨진다. 하지만 *린*에는 벽장을 재배치하는 것보다 더 많은 것이 있다. 진정한 변화는 임상병리사들이 단지 공장 근로자가 아니고, 검사가 관리범위-밖일 때에는 검사를 중지할 수 있는 권한을 부여받는 새로운 문화에 대한 리더십의 책임을 필요로 한다. 진정한 *린* 문화에서 임상병리사들은 과정을 향상시킬 방법을 제시하고, 가능한 개선안을 고안하고 설계된 시험을 주의 깊게 시행하도록 뒷받침해야 한다.

분석 후 오류에 대한 기록

분석 전 오류는 분석 오류와 분석 후 오류에 우선시되는 경향이 있다. 의료에서 전자의무기록(Electronic Medical Record, EMR)에 대한 현재의 중요성을 고려할 때, 이 과정들의 요소를 전산화하면 모든 문제들이 해결될 것으로 생각할 수도 있다. 하지만 그렇지 않다. 첫째는 많은 상이한 컴퓨터 시스템과 EMR 소프트웨어 공급 회사들이 있는데, 이는 타 검사실의 정보시스템 및 분석시스템과 다른 용량, 포맷, 호환성이 존재한다는 것을 의미할 수도 있다. EMR의 시행은 실제로 위험성 있는 과정이 될 수 있어 주어진 컴퓨터 실행과 관련된 위험을 발견하고 줄이는 것은 중요하다.

전자기록이 성공적이어도, 위험치(critical value)의 전화호출이나 결과의 전화상 보고와 같은 몇 가지 문제가 남아 있다. 예를 들어, 최근에 Joint Commision의 환자 안전 목표(Patient Safety Goal)는 모든 위험치의 전화호출에는 메시지를 제대로 받았는지 확인할 수 있는 "받아 읽기(read back)"를 포함해야 한다는 새로운 필요조건을 추가했다.

결과 전송에서의 또 다른 개선사항은 약어 "사용금지"의 확산이다. 비슷하고 혼동되는 여러 의미를 가진 약어의 사용을 피함으로써 의사소통이 더욱 명확해진다.

의료분야에서 한 팀이나 근무조가 다음 근무조에게 환자에 관한 모든 정보를 주는 것을 잇는 "인계(hand off)" 상의 문제가 폭넓게 인식되고 있다. 검사실의 상황에서 검사결과가 임상의사에게 전달될 때에 발생할 수 있는 "인계"의 문제가 있다. 검사실의 전문가들은 검사결과를 읽고 어떤 결과가 실제의 임상적인 문제를 나타내는지 알 수 있지만, 임상의사들은 그렇지 못 할 수 있다. 임상의들은 검사결과에 대한 이해와 지식에 있어서 편차가 크다. 검사실의 판독소견과 권고가 도움이 될 수 있으며 환영받을 수도 있다.

분석 전과 분석 후 오류가 얼마나 중요한가?

분석 전 오류를 강조하는 논문들이 문헌들에서 10년 이상 우세한 추세를 보여 왔다. 어떤 학자들은 이것을 제로섬 게임(zero-sum game)으로 생각하는 것 같다. 분석 전 질을 강조하고 개선하기 위하여, 그들은 분석의 질과 전체검사과정의 핵심에서 일어나는 오류들의 중요성을 깎아내리는 것으로 보인다.

이것은 쓸데없는 논쟁이다: 분석 전, 분석, 분석 후[또는 분석 전 이전(pre-pre-), 분석 후 이후(post-post-)] 무엇이든지간에 모든 종류의 질을 향상시키기 위해 노력해야 한다. 한 단계를 더 많이 주목하기 위해 전체검사과정의 다른 한 단계를 등한시 할 필요는 없다. 다른 단계에 문제가 남는다면, 검사의 한 단계만 개선시키는 것은 도움이 되지 않는다. 모든 단계가 제대로 돌아가지 않으면, 최종 결과는 여전히 환자에게 영향을 미치는 오류이다.

최근의 논문들에서 보고된 오차율은 분석 전 및 분석 후 질에 많은 개선이 일어났음을 시사한다. 전통적인 Six Sigma DPMO(단기) 접근법을 사용하여 평가하면, 그 결과는 상당히 좋다.

표 20-3: 태국의 ISO-인증 검사실의 분석 전 오류의 빈도, 2001 [9]

검사의 종류	분석 전 오류의 수	빈도	Sigma-metric
입원 환자 (304,906 건)	426	0.143%	**4.5**
외래 환자 (457,013 건)	622	0.141%	**4.5**

출처: Viroj Wiwanitkit, Types and Frequency of preanalytical mistakes in the first Thai ISO 9002:1994 certified clinical laboratory, a 6-month monitoring, BMC Clinical Pathology 2001. [9]

표 20-4: 이탈리아의 응급(Stat) 검사실의 오류 빈도, 2007 [10] 검사의 총 # (51,746)

오류의 종류	# 오류	빈도	Sigma-metric
분석 전 오류	99	0.191%	**4.4**
분석 후 오류	37	0.072%	**4.7**

출처: Paolo Carraro, Mario Plebani, Errors in a Stat Laboratory, Types and Frequencies 10 Years Later, Clinical Chemistry 53: 1338-1342, 2007. [10]

표 20-5: 덴마크의 한 병원의 오류 빈도, 2003[5] 검사의 총 #: 1,454,251

오류의 종류	# 오류	빈도	Sigma-metric
분석 전 오류	959	0.065%	**4.7**
분석 후 오류	99	0.0068%	**5.4**

표 20-6: 덴마크의 한 병원의 오류 빈도, 2004[5] 검사의 총 #: 1,589,198

오류의 종류	# 오류	빈도	Sigma-metric
분석 전 오류	1,178	0.074%	**4.7**
분석 후 오류	93	0.0059%	**5.4**

출처: Pal Bela Szecsi, Lars Odum, Error tracking in a clinical biochemistry laboratory, Clin Chem Lab Med 2009;47(10): 1253-1257. [5]

표 20-7: 인도의 한 병원에서의 오류의 빈도, 2008-2009[11] 검사의 총 # (67,438)

오류의 종류	# 오류	빈도	Sigma-metric
분석 전 오류	736	1.1%	**3.8**
분석 후 오류	143	0.2%	**4.4**

출처: Binita Goswami, Bhawna Singh, Ranjna Chawla and Venkatesan Mallika, Evaluation of errors in a clinical laboratory: a one-year experience, Clin Chem Lab Med 2010;48(1):63-66. [11]

단기간 Sigma-metric 관점에서, 분석 전과 분석 후 과정에서 검사실의 성능은 사실 그렇게 나쁘지 않다. 2000년에 Nevelainen [12]와 그의 동료들이 일반 검사실의 검사과정을 주목했을 때 많은 Sigma-metric이 4 Sigma 이하라는 그들의 결과에 주목하길 바란다.

그러나 중요한 제한사항으로써 단기간임에 주의하라. 결함의 개수(백만 기회 당 결함의 수 또는 DPMO로 표현되는)를 근거로 Sigma-metrics를 평가할 때, 이것은 과정의 "정상적" 변동으로 설명되는 1.5s 과정 변이(process shift)를 허용하는 "단기간" 측정값이다. 장기간 Sigma 스케일(long-term Sigma scale)로 계산하면, 이 metrics에서 대략 1.5를 빼야한다[13].

그러므로, 장기간 Sigma 스케일로 이러한 과정들을 평가한다면, 그 과정들이 일상적인 작업에 대한 최소한의 허용성능인 3 Sigma에 가까운 것을 보게 된다.

여기에서 장기간 Sigma와 단기간 Sigma 사이의 차이는 중요하다. 왜냐하면 분석법의 Sigma-metrics를 16장에서 설명된 대로 계산할 때, 우리는 1.5s shift를 포함하지 않는 장기간 Sigma 스케일로 Sigma-metric을 계산하는 방정식을 이용하기 때문이다.

어떤 의미에서 이것은 분석 전, 분석, 분석 후 질의 중요성에 대해 다시금 논의하게 만든다. 만약 장기간 Sigma 스케일로 분석 전 성능이 최소한의 성능을 겨우 넘겼다면 주목할 필요가 있다. 하지만 16장에서 봤던 어떤 측정법들은 3 Sigma 미만이므로 이들도 주의할 필요가 있다.

그렇긴 하지만, 검사실의 핵심역량은 여전히 올바른 검사결과를 만들어내는 것이다. 잘못된 검사결과들을 받게 되면 임상의사들은 검체를 보내려하지 않을 것이다. 만약 그들이 빠르고 부정확한 결과를 원했다면, 검사를 처방하는 시간과 노력을 아껴 난수발생기를 사용했을 것이다. 따라서 분석 부분을 제대로 하지 않는다면, 올바른 검체를 받는 것이나 신뢰성 있는 결과전송에 애쓸 필요가 없다.

요점은 무엇인가?

궁극적으로 전체검사과정의 단계들은 다리가 3개인 의자와 같다; 어느 한 단계의 문제 하나가 시스템의 실패로 귀결된다. 만약 우리가 분석의 질을 무시하고 분석 전 단계의 속도와 신뢰성에만 집중한다면, 쓸모없는 숫자로 된 많은 검사소요시간(Turn-Around Time)을 가지게 된다. 마찬가지로, 틀린 검체에서 검사가 시행되었다면 올바른 검사결과를 내는 것도 쓸모가 없다.

우리 모두에게는 분석 전, 분석 후, 분석 질이 함께 주어진다. 우리는 각 단계에서 우리의 성과를 발전시키고 유지할 필요가 있다.

참고문헌

1. Ward-Cook KM, Lehamann CA, SchoeffLE, Williams, eds. Clinical Diagnostic Technology: The Total Testing Process. Volume 1. The preanalytical Phase. Washington DC:AACC Press, 2003.
2. Ward-Cook KM, Lehamann CA, SchoeffLE, Williams, eds. Clinical Diagnostic Technology: The Total Testing Process. Volume 2. The Analytical Phase. Washington DC:AACC Press, 2005.
3. Ward-Cook KM, Lehamann CA, SchoeffLE, Williams, eds. Clinical Diagnostic Technology: The Total Testing Process. Volume 3. Washington DC:AACC Press, 2006.
4. EP18-3P. Risk Management Techniques to Identify and Control Laboratory Error Sources; Proposed Guidelines - Third Edition. CLSI, Wayne PA, 2009.
5. Pal Bela Szecsi, Lars Odum, Error tracking in a clinical biochemistry laboratory, Clin Chem Lab Med 2009;47(10): 1253-1257
6. Giorgio Da Rin, Pre-analytical workstations: a tool for reducing laboratory errors,

Clinica Chimica Acta 404 (2009) 68-74.

7. Tomar R, Westgard J, Eggert E. Quality Reengineering in Health Care: The Clinical Laboratory at the University of Wisconsin Hospital and Clinics. Chicago, IL: ASCP Press, 1999, 160 pp.
8. Westgard SA, Quality Management Cocktail. http://www.westgard.com/guest30.htm Accessed January 28, 2010.
9. Viroj Wiwanitkit, Types and Frequency of preanalytical mistakes in the first Thai ISO 9002:1994 certified clinical laboratory, a 6-month monitoring, BMC Clinical Pathology 2001.
10. Paolo Carraro, Mario Plebani, Errors in a Stat Laboratory, Types and Frequencies: 10 Years Later, Clinical Chemistry 53: 1338-1342, 2007.
11. Binita Goswami, Bhawna Singh, Ranjna Chawla and Venkatesan Mallika, Evaluation of errors in a clinical laboratory: a one-year experience, Clin Chem Lab Med 2010;48(1):63-66.
12. Nevalainen D, Berte L, Kraft C, Leigh E, Morgan T. Evaluating laboratory performance on quality indicators with the six sigma scale. Arch Pathol Lab Med 2000;124:516-519.
13. Westgard JO, *Six Sigma QC Design and Control*: 2nd edition. Madison WI: Westgard QC, 2006.

21

Basic QC Practice

올바른 QC를 어떻게 올바르게 하는가?

How do you do the Right QC Right?

"예전 방식으로 항상 그렇게 해왔다"는 이유로 변화된 QC의 실무는 종종 실행하기가 어렵다. 예전 실무는 잘 안 없어지고 새로운 실무들은 변화에 대한 많은 장애물들을 극복해야 한다. 이 장은 검사실 QC에 있어서 몇 가지 흔한 문제들과 어려움들을 다룰 것이다. 그리고 검사실의 QC 업무를 향상시킬 수 있는 방법에 대한 몇 가지 해답, 시행 권고안, 지침을 제공한다. 이러한 정보는 검사실 관리자와 감독자, 그리고 올바른 분석적 QC 계획과 QC 절차, 질관리시스템의 시행에 책임이 있는 질 전문가들에게 특히 귀중할 것이다.

목표

- ✓ "올바른 QC를 올바르게 하기(doing the Right QC Right)"에서 검사실이 직면하는 문제들을 확인한다.
- ✓ QC의 질을 위태롭게 하는 QC 실무를 확인한다.
- ✓ QC 실무에서의 개선활동과 향상을 확인한다.
- ✓ 검사실의 QC 실무를 개선하는 데에 당신이 기여할 수 있는 기회들을 평가한다.

학습 준비물

- ✓ **질을 위한 마무리: 10가지 개선활동, 10가지 질 향상, 그리고 지금 취할 수 있는 10단계** (Quality Conclusions: 10 Corrective Actions, 10 Quality Improvements, and 10 Steps You can take now)(James O. Westgard, PhD 저)

할 것

- ✓ 준비물을 학습한다.
- ✓ 검사실에서 올바른 QC를 제대로 실행하기 어렵게 만드는 문제들을 확인한다.
- ✓ 이러한 문제들을 검사실에서 어떻게 다루어야 할지를 정한다.
- ✓ 검사실의 QC 업무를 개선하기 위한 계획을 수립한다.

자가평가 질문

- ✓ 검사실에서 가장 우선순위가 높은 개선활동들은 무엇인가?
- ✓ 당신의 지위, 지식, 훈련이 당신에게 검사실의 질을 개선하도록 어떻게 권한을 부여하는가?
- ✓ 질을 개선하기 위한 당신의 첫 번째 단계는 무엇인가?
- ✓ 그 다음 단계는 무엇인가?
- ✓ 왜 나인가?

질을 위한 마무리: 10가지 개선활동, 10가지 질향상, 그리고 지금 취할 수 있는 10단계

Quality Conclusions: 10 Corrective Actions, 10 Quality Improvements, and 10 Steps YOU can take now

James O. Westgard. PhD

우리는 이전의 장들에서 정도관리와 그것이 의료검사실에서 쓰이는 방식에 대해 많은 정보를 얻었다.

그것들이 처음엔 압도적인 것으로 보였을 것이다.

이 장에서는 요점을 정리하고 그것들을 당신이 지금 취할 수 있는 조치로 바꿀 것이다. 우리는 매체와 문헌에서 보편적인 "상위 10개" 목록을 제시할 것이다. 이것들이 이전 장들의 모든 정보를 쉽게 기억하도록 도와주겠지만, 의문이 들 때에는 잊지 말고 그 장으로 돌아가 살펴보기 바란다.

첫째, 시정될 필요가 있는 좋지 않은 QC의 실무들(아래의 하지 말라는 목록)을 살펴보자. 만약 이러한 실무들이 당신의 검사실에서 실행되고 있다면, 당신의 개선 전략에는 그것들이 고려되어야 한다. 이와 같이, 개선계획에서는 개선의 우선순위를 고려할 필요가 있다. 예를 들어, 당신이 올바른 관리규칙을 찾는 QC 설계 과정을 실행할 준비가 되기 전까지는 2 SD 관리한계를 사용하는 것을 없애지 못할 수 있다. QC 설계 과정의 실행에는 다른 QC 설계 도구를 사용하는 연구와 실무가 더 필요할 수 있다. 올바른 관리규칙의 시행은 다른 검사에는 다른 관리규칙을 이용할 만한 유연성을 가진 컴퓨터 소프트웨어의 사용에 달려 있을 것이다.

10가지 개선활동

1. 전자점검(electronic check)이나 전자 QC (electronic QC)에만 의존하지 말 것

개선활동. 통계적 QC의 대안들은 현장검사(Point-of-Care testing, POCT)와 검사에 대한 배경지식이나 훈련경험이 거의 없는 진료실내 검사실(Physician Office Laboratory, POL)에서 바람직할 수 있다. 전자 QC가 간단하고 비용이 적게 들며 불합격이 거의 없어 관심을 끌지만, 분석적 검사과정의 문제점을 감지하는 데에 효과적이지 않을 수도 있다. POC와 POL 장비가 제대로 작동하는지 확인하기 위해서 액상 관리물질 검체로 주기적으로 검사하는 것이 필요하다. SQC는 검사자의 숙련도와 환경조건을 포함하는 분석 검사과정의 많은 단계들을 모니터한다. 개선의 출발점은 아주 기본적인 SQC 절차들을 실행하는 것이다.

2. 관리물질을 수행하는 것이 질을 관리해 줄 것이라고 생각하지 말 것

개선활동. 정도관리는 맞는 소리로 들리고 좋은 인상을 주며 때로는 거의 마법적인 방식으로 질이 확보된다고 우리가 생각하게 만든다. 아쉽게도 그것이 그렇게 간단하지 않다. QC는 적절하게 설계되어 적절하게 실행되어야 한다. 이것이 "올바른 QC를 올바르게 하기(doing the right QC right)"의 의미이다. 여기에는 올바른 관리규칙과 올바른 관리물질 측정의 수를 선택하는 것(올바른 QC를 하기)과 반응을 예측할 수 있도록 관리도를 적절하게 구성하고 정도관리 결과들을 제대로 해석하며 관리범위-밖 상황에 제대로 대처하는 것(QC를 올바르게 하기)이 포함되어야 한다.

3. "시약병 수치"를 관리한계의 계산에 사용하지 말 것

개선활동. 통계적 QC의 기본 원리는 현재의 성능을 과거의 성능에 비교하여 평가하는 것이다. 과거 성능의 중요한 척도는 *당신의 검사실에서 당신의 검사법*으로 측정하는 관리물질에서 관찰된 평균과 SD이다. 표지된 또는 "시약병 수치"는 일반적으로 어느 개별 검사실보다 분산이 더 큰 검사실 *집단*의 성능을 반영한다. 설정된 평균값을 가지고 있으면 검사법의 정확도를 평가하는 데에는 유용할 수 있으나 설정된 SD는 보통 너무 크고 관리한계(거짓거부와 오차검출을 둘 다 줄이는)가 너무 넓게 된다. 그러므로 관리한계는 궁극적으로 검사실에서 관찰된 평균과 SD에 기반을 두어야 한다. 처음에 시작할 때, 자체의 평균, SD, 관리한계를 정하기 위해 데이터를 모으는 기간 동안 관리한계를 설정하기 위해서 시약병 수치를 임시로 쓰는 것은 허용될 수 있다.

4. 동료집단 평균과 SD로 관리한계를 계산하지 말 것

개선활동. 부적절한 관리한계에 해당하는 또 하나의 부적절한 관행은 동료집단의 평균과 SD를 사용하는 것으로서, 이것은 검사실 집단의 성능뿐만 아니라 때로는 다른 검사법 집단의 성능까지도 반영한다. 신빙도 조사, 외부정도관리 그리고 동료비교 프로그램 모두는 검사법의 성능 특히, 정확도에 대한 귀중한 정보를 제공한다. 정확도는 집단에서 관찰된 평균이나 설정된 참고치와 연관되어 있다. 이들 평균과 검사실의 평균을 비교하면 검사법의 바이어스를 지속적으로 추정할 수 있다. 그러나 집단 SD를 관리한계의 계산에 사용하면 검사실 간의 변이가 포함되기 때문에 너무 넓은 관리한계가 나온다. 때로는 제조사가 현장에서 필요한 질관리와 문제조정의 일부로서 그 장비시스템에 설정된 평균과 SD를 쓰도록 권장한다. 그들의 관심은 현장에서 전반적인 성능의 평가와 함께 규정된 질의 필요조건에 도달하지 못하는 시스템이 아닌 다른 것들과 다른 성능을 보이는 시스템의 이상치를 찾는 것이다.

5. 관리범위-밖 결과들은 평균, SD, 관리한계를 계산하기 위해 사용되는 데이터에 포함시키지 말 것

개선활동. 관리한계들은 문제없이 안정된 조건에서 검사과정이 적절하게 작동하고 있을 때 기대되는 변이를 가리킨다는 것을 기억하라. 바라는 것은 문제가 일어났을 때 어떤 변이의 증가가 감지되고 무언가 잘못되어 가고 있다는 신호를 받는 것이다. 만약 관리범위-밖 결과가 데이터 계산에 포함되어 있으면, 관리한계는 의도했던 안정적인 작업의 변동을 더 이상 반영하지 못한다. 그러나 관리한계를 개정할 때에는 관리한계들이 너무 좁아지지 않도록 관리범위-밖 수행의 결과와 모든 정도관리 결과를 포함하라는 전문가 기구의 권고안이 있다. 여기에서 실제 문제는 많은 검사실들이 2 SD 관리한계를 쓴다는 것과 5%의 결과는 2 SD와 3 SD 사이에 위치할 것으로 기대되므로 2 SD를 벗어나는 결과들을 버릴 경우 개정된 관리한계는 더욱 더 좁아진다는 것이다. 계산에 관리범위-밖 값을 포함시키는 좋지 않은 실무는 2 SD 관리한계를 쓰는 또 다른 나쁜 실무에서 기인한다. 그러나 잘못된 것을 또 다른 잘못된 것으로 만회하려 한다 해도 올바르게 되지는 않는다.

6. 2 SD 관리한계를 사용하지 말 것

개선활동. 평균±2SD (또는 1_{2s} 규칙)로 계산한 관리한계에서는 측정하는 관리물질이 한 개일 경우 매 20개의 관찰 값마다 1번 또는 5%의 높은 거짓거부로 이어진다는 것이 알려져 있음에도 불구하고 대략 전 세계의 검사실 중 반 이상이 이 실무를 이용할 것이다. 그러나 많은 검사실 인력들은 검사수행 당 2개의 관리물질을 측정할 때 거짓거부율이 10%에 가까워지는 것을 이해하지 못 한다; 3개의 관리물질로는 약 14%; 그리고 4개의 관리물질로는 거의 18%이다. 모든 것들이 제대로 갖추어져 있고(계산된 평균과 SD, 계산된 관리한계) 검사법이 완벽하게 작동하고 있다면(문제가 없고 참거부도 없는), 대부분의 검사실에서 2개 또는 3개의 관리물질을 분석한다고 가정하면, 거짓거부율은 보통 10~14%이다. 명백하게 이런 실무는 낭비이고 개선할 필요가 있다. 많은 검사실들이 더 큰 SD를 사용하여 관리한계를 넓히고 거짓거부율을 낮추는 것을 증명함으로써 이런 낭비를 점차적으로 줄이고 있다. 앞서 살펴보았듯이, 잘못된 것을 또 다른 잘못된 것으로 만회하려 한다 해도 올바르게 되지는 않는다. 관리한계를 넓히면 유의한 오류를 검출하는 능력이 감소된다. 더 나은 접근법은 QC 절차를 적절하게 계획하고 2 SD 관리한계의 사용을 피하는 것이다.

7. "임상적 오류한계(medical error limits)"를 관리한계로 직접 사용하지 말 것

개선활동. 관리한계의 사용에 대한 이론적 근거와 상관없이, 모든 관리한계는 통계적 한계이다. "임상적 오류(medical error)" 한계를 관리도에 직접 그려 이 선을 관리한계로 사용하라는 권고안과 지침이 주기적으로 있다. 이것이 직관적으로 좋다고 생각된다. 실질적으로 이것은 보통 더 넓은 관리한계와 더 적은 거짓거부를 제공하게 되어 좋을 수도 있다. 그러나 관리도에 그려진 어떠한 한계도 모두 통계적 관리규칙이라는 것이 사실이다. 관리한계와 평균의 차이를 검사법의 실제 SD로 나누게 되면 관리규칙을 구할 수 있다. 이러한 분석은 종종 알려져 있는 "임상적 오류규칙(medical error rule)"이 실제적으로는 1_{4s}, 1_{5s}, 또는 더 넓은 관리한계와 같은 통계적 규칙이라는 것을 보여줄 것이다. 이러한 넓은 한계들은 물론 거짓거부를 줄이지만, 오차검출도 많이 줄인다. 그러한 규칙을 시행하기 전에 기대되는 오차검출을 평가해야 한다. 물론, 이것은 검사실이 SQC 과정을 적절하게 선택, 설계, 검증하기 위한 표준작업절차의 일부로서 QC 설계 및 계획 절차를 갖출 필요가 있다는 것을 뜻한다.

8. 동일한 관리규칙을 모든 검사들에 사용하지 말 것

개선활동. 모든 검사, 검사법, 그리고 시스템에 맞는 하나의 관리규칙이나 관리규칙들의 세트는 없다. 어떤 검사법들은 다른 것들보다 정밀도가 더 좋으므로 다른 QC 절차를 사용해야 한다. 어떤 검사들은 사용 목적상 덜 까다로운 질의 필요조건을 가지므로 덜 엄격한 QC가 필요할 것이다. 가장 비용 대비 효율적인 작업은 검사에 요구되는 질과 그 검사법에서 관찰된 정밀도와 정확도를 근거로 개별검사들에 대한 QC 절차를 선택하는 것이다.

9. 관리물질을 반복하기만 하지 말 것

개선활동. 물론 이 문제는 보통 2 SD 관리한계의 사용과 거짓거부의 경험과 관련이 있다. 많은 검사실에서 종종 QC 계획이 QC 문제의 교정 대신에 관리물질 측정의 반복을 요구한다. 그 이유는 그 관리범위-밖 상황이 거짓거부일지도 모른다는 것 때문이다. 그래서 다시 한 번 측정해 보자는 것이다. 반복한 결과가 여전히 관리범위-밖이면, 그에 대한 대처는 새로운 관리물질을 제조해 측정하는 것이다. 그리고 물론 그것들도 계속 관리범위-밖이면 역시 반복할 것이다. 사실상 이런 실무는 실제로 관리규칙 또는 관리범위-밖이 되는 기준을 1_{2s}에서 2_{2s}, 3_{2s}, 심지어 4_{2s}까지로 변경하는 것이다. 이런 규칙의 변경은 거짓거부의 가능성을 줄인다. 즉, 1_{2s} 규칙을 2번 이상 충족하지 못하면 문제가 실제로 있을 가능성이 더 높아지는 것이다. *이 실무는 임상적으로 중요한 오류를 검출할 가능성을 대폭 줄이지만*, 당신은 오류를 검출하기 전에 그것이 더 커질 때까지 기다리고만 있게 된다.

10. 문제의 원인을 제거할 수 있는 기회를 놓치지 말 것

개선활동. 적절한 QC 설계에 의하여 거짓거부가 최소화되고 오차검출이 개별검사에 필요한 질과 개별 검사법의 성능에 최적화된다면, 관리범위-밖 신호는 진짜 문제의 해결, 원인 규명, 그리고 진정한 개선활동을 일으켜야 한다. 이상적으로 교정은 미래에 일어날만한 문제점을 없애거나 적어도 문제가 발생하기 전에 예방책을 취할 수 있도록 상황을 파악해야 한다(예, 예방 점검). 그것이 QC가 하고자 하는 것이다. 문제를 고치고 원인을 제거해서 검사법이 개선되고 오류가 없어진다. 그것으로 문제가 거의 없는 안정적이고 잘 관리되는 공정(process)이 된다.

해야 할 일 Top 10

QC에 관한 한 새로운 것이 실제로 오래된 것만큼 좋지 않을 수도 있다는 위험이 있음에도 불구하고, 새로운 무엇인가가 나올 때마다 "오래된 것"을 버리고 싶은 유혹이 있다. 고전적인 통계적 QC는 믿을 만한 입증된 기법이기 때문에 여전히 세계적 제조업 생산의 기본이 된다. 그것은 또한 임상검사실 검사결과의 질을 향상시키기 위한 핵심적인 기법이다. "유효성이 증명"되기 위해서는 시간이 걸린다는 것과 잘 확립된 기법은 그것을 대체하고자 하는 새 기법에 대한 신중한 평가 없이 버려지면 안 된다는 것을 인식하는 것이 중요하다. QC 계획 개발을 위한 위험도 관리 지침의 출현으로 검사실은 새로운 것을 이전의 것에 비교평가하게 된다. 우리는 신중하게 진행하길 권한다(18장에서 분석적 QC 계획과 질관리시스템에 대해 논의된 것처럼).

1. 질과 기능에 관한 특정 필요조건을 확인하기 위하여 규제 및 신임 인증 지침을 검토할 것

Q-개선. 사실상 모든 의료검사실은 그 크기에 상관없이 규제와 신임인증의 적용을 받는다. 표준과 필수요건은 나라마다 다양하지만, 의료검사실의 국제적 기준으로서 ISO 15189의 적용이 증가되고 있다. CLIA 규정을 가진 미국처럼 강력한 국가적 규제가 요구되는 나라의 의료검사실들도 새로이 등장하는 국제적 지침에 주목할 필요가 있다. 왜냐하면 이전의 규정들을 뛰어넘는 필요조건들이 그것들에 포함될 수 있기 때문이다. 제조사를 위한 ISO 기준은 또한 CLSI가 개발한 것들과 같은 의료검사실을 위한 합의 기준안에 영향을 미친다. 예를 들면, 위험도 분석과 같이 새로이 등장하는 질관리 기법은 의료기기 제조사에 대한 ISO 필요조건에 의해 만들어졌다.

2. 생산 업무에 적용할 수 있는 산업적 질관리 실무들과 기법들을 검토할 것

Q-개선. 질은 모든 산업에서의 보편적인 필요조건인 올바른 것을 올바르게 하기에 관한 것이다. 다른 경쟁적인 산업들은 종종 개선되고 진보된 질관리 도구, 기법 및 시스템의 개발과 실행을 이끈다. 예를 들면, 종합적 질관리의 원리는 제조업에서 개발되었고 의료분야에 도입되기 전에 널리 적용되었다. 비슷하게 6 Sigma 질관리는 임상검사에 적용되기 10여년 이전에 제조분야에 적용되었다. 새로운 질향상 접

근법이 의료분야에 등장하는 데에는 여러 해가 걸리는 반면, 의료검사실은 고도로 자동화된 생산 과정의 특성 때문에 종종 새로 등장하여 발전하는 접근법을 이용할 수 있다.

3. 분석적 질관리를 위한 광범위한 계획이나 접근법을 채택할 것

Q-개선. 검사실에는 전체검사과정을 위한 질관리의 많은 상이한 측면들을 통합하는 종합적인 계획이나 접근법이 필요하다. 마찬가지로, 전체분석검사과정에는 구체적인 계획이 필요하다. QC는 단독으로 존재하지 않으며 검사실의 전체 질관리시스템의 한 부분이어야 한다. 특히, 한 검사의 임상적 사용목적에 맞는 질의 필요조건을 확인하고 그 질을 SQC 과정, 분석적 QC 전략, 분석적 QC 계획, 그리고 분석적 질관리시스템의 선택과 설계뿐만 아니라 검사법의 선택과 검증과 관련짓는 분석적 질관리를 위한 계획이 있어야 한다.

4. 질공정을 표준화할 것

Q-개선. 질관리의 원칙은 질이 공정의 결과물이라는 것이므로 질에 관련된 어떠한 문제들도 공정에 의한 것이지 사람 때문인 것은 아니다. 업무가 확실히 계획에 따라 시행되기 위해서는 잘 정의된 정책, 절차 및 과정이 필요하다. 검사실에서 표준작업절차(Standard Operating Procedures, SOPs)는 시행되고 있는 모든 검사들에서 일반적이다. 그러나 검사법의 선택과 검증, SQC 절차의 선택과 설계, 그리고 분석적 QC 계획과 분석적 질관리시스템의 개발을 위한 절차들이 그만큼 표준화되어 있지는 않다. 여기에 더 많은 작업이 이루어져야 한다.

5. QC 작업을 표준화할 것

Q-개선. QC 정책과 절차들은 관리규칙의 선택으로부터 관리물질의 선택, 검사 QC의 적용을 위한 SOP, 관리물질의 제조, 관리물질의 분석, 관리한계의 계산, 결과의 해석, 그리고 관리 상태와 수정조치의 기록까지 체계적이어야 한다. QC용 컴퓨터 프로그램의 실행은 작업의 표준화에 있어서 좋은 접근법이다.

6. 필요한 오류검출을 확보하면서 거짓거부는 최소화하는 QC 과정을 선택할 것

거짓거부에 대한 Q-개선. 표준 QC 설계 및 계획 과정의 실행은 검사실 QC의 비용과 질 모두를 최적화하는 데에 필수적이다. 원하는 만큼의 오류검출을 달성하기 위해 더 높은 거짓거부를 허용할 필요가 있는 상황을 제외하고는 거짓거부를 적어도 5% 미만, 가급적이면 1% 이하로 유지하는 것이 필수적이다. 여기에는 검사실에서 관리물질 측정의 총 수(N)가 1보다 클 때에는 2 SD 한계를 거부 한계로 사용하지 않는 것이 필요하다. 3 SD 관리한계를 사용하면 N이 2~4일 때 1%의 거짓거부율을 나타낸다. 다중규칙 조합은 N이 2~4일 때 보통 2~4%의 거짓거부율을 나타낼 것이다. 더 높은 오차검출을 달성하기 위해 5~8보다 더 큰 N이 필요하면, 거짓거부율 6~8%를 허용해야만 한다.

오류검출에 대한 Q-개선. 현실적인 목표는 임상적으로 중요한 오류를 90% 이상 검출하는 것이다. 적절한 오류검출 능력을 가지는 QC 절차들은 그 검사의 임상적인 사용 목적에 따른 질의 필요조건과 그 검사법에서 관찰된 비정밀도와 비정확도를 근거로 선택될 수 있다. CLSI C24-A3 문서는 QC 절차를 계획하는 일반적인 단계들을 설명하고, 수기로 사용하기에 쉬운 Sigma-Metric QC 선택 도구를 제공한다. QC 설계과정에는 (1) 검사에 대한 질의 필요조건 정의 (2) 검사법의 성능을 특징짓고 모니터하는 데에 사용할 관리물질의 선택 (3) 검사법의 안정적인 성능 특성규명, 즉 관리물질에서 관찰된 평균과 SD (4) 검사실에서 실행될 수 있는 후보 QC 전략(규칙, N, 시기, 빈도) 확인 (5) 후보 QC 절차에서 거짓거부와 오류검출 확률 예측 (6) 거짓거부와 오류검출의 목표 설정, 그리고 (7) 그러한 목표들을 충족시키는 관리규칙과 관리물질 측정의 총 수를 선택하는 것이 포함된다.

7. 현대적인 QC 계획 도구와 기법들을 채택할 것

Q-개선. 올바른 QC 절차의 선택은 Sigma-Metrics 도구나 Operating Specifications 차트(OPSpecs charts) 같은 그래픽 계획도구들에 의해 지원받을 수 있다. 이런 도구들을 채택하면 올바른 QC 절차를 선택하는 것이 빠르고 쉬워진다. Sigma-Metric QC 선택 도구와 정규화 OPSpecs 차트는 수기 방식을 지원한다. QC 설계와 계획 과정의 기록과 자동 QC 선택 기능을 제공하는 컴퓨터 도구들도 있다.

8. Sigma 성과를 근거로 분석적 QC 전략을 작성할 것

Q-개선. 위험도 분석을 검사실의 QC 계획에 도입하는 첫 단계는 검사 과정의 Sigma-metric을 기반으로 위험도를 평가하는 것이다. 검사에 대한 질의 필요조건(%TE_a)과 검사법에서 관찰된 정밀도(%CV)와 정확도(%Bias)로부터 Sigma [(%TE_a - %Bias) / %CV]를 계산한다. Sigma 성과가 높은(≥5σ) 검사과정에는 관리한계를 2.5s ~ 3.0s로 설정한 상태에서 관리물질을 보통 한 검사수행 당 2, 3 회 측정하는 최소의 QC가 필요하다. 중등도의 Sigma 성능(≥4σ ~ 〈5σ)에는 QC가 더 필요하다. 어떤 경우에는 이것을 단독규칙 대신에 다중규칙 기준을 채택하여 달성할 수 있다; 다른 경우에는 관리물질 측정의 횟수를 늘려야 할 수도 있다. 더 낮은 Sigma 성능(≤4σ)에는 보통 다중규칙 기준을 써서 관리물질을 4~6회 측정하는 최대 QC가 필요하다.

9. 통계적 및 비통계적인 QC 장치를 포함하는 QC 계획을 설정할 것

Q-개선. Sigma가 4보다 작으면 추가적인 정도관리 메커니즘을 포함하도록 QC 계획을 확장해야 한다. 이것이 제조사의 위험도 분석이 중요하다는 것이고, 검사실에서는 이를 주의 깊게 실행해야 한다. Sigma 성적이 낮은 검사법에는 장비 점검, 절차 관리, 성능 시험 및 환자 데이터 알고리즘이 필요하다. 이 검사들에서 높은 오류 위험도와 환자의 피해를 낮추기 위해 Sigma가 낮은 검사법에는 자원을 더 많이 사용해야 한다.

10. QC 계획을 신중하게 그리고 올바르게 실행할 것

Q-개선. 앞서 논의된 모든 "하지 말아야 할 것들"에 대한 개선활동으로부터 시작하여 여기에는 고려해야 할 많은 중요한 사항들이 있다. 이러한 내용의 대부분은 QC 절차를 올바른 방식으로 시행하기, 관리한계를 올바르게 계산하기, 정도관리 결과를 올바르게 해석하기, 관리범위-밖 상태에 올바르게 대처하기, 올바른 개선활동을 취하고 QC 활동을 올바르게 기록하기 위한 세부사항에 관한 것이므로 당신은 이런 노력에 도움이 될 자료들을 갖게 된다.

당신은 무엇을 할 수 있는가?

이제 개인적인 이야기를 해보도록 하겠다. *당신*은 이 책을 공부하는 사람이기에 우리는 분석적 질관리를 개선하기 위해 다루어져야 할 당신만의 문제들을 갖고 있다는 것을 안다. 어떤 문제들은 검사실에서 당신의 지위와 더불어 상황을 바꿀 수 있는 "권한"과 관련이 있다. 아쉽게도 우리가 당신의 지위를 바꿀 수는 없다 – 단지 우리는 변화를 만드는 데에 필요한 지식들이 제공되도록 도울 뿐이다. 하지만 지식은 힘이라는 것을 기억하라. 그러므로 검사실의 질향상에 도움이 되는 당신의 능력은 직장에서 어떤 지위를 가지고 있든지 당신에게 힘을 실어줄 것이다. 그러므로 검사실의 QC 설계와 계획에 도움이 되는 데에 필요한 지식을 정리해 보자. 아마 그것은 임상검사실에서 가장 흔하게 부족한 점일 것이다.

1. 검사실이 QC 설계에 대해 아무 것도 모른다면 어떻게 해야 하는가?

그렇다면, 검사실에서 질관리를 향상시키는 데에 당신이 기여할 수 있는 기회이다. 우선 통계적 QC의 기본원리와 업무를 모두 알아야 하고 그 다음에는 QC 설계와 계획에 대한 권고를 공부해야 한다. 기본은 이 책에서 다루고 있다. Sigma-Metric QC 선택 도구를 다룬 장부터 QC 설계와 계획에 관한 학습이 시작된다. 이 지침들과 Sigma-metric 도구는 통계적 QC의 우수검사실 실무에 관한 CLSI의 합의된 문서에 근거를 둔다. QC 계획의 중요성과 QC의 설계과정을 검사실이 이해하도록 돕는 데에 그 문서를 이용하라.

그 다음에는, 검사실에서 관찰된 Sigma 성능을 근거로 했을 때 사용해야 할 QC 절차와 비교하여 사용 중인 QC 절차에 대한 초기 평가를 하라. 그것은 당신이 검사실의 몇몇 검사들에 대한 QC 설계 및 계획 과정에 관한 작업을 해야 한다는 것을 뜻한다.

2. 나의 검사를 위해서 요구되는 질은 무엇인가?

신빙도 조사나 외부정도관리 프로그램의 수용가능 성능기준에서 출발한다. 미국의 검사실의 경우, CLIA는 약 80개의 검사에 대한 최소한의 허용성능을 규정하고 있다. 어떤 검사가 이 목록에 포함되어 있지 않다면, 300개 이상의 서로 다른 측정량에 대한 훨씬 더 광범위한 생물학적 목표의 목록이 있다. 그 목록은 Westgard 웹사이트에도 있다. 궁극적으로는 임상의사의 실제 검사 판독으로부터 임상적 질의 필요조건을 정할 수 있다. 이 접근법은 더 복잡하지만 이것을 어떻게 하는지에 대한 상세한 예가 Westgard 웹사이트에 있다. 당신은 검사실 서비스의 범위를 정할 책임이 검사실의 의료책임자(Medical Director)에게 있다는 것을 알아야 한다. 이 책임엔 어떤 검사를 시행할지와 의학적 적용목적에 따라 필요한 질이 포함되어야 한다. 이것은 당신 혼자만의 문제가 아니다. 검사실의 다른 사람들도 질의 필요조건을 정하는 데에 준비하고 기꺼이 도울 수 있어야 한다.

3. 정밀도는 어떻게 구하는가?

아마 당신은 현재 정도관리를 하고 있을 것이므로 평균, 표준편차(SD) 및 변이계수(CV)의 계산에 필요한 데이터를 가지고 있을 것이다. 평가 중인 새로운 검사법에 대하여 적어도 20일의 기간에 걸쳐 매일 2개나 3개 농도수준의 관리물질을 측정하는 일간(day-to-day) 반복측정 실험을 해야 한다. 미국의 검사실에서는 어떤 새로운 검사법의 보증된 성능에 대한 검증의 일부로서 그러한 평가를 시행하도록 요구된다.

4. 정확도나 바이어스(bias)는 어떻게 구하는가?

동료집단비교, 신빙도 조사, 외부정도관리 프로그램에 참가하고 있다면, 집단의 평균이나 검사법 하위집단의 평균처럼 당신의 검사법이 다른 검사법들과 어떻게 비교되는지에 대한 데이터를 가지고 있을 것이다. 당신의 결과 또는 평균과 집단/하위집단의 평균 사이의 차이는 바이어스(정확도, 부정확도)의 추정값을 제공한다. 새로운 검사법이 이전 검사법과 어떻게 다른지 보기 위해 도입하려는 새로운 검사법에 대한 검사법 비교실험을 수행할 필요가 있다. 검사법들 사이의 평균 차이는 바이어스의 추정값을 제공한다. 결국 QC 설계 및 계획을 시작할 때에는 바이어스가 0이라는 가정이 허용되며, 그 다음에 실험 데이터로부터 바이어스의 추정값을 구하게 되면 계획과정으로 다시 돌아간다.

5. 어떤 질관리설계 도구가 가장 좋은가?

일반적으로 Sigma-Metric QC 선택 도구로 시작하는 것이 가장 쉽다. 한 가지 장점은 그 도구가 수기 적용에 알맞고 검사실에서 정의한 질의 필요조건(%TEa)과 검사법에 대한 정밀도(%CV)와 정확도(%Bias)의 추정값으로부터 Sigma-Metric을 계산하는 것만 필요하다는 것이다. 아마도 당신은 나중에 OPSpecs를 사용할 정도로 향상되기를 원할 것이고, 이것은 수기(정규화된 OPSpecs 차트)로 적용할 수도 있고 컴퓨터(Westgard EZ Rules® 3 Program, Bio-Rad Westgard Advisor® Program)로 적용할 수도 있다.

6. 상이한 QC 설계가 얼마나 많이 필요한가?

개별검사와 검사법들에 대하여 QC 절차들이 설계되었지만 3~5개의 서로 다른 QC 설계로 검사실 대부분의 검사법들을 다룰 수 있다. 이것을 연관된 QC 절차들의 한 집합이라고 생각하라. 예를 들면, 관리한계가 3.5s부터 3.0s, 2.5s까지 다양하고 관리물질 측정의 수가 2~6으로 다양한 단일규칙이 한 집합이다. 여기에서 넓은 범위의 성능을 보이는 단일규칙과 N에 의한 많은 조합이 가능하다. 마찬가지로, 규칙 하나에 다른 규칙 하나를 더하는 다중 규칙 QC 절차의 집합도 있다. 예를 들면, N=2일 때 1_{3s} / 2_{2s} / R_{4s}이고, N=4일 때 4_{1s}를 추가하고, 2번의 검사수행에 걸쳐 살펴보거나 총 N이 8인 경우에 8_{x}를 추가한다. 이와 비슷하게 3개의 관리 물질들을 사용하는 다중규칙 방법의 집합도 있어 N=3일 때 1_{3s} / $2of3_{2s}$ / 3_{1s}에서 출발하여 2번의 검사수행에 걸쳐 살펴보거나 총 N이 6인 경우에 6_{x}를 추가한다. 이들 각각의 규칙 집합과 N은 검사실의 다양한 검사법을 포괄할 수 있다.

7. 상이한 QC 설계가 어떻게 실행될 수 있는가?

컴퓨터를 쓰면 더 쉽게 할 수 있지만, 3~5개의 QC 설계 "집합"을 이용하면 수기로도 시행할 수 있다. 컴퓨터는 분석시스템, QC 워크스테이션, 인터넷 프로그램, 미들웨어, 검사정보시스템, 또는 병원정보시스템에 지원될 수 있다. 다양한 수단의 컴퓨터 지원이 QC의 특성과 능력 측면에서 모두 동일한 것은 아니므로 검사실은 효과적인 QC 절차와 질관리시스템을 실행하기 위해 필요한 "사용자 관리(user control)"를 확보하기 위해서 적극적일 필요가 있다. 중요한 고려 사항들로는

(a) 편의성이나 사용법,
(b) 새로 적용할 경우 빠른 설치,

(c) 관리한계 설정을 위한 다중 출처의 평균, SD (설정, 초기, 누적),
(d) 온라인 데이터의 획득, 특별한 데이터의 계산(델타점검, 변환, signal/cutoff ratio 등),
(e) 융통성 있는 규칙의 선택,
(f) 자동화된 규칙의 선택,
(g) 다단계 QC 설계,
(h) Levey-Jennings 관리도,
(i) 다중수준, 다단계의 조합으로 정도관리 표시,
(j) 규칙 위반을 자동 경고,
(k) 조치 기록에 자동 접근,
(l) 예외나 제외에 대한 기록(log)과 보고서,
(m) 관리 점검을 위한 다양한 요약 보고서,
(n) 특별 검토를 위한 데이터 내보내기,
(o) 환자-데이터 통계량, 그리고
(p) 동료집단 비교 서비스

8. 검사실 직원들이 올바른 QC 설계와 올바른 분석적 질관리시스템을 실행하고 이용하기 위해 어떤 훈련이 필요한가?

검사실의 모든 사람들에게 질관리 훈련이 필요하지만, 각 지위에 할당된 책임에 따라 훈련의 양과 초점이 달라진다. 이 장의 서두에서 지적한대로 QC를 행함에 있어서 어느 정도의 기본훈련은 모든 사람에게 필요하다. QC 활동을 확립하고 지원을 지속할 책임이 있는 이들에게는 부가적인 훈련이 필요하다. 분석적 QC 계획과 질관리시스템을 설계할 책임이 있는 사람들에게는 심화 훈련이 필요하다. 이번 장의 첫 부분은 QC를 행하는 분석자들을 다루었다. 두 번째 부분은 QC 절차를 실행(그리고 계산, 관리도, 해석적 지침, 문제해결 지침의 설정)하는 사람들을 위해 좀 더 자세한 내용을 제시하였다. 이 마지막 부분은 질 전문가, 기술 전문가, 감독자, 관리자들을 위한 것이지만, 질관리에 필요한 것들에 대한 기초와 관점을 제공하는 서론일 뿐이다. 검사법 검증, Six Sigma의 원리와 적용, QC 설계와 계획, 그리고 위험도 분석과 질관리시스템에는 특히 부가적인 훈련 자료와 과정이 필요할 수도 있다. 검사실 규정, 실사와 인증심사의 필요조건, 그리고 우수검사실 실무의 합의된 표준을 알기 위해서는 지속적인 교육이 필요하다.

9. 어디에서부터 시작해야 하는가?

이 책의 마지막은 당신이 검사실의 질관리를 개발, 실행, 향상시키는 작업의 시작이다. 책임을 맡아 시작하는 것은 거대해 보이지만, 단지 한 단계씩만 나아가면 된다. 당신만이 당신의 지식과 힘을 바탕으로 그 단계에서 무엇을 해야 할지를 평가할 수 있다. 하지만 그 다음 단계도 계속해서 나아가야 한다. 질이 그렇게 간단하고 쉽다면, 그것에 대해 더 이상 걱정할 필요가 없다는 것을 기억하라. 우리는 검사실의 다른 문제와 도전들에 대해 대응해야 한다. 불행하게도 질 관련 문제들은 검사실 내에 계속 존재하며 개선의 기회도 지속되고 있다. 이 책의 학습에서 우리는 질을 향해 가는 길에 있는 많은 단계를 설명하고자 했지만, 그 길은 당신 지역의 지형에 따라 다르며 당신은 통과해야 할 다른 굽이 길과 또 넘어야 할 산을 만날 수도 있다. 당신은 이 학습에서 배운 것들을 당신이 일하고 있는 실제 환경에 응용해야 한다.

10. 왜 나인가?

당신은 이 질문에 *당장* 대답 *해야 한다.*

질(quality)은 어떤 것들을 올바르게 하고, 어떤 것들을 더 좋게 만들고, 올바른 것들을 올바르게 할 수 있도록 다른 이들을 돕고, 환자들을 위해 올바른 것을 하기 위한 개인적인 책임을 필요로 한다. 질은 당신 자신의 가족을 위해서 당신이 원하는 서비스를 제공하고, 그런 서비스가 다른 이들에게도 가능하게 해주고, 다른 이들이 그러한 서비스를 제공할 수 있도록 돕는 것이다. 의료팀 중에서도 검사실은 종종 알아주지도 않고 드러나지도 않는 부분이지만 우리가 제공하는 서비스는 양질의 의료에 필수적이다. 다른 이들에게 양질의 의료를 제공하고 싶다면 우리들 각자는 질에 관심을 가져야 한다.

그것이 바로 *당신*이 중요한 이유이고 또 당신이 행하는 것이 중요한 이유이다.

Appendix

Basic QC Practice

CLIA '88 분석적 질의 필요조건

CLIA '88 Analytical Quality Requirements

정도관리에서 핵심은 관리되어야 할 대상인 질을 아는 것이다. QC 업무가 합리적이고 객관적이려면 질의 필요조건이 정의되어야 한다. 역사적으로, 정도관리는 달성 중인 질을 모니터하기 위해 검사실에서 사용되어 왔을 뿐, 질을 정해진 수준으로까지 관리하기 위해서는 아니었다.

분석적 질의 필요조건

분석적 질의 필요조건은 허용가능성능에 대한 CLIA-88 신빙도조사(PT) 기준에 의해 정의되었다[Federal Register February 28, 1992;57(40):7002-7186]. 이 기준들은 서로 다른 3가지 방식으로 표현된다.

- 절대 농도 한계로서, 예를 들면 칼슘은 목표값 ± 1mg/dL
- 백분율로서, 예를 들면 알부민, 콜레스테롤, 단백질은 목표값 ± 10%
- 조사대상 집단의 분포로서, 예를 들면 TSH은 목표값 ± 3 표준편차(SD)

드문 경우에 두 개의 한계가 주어진다. 예, 혈당의 요구조건은 목표값 ± 6mg/dL 또는 ±10% (둘 중 더 큰 것).

CLIA 신빙도조사 기준은 허용가능한 총오차를 규정한다. CLIA-88 규정에는 각 신빙도조사 검체에 대해 검사를 단 한 번만 시행하도록 되어있기 때문에 총오차 양식은 절대적이다. 이런 조건에서 관찰된 분석적 오차는 부정확도와 비정밀도로 인한 총오차가 될 것이다.

다음은 1992년 2월 28일 Federal Register에 근거를 두고 있는, 현재 규제대상 분석물질의 CLIA 신빙도조사 기준 목록이다.

일반화학	
알라닌아미노전달효소(ALT)	목표값 ± 20%
알부민	목표값 ± 10%
알칼리인산분해효소(ALP)	목표값 ± 30%
아밀라아제	목표값 ± 30%
아스파르테이트아미노전달효소(AST)	목표값 ± 20%
빌리루빈(bilirubin, total)	목표값 ± 0.4mg/dL 또는 ± 20%(둘 중 더 큰 것)
혈액가스 pO2	목표값 ± 3 SD
혈액가스 pCO2	목표값 ± 5 mmHg or ± 8%(둘 중 더 큰 것)
혈액가스 pH	목표값 ± 0.04
칼슘(calcium, total)	목표값 ± 1.0 mg/dL
염화물(chloride)	목표값 ± 5%
콜레스테롤(cholesterol, total)	목표값 ± 10%
콜레스테롤, 고밀도지질단백질(cholesterol, high densitiy lipoprotein)	목표값 ± 30%
크레아틴키나아제(creatine kinase)	목표값 ± 30%
크레아틴키나아제동종효소(creatine kinase isoenzymes)	MB 상승(존재 또는 부재) 또는 목표값 ± 3 SD
크레아틴(creatinine)	목표값 ± 0.3 mg/dL 또는 ± 15%(둘 중 더 큰 것)
철(iron, total)	목표값 ± 20%
젖산탈수소효소(lactate dehydrogenase, LDH)	목표값 ± 20%
젖산탈수소효소동종효소(LDH isoenzymes)	LDH1/LDH2 (+ 또는 -) 또는 목표값 ± 30%
마그네슘(magnesium)	목표값 ± 25%
칼륨(potassium)	목표값 ± 0.5 mmol/L
나트륨(sodium)	목표값 ± 4 mmol/L
총단백량(total protein)	목표값 ± 10%
중성지방(triglyceride)	목표값 ± 25%
요소질소(urea nitrogen)	목표값 ± 2 mg/dL 또는 ± 9%(둘 중 더 큰 것)
요산(uric acid)	목표값 ± 17%

독성학	
혈중알코올(alcohol, blood)	목표값 ± 25%
혈중납(blood lead)	목표값 ± 10% 또는 4 mcg/dL(둘 중 더 큰 것)
카르바마제핀(carbamazepine)	목표값 ± 25%
디곡신(digoxin)	목표값 ± 20% 또는 0.2 ng/mL(둘 중 더 큰 것)
에토숙시미드(ethosuximide)	목표값 ± 20%
겐타마이신(gentamicin)	목표값 ± 25%
리튬(lithium)	목표값 ± 0.3 mmol/L 또는 ± 20%(둘 중 더 큰 것)
페노바르비탈(phenobarbital)	목표값 ± 20%
페니토인(phenytoin)	목표값 ± 25%
프리미돈(primidone)	목표값 ± 25%
프로카인아미드(procainamide)	목표값 ± 25%
퀴니딘(quinidine)	목표값 ± 25%
테오필린(theophylline)	목표값 ± 25%
토브라마이신(tobramycin)	목표값 ± 25%
발프로산(valproic acid)	목표값 ± 25%

혈액학	
세포감별(cell identification)	90% 이상의 일치
백혈구감별(white cell differential)	백혈구 종류의 백분율을 기반으로 목표 ± 3 SD
적혈구계산(erythrocyte count)	목표 ± 6%
적혈구용적률(hematocrit)	목표 ± 6%
혈색소(hemoglobin)	목표 ± 7%
백혈구계산(leukocyte count)	목표 ± 15%
혈소판계산(platelet count)	목표 ± 25%
섬유소원(fibrinogen)	목표 ± 20%
부분트롬보플라스틴시간(partial thromboplastin time)	목표 ± 15%
프로트롬빈시간(prothrombin time)	목표 ± 15%

내분비학	
코티솔(cortisol)	목표값 ± 25%
유리티록신(free thyroxine)	목표값 ± 3 SD
사람융모성 성선자극호르몬(human chorionic gonadotropin)	목표값 ± 3 SD 또는 (양성 또는 음성)
T3 이용(T3 uptake)	검사법에 따라 목표값 ± 3 SD
삼요오드티로닌(triiodothyronine)	목표값 ± 3 SD
갑상샘자극호르몬(thyroid stimulating hormone)	목표값 ± 3 SD
티록신(thyroxine)	목표값 ± 20% 또는 1.0 mcg/dL(둘 중 더 큰 것)

일반면역학	
알파-1 항트립신(alpha-1 antitrypsin)	목표값 ± 3 SD
알파태아단백질(alpha-fetoprotein)	목표값 ± 3 SD
항핵항체(antinuclear antibody)	목표값 ± 2 희석 또는 (양성 또는 음성)
항스트렙토리신-O(antistreptolysin-O)	목표값 ± 2 희석 또는 (양성 또는 음성)
항사람면역결핍바이러스(anti-human immunodeficiency virus)	반응 또는 무반응
보체 C3(complement C3)	목표값 ± 3 SD
보체 C4(complement C4)	목표값 ± 3 SD
간염(HBsAg, anti-HBc, HBeAg)	반응 (양성) 또는 무반응 (음성)
면역글로블린A(IgA)	목표값 ± 3 SD
면역글로블린E(IgE)	목표값 ± 3 SD
면역글로블린G(IgG)	목표값 ± 25%
면역글로블린M(IgM)	목표값 ± 3 SD
전염성 단핵구증(infectious mononucleosis)	목표값 ± 2 희석 또는 (양성 또는 음성)
류마티스인자(rheumatoid factor)	목표값 ± 2 희석 또는 (양성 또는 음성)
풍진(rubella)	목표값 ± 2 희석 또는 (양성 또는 음성)

INDEX

■ 관리규칙(Control Rules) 정의 ■

■ B ■

■ C ■

■ I ■

■ J ■

■ L ■

■ N ■

■ P ■

■ Q ■

■ S ■

■ W ■

■ Z ■

* * *

■ ㄱ ■